U0232985

医用化学

（供临床医学、护理、助产、医学检验技术、口腔医学等相关专业用）

主　编　李鸿斌　王华丽
副主编　崔霖芸　侍　芳　李伟娜　李小梅　李靖柯
编　者　（以姓氏笔画为序）
　　　　王华丽（山东药品食品职业学院）
　　　　叶桦珍（福建卫生职业技术学院）
　　　　邢宪荣（山东医学高等专科学校）
　　　　李小梅（雅安职业技术学院）
　　　　李伟娜（长春医学高等专科学校）
　　　　李鸿斌（四川中医药高等专科学校）
　　　　李靖柯（重庆医药高等专科学校）
　　　　陈　凯（四川中医药高等专科学校）
　　　　侍　芳（江苏护理职业学院）
　　　　崔霖芸（遵义医药高等专科学校）
　　　　潘立新（山东药品食品职业学院）

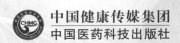
中国健康传媒集团
中国医药科技出版社

内 容 提 要

本教材是"全国高等职业院校临床医学专业第二轮教材"之一，根据医用化学教学大纲的基本要求和课程特点编写而成，内容上涵盖基础化学、溶液、有机化学、化学实验等内容。本教材为书网融合教材，即纸质教材有机融合电子教材、教学配套资源（PPT、微课、视频等）、题库系统、数字化教学服务（在线教学、在线作业、在线考试），使教学资源更加多样化、立体化。

本教材主要供高等职业院校临床医学、护理、助产、医学检验技术、口腔医学等专业教学使用，也可作为医学相关专业参考使用。

图书在版编目（CIP）数据

医用化学/李鸿斌，王华丽主编 . —北京：中国医药科技出版社，2022.12 （2024.9重印）

全国高等职业院校临床医学专业第二轮教材

ISBN 978 - 7 - 5214 - 3546 - 7

Ⅰ . ①医… Ⅱ . ①李… ②王… Ⅲ . ①医用化学 – 高等职业教育 – 教材 Ⅳ . ①R313

中国版本图书馆 CIP 数据核字（2022）第 229824 号

美术编辑　陈君杞

版式设计　友全图文

出版　**中国健康传媒集团** | 中国医药科技出版社

地址　北京市海淀区文慧园北路甲 22 号

邮编　100082

电话　发行：010 - 62227427　邮购：010 - 62236938

网址　www.cmstp.com

规格　889×1194mm $\frac{1}{16}$

印张　$10\frac{3}{4}$

字数　300 千字

彩插　1

版次　2022 年 12 月第 1 版

印次　2024 年 9 月第 3 次印刷

印刷　三河市万龙印装有限公司

经销　全国各地新华书店

书号　ISBN 978 - 7 - 5214 - 3546 - 7

定价　39.00 元

获取新书信息、投稿、为图书纠错，请扫码联系我们。

出版说明

为贯彻落实《国家职业教育改革实施方案》《职业教育提质培优行动计划（2020—2023年）》《关于推动现代职业教育高质量发展的意见》等有关文件精神，不断推动职业教育教学改革，对标国家健康战略、对接医药市场需求、服务健康产业转型升级，支撑高质量现代职业教育体系发展的需要，中国医药科技出版社在教育部、国家药品监督管理局的领导下，在本套教材建设指导委员会主任委员厦门医学院王斌教授，以及长春医学高等专科学校、江苏医药职业学院、江苏护理职业学院、益阳医学高等专科学校、山东医学高等专科学校、遵义医学高等专科学校、长沙卫生职业学院、重庆医药高等专科学校、重庆三峡医药高等专科学校、漯河医学高等专科学校、辽宁医药职业学院、承德护理职业学院、楚雄医药高等专科学校等副主任委员单位的指导和顶层设计下，通过走访主要院校对2018年出版的"全国高职高专院校临床医学专业'十三五'规划教材"进行了广泛征求意见，有针对性地制定了第二版教材的出版方案，旨在赋予再版教材以下特点。

1. 强化课程思政，体现立德树人

坚决把立德树人贯穿、落实到教材建设全过程的各方面、各环节。教材编写应将价值塑造、知识传授和能力培养三者融为一体，在教材专业内容中渗透我国医疗卫生事业人才培养需要的有温度、有情怀的职业素养要求，着重体现加强救死扶伤的道术、心中有爱的仁术、知识扎实的学术、本领过硬的技术、方法科学的艺术的教育，为人民培养医德高尚、医术精湛的健康守护者。

2. 体现职教精神，突出必需够用

教材编写坚持现代职教改革方向，体现高职教育特点，根据《高等职业学校专业教学标准》《职业教育专业目录（2021）》要求，以人才培养目标为依据，以岗位需求为导向，进一步优化精简内容，落实必需够用原则，以培养满足岗位需求、教学需求和社会需求的高素质技能型人才准确定位教材。

3. 坚持工学结合，注重德技并修

本套教材融入行业人员参与编写，强化以岗位需求为导向的理实教学，注重理论知识与岗位需求相结合，对接职业标准和岗位要求。在教材正文适当插入临床案例，起到边读边想、边读边悟、边读边练，做到理论与临床相关岗位相结合，强化培养学生临床思维能力和操作能力。

4. 体现行业发展，更新教材内容

教材建设要根据行业发展要求调整结构、更新内容。构建教材内容应紧密结合当前临床实际要求，注重吸收临床新技术、新方法、新材料，体现教材的先进性。体现临床程序贯穿于教学的全过程，培养学生的整体临床意识；体现国家相关执业资格考试的有关新精神、新动向和新要求；满足以学生为中心而开展的各种教学方法的需要，充分发挥学生的主观能动性。

5. 建设立体教材，丰富教学资源

依托"医药大学堂"在线学习平台搭建与教材配套的数字化资源（数字教材、教学课件、图片、视频、动画及练习题等），丰富多样化、立体化教学资源，并提升教学手段，促进师生互动，满足教学管理需要，为提高教育教学水平和质量提供支撑。

本套教材凝聚了全国高等职业院校教育工作者的集体智慧，体现了凝心聚力、精益求精的工作作风，谨此向有关单位和个人致以衷心的感谢！

尽管所有参与者尽心竭力、字斟句酌，教材仍然有进一步提升的空间，敬请广大师生提出宝贵意见，以便不断修订完善！

数字化教材编委会

主　编　李鸿斌　王华丽

副主编　崔霖芸　侍　芳　李伟娜　李小梅　李靖柯

编　者　(以姓氏笔画为序)

王华丽 (山东药品食品职业学院)

叶桦珍 (福建卫生职业技术学院)

邢宪荣 (山东医学高等专科学校)

李小梅 (雅安职业技术学院)

李伟娜 (长春医学高等专科学校)

李鸿斌 (四川中医药高等专科学校)

李靖柯 (重庆医药高等专科学校)

陈　凯 (四川中医药高等专科学校)

侍　芳 (江苏护理职业学院)

崔霖芸 (遵义医药高等专科学校)

潘立新 (山东药品食品职业学院)

前言 PREFACE

医用化学是医学及其相关专业的一门重要基础课程。本教材顺应现代职业教育改革方向，体现高职教育特点，根据《高等职业学校专业教学标准》，紧密结合医学教育的特点和需求，将医学生必须掌握的基础化学、溶液、有机化学和化学实验的基础理论、基本知识和基本技能有机融合，注重培养医学生运用相关化学知识分析和解决实际问题的能力，为学习后续基础医学、临床医学课程打下坚实基础。

本教材坚持立德树人的根本宗旨，强化课程思政，把立德树人贯穿到教材思想、结构、内容各个方面；坚持现代职业教育改革方向，体现高职教育特点，以人才培养目标为依据，以岗位需求为导向，突出必需够用的特色；坚持化学知识与医学临床相结合，强化医学应用，把服务医学专业、服务医学岗位需求放在重要位置。

本教材包括基础化学、溶液、有机化学和化学实验四大部分。其中理论部分为15章，实验部分有7个实验。理论部分每章涵盖"学习目标""情境导入""素质提升""目标检测"等模块，又涵盖本章小结、目标检测答案与解析、PPT课件、题库、微课等数字化资源内容。

本教材由来自全国多所院校、在医用化学教学一线有丰富教学实践经验的11名骨干教师集体研究、分工协作而成。第一章和第八章由李鸿斌编写，第二章和第九章由王华丽编写，第三章和实验五由邢宪荣编写，第四章和实验七由潘立新编写，第五章和实验二由陈凯编写，第六章和实验三由侍芳编写，第七章和实验四李小梅编写，第十章和实验一由李伟娜编写，第十一章和第十三章由李靖柯编写，第十二章和第十五章由叶桦珍编写，第十四章和实验六由崔霖芸编写。本教材可作为高职高专院校临床医学、护理、助产、医学检验技术、口腔医学等相关专业的教材使用。

本教材在编写过程中得到各编委及所在院校的大力支持，在此表示衷心的感谢。由于编者学识水平有限，书中难免存在不足之处，恳请广大师生提出宝贵意见和建议，以便再版时完善。

编　者
2022 年 10 月

CONTENTS 目录

1　第一章　绪论
1　一、化学的研究对象
2　二、化学与医学的关系
4　三、医用化学的地位和作用

6　第二章　物质结构基础
6　第一节　原子结构
6　一、原子的组成和同位素
6　二、原子核外电子的运动状态
8　三、原子核外电子的排布
10　第二节　元素周期律和元素周期表
10　一、元素周期律
11　二、元素周期表
11　第三节　化学键
11　一、离子键
12　二、共价键
12　三、分子间作用力和氢键

17　第三章　溶液
17　第一节　分散系
17　一、分散系的概念
17　二、分散系的分类
18　第二节　溶液浓度的表示方法
18　一、物质的量浓度
19　二、质量浓度
19　三、质量分数
20　四、体积分数
20　五、溶液的配制与稀释
21　第三节　溶液的渗透压
21　一、渗透现象和渗透压
22　二、渗透压与浓度、温度的关系
23　三、渗透压在医学上的意义

27　第四章　电解质溶液
27　第一节　弱电解质的解离平衡
27　一、强电解质和弱电解质

28　二、弱电解质的解离平衡
28　三、同离子效应
29　第二节　溶液的酸碱性
29　一、水的解离
29　二、溶液的酸碱性和溶液的 pH
30　三、pH 在医学上的应用
30　第三节　盐的水解
30　一、盐的水解的主要类型
31　二、盐的水解在医学上的应用
32　第四节　缓冲溶液
32　一、缓冲溶液与缓冲作用
32　二、缓冲溶液的组成
32　三、缓冲作用原理
33　四、缓冲溶液在医学上的应用

35　第五章　胶体溶液
35　第一节　溶胶
35　一、溶胶的性质
37　二、溶胶的稳定性和聚沉
38　第二节　高分子化合物溶液
38　一、高分子化合物的定义
38　二、高分子化合物溶液的特性
39　三、高分子化合物溶液对溶胶的保护作用

42　第六章　有机化合物概述
42　第一节　有机化合物的结构和特性
42　一、有机化合物的结构特点
45　二、有机化合物的特性
46　第二节　有机化合物的分类
46　一、按碳链分类
47　二、按官能团分类

49　第七章　烃
49　第一节　饱和链烃
49　一、烷烃的通式、结构及同分异构现象
51　二、烷烃的命名

53　三、烷烃的性质

53　四、常见的烷烃在医学上的应用

54　第二节　不饱和链烃

54　一、不饱和链烃的结构和命名

55　二、不饱和链烃的性质

57　三、常见的不饱和链烃在医学上的应用

58　第三节　芳香烃

58　一、芳香烃的结构和命名

59　二、苯及其同系物的性质

61　三、稠环芳香烃

62　四、常见的芳香烃在医学上的应用

64　第八章　醇、酚、醚

64　第一节　醇

64　一、醇的结构、分类和命名

66　二、醇的性质

68　三、常见的醇在医学上的应用

69　第二节　酚

69　一、酚的结构、分类和命名

70　二、酚的性质

72　三、常见的酚在医学上的应用

72　第三节　醚

72　一、醚的结构、分类和命名

73　二、醚的性质

73　三、乙醚在医学上的应用

75　第九章　醛和酮

75　第一节　醛和酮的结构、分类和命名

75　一、醛和酮的结构

75　二、醛和酮的分类和命名

77　第二节　醛和酮的性质

77　一、物理性质

77　二、主要化学性质

82　三、常见的醛和酮在医学上的应用

85　第十章　羧酸和取代羧酸

85　第一节　羧酸

85　一、羧酸的结构、分类和命名

87　二、羧酸的性质

89　三、常见的羧酸在医学上的应用

90　第二节　取代羧酸

90　一、羟基酸

92　二、酮酸

93　三、常见羟基酸和酮酸在医学上的应用

97　第十一章　脂和脂类

97　第一节　油脂

97　一、油脂的组成和结构

98　二、脂肪酸的分类

98　三、油脂的性质

100　四、油脂的生理意义

100　第二节　类脂

100　一、磷脂

101　二、甾体化合物

105　第十二章　含氮有机化合物

105　第一节　胺

105　一、胺的结构、分类和命名

107　二、胺的性质

108　三、季铵盐和季铵碱

108　四、常见的胺

109　第二节　酰胺

109　一、酰胺的结构和命名

110　二、酰胺的性质

111　三、常见的酰胺

114　第十三章　杂环化合物和生物碱

114　第一节　杂环化合物

114　一、杂环化合物的结构、分类和命名

116　二、五元杂环和六元杂环化合物

117　三、常见的杂环化合物及其衍生物

119　第二节　生物碱

119　一、生物碱的定义

119　二、生物碱的性质

120　三、常见的生物碱

123　第十四章　糖类

123　第一节　单糖

123　一、单糖的结构

125　二、单糖的性质

127　三、常见单糖在医学上的应用

127　第二节　双糖和多糖

127　一、常见的双糖

129　二、常见的多糖

133 **第十五章 氨基酸、蛋白质和核酸**

133 **第一节 氨基酸**

133 一、氨基酸的结构、分类和命名

135 二、氨基酸的性质

136 **第二节 蛋白质**

136 一、蛋白质的元素组成、分类和结构

137 二、蛋白质的性质

139 **第三节 核酸**

139 一、核酸的功能、分类和化学组成

139 二、核酸的结构

140 三、核酸的理化性质

143 **医用化学实验**

143 化学实验室规则

144 实验一 化学实验基本操作

149 实验二 溶液的配制和稀释

150 实验三 缓冲溶液的配制及性质

153 实验四 醇和酚的性质

154 实验五 醛和酮的性质

156 实验六 糖的性质

157 实验七 蛋白质的性质

159 **参考文献**

第一章 绪 论

PPT

情境导入

情境描述 1965 年我国科学工作者在条件十分艰苦、缺少实验设备及相关资料的情况下，独立自主，经过 6 年多坚持不懈的努力，首次人工合成了一种具有生物活性的蛋白质——结晶牛胰岛素。人工合成牛胰岛素，标志着人类在探索生命奥妙的道路上又迈出了十分重要的一步。

讨论 1. 组成人体的五大物质是什么？
　　　2. 化学研究的对象是什么？

一、化学的研究对象

化学（chemistry）是一门以实验为基础的自然科学。它是研究物质的组成、结构、性质及其变化规律的科学。浩渺的宇宙和地球上人类用肉眼能见到的和不能直观观察到的以原子和分子形态存在的物质，都是化学研究的对象。医用化学（iatrochemistry）是在原子和分子水平上研究物质的组成、结构、性质、变化规律及其在医学中应用的一门自然科学，重点研究医学中的化学应用和化学发展。

化学是一门历史悠久又充满活力的自然科学，随着人类社会的发展而不断发展。如陶器的烧制，铁、铜等金属的冶炼，酿酒等都是早期化学的成就。煤、石油、天然气等燃料的开发利用，造纸术的发明、发展，火药的发明、应用等，为人类文明与进步发挥了十分重要的作用。

在长期的生产、生活实践中，人类逐步认识了化学现象，弄清了化学变化的本质，阐明了化学变化的规律。从 17 世纪后半叶到 19 世纪末，元素理论和原子分子理论相继提出、建立，发现并逐步完善了元素周期率，质量守恒定律的发现实现了化学从经验到理论的重大飞跃。20 世纪，化学取得了三大理论成就：化学热力学、量子化学和化学键理论、化学动力学研究和分子反应动态学及合成化学建立。进入 21 世纪，科学家又提出了结构和性能的定量关系、生命现象的化学机制、纳米尺度问题等，这些问题的解决将给人类的生活带来巨大的改变。

化学是人类认识自然、改造自然的重要方法和有力工具。根据研究的对象、手段、目的、任务的不同，派生出许多分支。传统分类法将化学分为无机化学、有机化学、物理化学和分析化学四个分支。现在把化学内容分为无机化学、有机化学、物理化学、分析化学、高分子化学、核化学及放射性化学、生物化学等七大分支，包括了 80 个学科体系。

当前人类十分关注的能源、资源的开发，粮食的增产，环境的治理和保护，海洋的综合利用，生物工程，乃至酸雨、臭氧空洞、光气烟雾问题的解决等都离不开化学的贡献。化学在其发展过程中，直接或间接地促进了相关学科的发展，并几乎与所有学科相互渗透，形成了越来越多的交叉学科、边缘学科，如医学化学、农业化学、环境化学、地球化学、海洋化学、计算机化学等，并与其他学科一起分担着生命、材料、能源和环境科学等一系列高技术任务。所以，国际纯粹与应用化学联合会（IUPAC）提出"化学是 21 世纪的中心科学"。

素质提升

从青蒿素的研究，看科研精神　微课

屠呦呦带领研究团队系统收集整理历代医籍、本草、民间方药，在收集 2000 余方药的基础上，编写了 640 种药物为主的《抗疟单验方集》，对其中的 200 多种中药开展实验研究，历经 380 多次失败，不断改进提取方法，终于在 1971 年获得"高效、速效、低毒"的新结构类型抗疟药——青蒿素。

1973 年，屠呦呦合成出了双氢青蒿素，其抗疟疗效为天然青蒿素的 10 倍。为国内外开展青蒿素衍生物研究打开了局面。

2011 年 9 月，因发现青蒿素，挽救了全球特别是发展中国家数百万人的生命，2015 年 10 月屠呦呦获得诺贝尔生理学或医学奖。她成为首获科学类诺贝尔奖的中国人。这是中国医学界迄今为止获得的最高奖项，也是中医药成果获得的最高奖项。

屠呦呦的成功，来自于她及她的团队团结一致、精诚协作；来自于她勇于担当，生命至上的信念；来自于她甘于寂寞，默默奉献；来自于她严谨求实、科学细致的科研精神。伟大的成就，诞生于伟大的付出。作为医学生，我们应该学习屠呦呦为了理想不畏艰难、顽强拼搏、矢志如一的奋斗精神。

二、化学与医学的关系

化学是医学的基础，与医学有着密切的关系。化学的发展从来都是与医学的发展相互融合、相互伴随的。一方面，医学的发展要求化学为其提供理论、技术和物质基础，从而促进化学不断发展新理论、研究新药物、发展新工艺和技术；另一方面，化学的发展又为医学的发展进步提供了技术和物质保障，新的材料、新的药物、新的方法、新的工艺促进了医学的进一步发展。

化学与医学的关系源远流长，密不可分。为求得长生不老的仙丹和象征富贵的黄金，古代的炼丹家和炼金术士们开始了最早的化学实验，他们在炼丹和炼金过程中，在探索"点石成金"和"长生不老"的方法中实现了物质间的相互转变，探索了许多物质发生化学变化的条件和现象，为化学的发展积累了丰富的实践经验。人们把积累的化学方法应用在医药和冶金方面，使得药物学和冶金学得到了较大发展，为化学成为一门科学奠定了坚实的基础。公元 1578 年，我国明代医学家李时珍所著的《本草纲目》一书中，记载有药物 1892 种，其中无机药物达 276 种，书中有关化学方面的记载，对于研究我国化学发展史有重要价值。1800 年，英国化学家戴维（H. Davy）发现一氧化二氮的麻醉作用，不久医生将它用作拔牙时的麻醉剂，其后，医药化学家们又发现了更加有效的麻醉药物，如乙醚、普鲁卡因等，使无痛外科手术成为可能。1932 年，德国科学家杜马克（G. Domagk）发现了一种偶氮磺胺染料可以治疗细菌性败血症，受此启发，化学家们又先后研制出抗生素、抗病毒药物和抗肿瘤药物数千种，使危害人类健康和生命的疾病得到有效控制。20 世纪，化学家对糖、维生素、血红素、核酸、蛋白质等的研究取得重大突破，使人们对生命的认识深入到分子水平。21 世纪，科学家完成了具有重大意义的人类基因组计划，确定了人体细胞核中遗传性 DNA 的全部物质，测定了其中每种基因的化学序列。

人类在长期的社会生活和科学研究中形成了这样的共识——医学的发展和进步离不开化学。美国医学家、诺贝尔奖获得者科恩伯格（Kornberg A.）提出了"把生命理解为化学"的著名论断，他认为：

"人类的形态和行为都是由一系列各负其责的化学反应来决定的，生命的许多方面都可以用化学语言来表达，这是一个真正的世界语"。对化学与医学的关系作了十分精准的概括。

现代医学的发展和进步与化学密不可分，主要表现在以下几个方面。

（1）人体本身是由各种化学物质组成的一个复杂的生命有机体，构成人体的各种生命系统、器官、组织是由糖类、脂类、蛋白质、水、无机盐五大类物质组成的，这些化学物质在人体内存在的形态不同、发挥的功能不同但又相互影响、相互作用，它们在人体内的化学变化会引起人体生理上的变化。

（2）化学的发展促进医药学的进步。医药学在发展的初期就和化学建立了密切联系，《本草纲目》即是一部药学著作，也是一部化学宝库。16世纪，欧洲人将炼金术和化学知识结合起来，开始合成化合物。17世纪，随着合成工业的建立，化学家们开始寻求合成药物，先后从植物中提取了吗啡、咖啡因、奎宁、阿托品等药物成分，并人工合成了氯醛、三氯甲烷等有机药物。20世纪，化学家在糖、维生素、核酸、蛋白质结构和功能研究方面取得了重大突破，1953年DNA分子双螺旋结构模型提出，1965年我国科学工作者第一次人工合成了一种具有生物活性的蛋白质——结晶牛胰岛素，这一系列研究，为疾病治疗、延长寿命提供了前景。近年来，抗癌的铂配合物、抗炎及抗病毒的金和铜的化合物、治疗糖尿病的钒化合物、治疗白血病的砷化合物等的研究开发已成为化学研究的新方向，癌症、糖尿病、白血病等人类现阶段面临的疑难病有望得到更好的治疗。

（3）化学原理和方法是诊断疾病的主要手段。化学知识在疾病诊断方面起着核心作用。在临床上，经常应用化学原理和化学方法对各种人体组织和体液进行分析检验，为疾病诊断提供科学依据。血液、尿液、大便等检验是医院检查中不可缺少的常规项目。如通过对尿液中葡萄糖、丙酮的含量测定能够为糖尿病的诊断提供科学依据；测定血液中转氨酶活性的变化可判断肝和心肌的功能；用电泳法分离血清中的各种蛋白质可作为诊断疾病的参考。

（4）药物的化学结构和性质决定着药物的作用和疗效。预防和治疗疾病主要依靠药物，用药物来调整因疾病而引起的机体的各种异常变化，抑制或杀死病原微生物，帮助机体战胜感染。如解热镇痛药萘普生其 S 构型比 R 构型的作用强 $80 \sim 90$ 倍。许多巴比妥类药物其 S 构型有中枢抑制作用，而 R 构型则有中枢兴奋作用。天然的青霉素主要是苄青霉素，是治疗革兰阳性菌感染的首选药物。但是它对酸不稳定，因而不能口服给药，对革兰阴性菌效果较差，长期使用会使细菌产生耐药性、有严重的过敏性反应。为克服这些缺点，化学工作者不断改进青霉素结构中的基团，合成了羟胺苄青霉素（阿莫西林）、羧苄青霉素等耐酸、耐碱、耐酶的半合成青霉素，经过结构改造后的半合成青霉素除对革兰阳性菌、革兰阴性菌有效外，还对铜绿假单胞菌和变形杆菌也有较强的作用，有力地提升了青霉素类药物的药效。再如钙是人体必需元素，人体缺钙将造成手足抽搐、骨骼畸形、骨质疏松等疾病。《中华人民共和国药典》（2022年版）（以下简称《中国药典》）上记载的补钙药是碳酸钙片和乳酸钙片，此外，还有葡萄糖酸钙和天然活性钙等，补钙效果众说纷纭。到底哪一种钙剂生物利用率高，其中的钙以何种形式存在，要弄清以上问题都需要用到化学知识。

（5）医学临床工作广泛涉及化学知识。医学影像中的X线、CT、核磁共振底片的处理涉及化学知识；药品的使用和保存涉及化学知识；药品浓度的计算、试剂的配制涉及化学操作、化学计算等化学知识；人造关节、器官、血管、皮肤、血浆代用品等的生产、应用涉及化学材料合成等知识；药物制剂的研发，药物的稳定性和药物代谢动力学等，都涉及丰富的化学知识。分子生物学、分子生理学、分子遗传学的不断发展和进步更是密切了医学与化学的关系。

综上所述，化学与医学的关系十分密切，对于医学类专业的学生来说，必须掌握相关的化学知识，才能更好地理解生命活动的本质和规律，明白医学工作涉及的化学原理，主动遵循规范，更好地把握生物化学、药理学、生理学、病理学的内涵实质，理解药物用量、药物配伍、药物配制、排异反应等的实质，为学好医学知识奠定基础，进而更好地服务病患。

三、医用化学的地位和作用

医用化学是医学高等教育中十分重要的基础课。它对于医学生充分理解、掌握后续生物化学、生理学、药理学、病理学等学科知识，透彻理解医学、药学中涉及的化学知识，积极遵循化学规范进行操作和应用，成为一名合格的医务工作者十分重要。美国化学家布莱斯罗（Breslow R.）说："考虑到化学在了解生命中的重要性和药物化学对健康的重要性，在医务人员的规范学习中包括不少化学课程就很正常了，今天的医生需要为化学在人类健康中起着更大作用的明天做好准备"。

学好医用化学，能为医学生提供与临床实践相关的化学基本概念、基本原理、基本操作及应用知识，使医学生能深入理解并应用医学知识。通过实验，使医学生能掌握基本的实验技能，树立定性、定量观念，培养医学生的观察能力、动手能力，养成严谨、细致的工作作风。

学好医用化学，有利于培养医学生全面、系统分析问题、解决问题的能力，树立辩证唯物主义世界观，为将来从事医学工作打下基础。

学好医用化学，可以提高医学生自身素质，开发学生智力，激发医学生发现、探索问题的热情，培养严谨求实的科学态度。

学好医用化学，可以培养学生热爱生活的激情。世界是多姿多彩、变化无穷的，又是有内在规律可循，相互依存、相互作用的有机体。无穷的领域等待我们去开拓，无穷的课题等待我们去研究、解决，年轻的医学生大有可为。

目标检测

答案解析

一、选择题

单项选择题

1. 化学研究的对象不包括（　　）

    A. 组成　　　　　　　　　　B. 结构　　　　　　　　　　C. 性质

    D. 变化规律　　　　　　　　E. 来源

2. 李时珍著的药学巨典是（　　）

    A.《脉经》　　　　　　　　B.《本草纲目》　　　　　　C.《素问》

    D.《灵枢经》　　　　　　　E.《伤寒论》

3. 人类第一次人工合成的具有生物活性的蛋白质是（　　）

    A. 核蛋白　　　　　　　　　B. 血红蛋白　　　　　　　　C. 卵蛋白

    D. 胶原蛋白　　　　　　　　E. 结晶牛胰岛素

4. 以下不属于化学传统分类法分支的是（　　）

    A. 无机化学　　　　　　　　B. 有机化学　　　　　　　　C. 物理化学

    D. 分析化学　　　　　　　　E. 医用化学

5. DNA 分子双螺旋结构模型提出的时间是（　　）

    A. 1953 年　　　　　　　　B. 1800 年　　　　　　　　C. 1972 年

    D. 1596 年　　　　　　　　E. 1932 年

6. 1800 年，英国化学家戴维（H. Davy）发现的具有麻醉作用的物质是（　　）

    A. 一氧化二氮　　　　　　　B. 乙醚　　　　　　　　　　C. 普鲁卡因

    D. 乙醇　　　　　　　　　　E. 氧气

二、思考题

1. 化学与医学是什么关系?
2. 试举例说明化学在医学工作中的应用。

（李鸿斌）

书网融合……

本章小结

微课

题库

第二章　物质结构基础

PPT

学习目标

　　1. 通过本章学习，重点掌握原子核外电子排布规律、原子的电子层结构与元素周期律关系；了解原子核外电子运动状态、离子键和共价键的形成和特点、多电子原子轨道的能级图、分子间作用力和氢键。

　　2. 学会运用物质结构基础知识分析和推断物质的化学性质；具备在临床医学中应用的能力。

　　自然界的物质种类繁多、性质各异，其主要原因在于物质的结构不同。物质是由分子构成，分子是由原子组成的，原子是化学变化中的最小微粒。要了解物质的结构、性质及其变化规律，就必须研究原子结构和分子结构。

情境导入

　　情境描述　研究人员正在准确量取95%的乙醇溶液78.95ml、蒸馏水21.05ml至指定容器，混合后配制100ml 75%的消毒酒精。

　　讨论　1. 乙醇是极性分子还是非极性分子？

　　　　　　2. 为什么乙醇极易溶于水？

第一节　原子结构

一、原子的组成和同位素

　　1. 原子的组成　原子最早是哲学上具有本体论意义的抽象概念，随着人类认识的进步，原子从抽象的概念逐渐成为科学的理论。原子是指化学反应不可再分的基本微粒，是构成一般物质的最小单位。原子非常小，其直径大约有千万分之一毫米，是由位于原子中心的原子核和核外电子组成，原子核由质子和中子构成。

　　2. 同位素　元素是具有相同质子数的同一类原子的总称。质子数相同，而中子数不同的同种元素的不同原子互称同位素。例如，氢元素有三种氢原子，分别是氕、氘、氚，原子符号依次为^1H、^2H、^3H。

　　同种元素的同位素虽然质量数不同，但电子层结构相同，所以其化学性质几乎完全相同。到目前为止，发现所有的元素均存在同位素，自然界存在的各种元素的同位素约为300多种，而人造同位素达1500多种。

二、原子核外电子的运动状态

（一）原子核外电子的运动

　　原子核外电子是一种微观粒子，在核外直径约为10^{-10}m的空间高速运动。核外电子的运动与宏观物体运动不同，没有确定的方向和轨迹。根据量子力学中的测不准原理，我们不可能同时准确地测定出电子在某一时刻所处的位置和运动速度，也不能描画出它的运动轨迹。但可根据量子力学理论，采用统计的方法对电子在原子核外周围空间的运动，做出概率性的判断。

在原子核外空间某点电子出现的机会用百分数或小数表示，就叫电子出现的概率。原子核外电子在核外的分布有一定的规律，电子在某个区域出现的概率大，而在另一区域出现的概率就较小。为了形象地表示核外电子的运动状态，常用小黑点的疏密表示核外电子概率密度的分布情况。小黑点密集的地方，表示电子出现的概率密度较大；小黑点稀疏的地方，表示电子出现的概率密度较小。电子在核外空间的一定范围内经常出现，如同一团带负电荷的云雾笼罩在原子核的周围，人们形象地称之为电子云（electron cloud）。

小黑点的疏密并不代表电子数目的多少，而是表明电子出现概率密度的相对大小。如氢原子核外只有1个电子，该电子在原子核外的运动状态统计后形成的电子云有很多小黑点，如图2-1所示。从图中可以看出，氢原子的电子云为球形对称，离原子核越近，小黑点越密集，表明电子出现的概率密度越大；离原子核越远，小黑点越稀疏，表明电子出现的概率密度越小。通常把电子出现概率密度相等的地方连起来得到的曲面称为等概率密度面图，把95%以上的电子云包括进去的等密度面图称之为界面图，如图2-2所示。

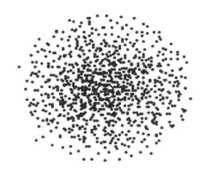

图2-1 氢原子电子云示意图

图2-2 氢原子电子云界面图

（二）原子核外电子运动状态的描述

电子在原子核外的运动状态是相当复杂的，要确定核外电子的运动状态，必须从主量子数、角量子数、磁量子数和自旋量子数四个方面来描述。

1. 主量子数（n） 主量子数用来描述核外电子离核的远近，它是决定电子能量的主要因素，用符号n表示。n的取值为1、2、3、…的正整数。n值越小，表明该电子离原子核越近，该电子具有的能量越低；n值越大，表明该电子离原子核越远，该电子具有的能量越高。把主量子数相同的轨道划为一个电子层，如$n=1$，称为第一电子层。在光谱学中，每个电子层都用不同的符号来表示，其对应关系如表2-1所示。

表2-1 主量子数、电子层数与电子能量高低的对应关系

n的取值	1	2	3	4	5	6	7
电子层	一	二	三	四	五	六	七
电子层符号	K	L	M	N	O	P	Q
能量高低				低 ——→ 高			

2. 角量子数（l） 实验证实，即使在同一电子层中，电子的能量也有微小的差别，且电子云的形状也不完全相同，所以根据能量差别及电子云形状的不同，把同一电子层又分为几个电子亚层。

角量子数代表的是电子云的形状，用符号 l 表示。在多电子原子中主量子数与角量子数共同决定电子能量的高低。角量子数 l 的取值受主量子数 n 的限制，它们之间的关系为：

$$l \leq n-1$$

l 取值为 0、1、2、…（$n-1$）的正整数，用光谱学符号 s、p、d、f、g 等来表示。

例如 $n=1$，$l=0$，可表示为 1s，称为 1s 亚层；$n=2$，$l=1$、0，分别表示为 2s、2p，称为 2s、2p 亚层。其对应关系如表 2-2 所示。

表 2-2　主量子数、角量子数与电子亚层之间的对应关系

n 的取值	1	2		3			4				…
l 的取值	0	0	1	0	1	2	0	1	2	3	…
电子亚层	1s	2s	2p	3s	3p	3d	3s	4d	4p	4f	…

电子亚层不同，电子云的形状也不相同。s 亚层电子云的形状为球形，p 亚层电子云的形状呈无柄哑铃形，如图 2-3 所示。

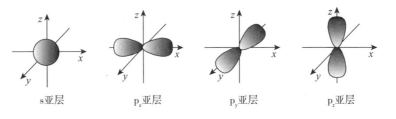

s 亚层　　　　p$_x$ 亚层　　　　p$_y$ 亚层　　　　p$_z$ 亚层

图 2-3　s 亚层、p 亚层电子云的形状

3. 磁量子数（m）　磁量子数决定着电子云在空间的伸展方向，用符号 m 表示。磁量子数 m 的取值受角量子数 l 的限制，它们之间的关系为：

$$|m| \leq l$$

m 的取值为 0、± 1、± 2、…$\pm l$，共有 $2l+1$ 个取值，即电子云在空间有 $2l+1$ 个伸展方向。

例如 $l=0$ 时，s 电子云呈球形对称分布，没有方向性。m 只能有一个值，即 $m=0$，说明 s 亚层只有一个轨道为 s 轨道。当 $l=1$ 时，m 有 -1、0、$+1$ 三个取值，说明 p 电子云在空间有三种取向，分别用 p$_x$、p$_y$ 和 p$_z$ 表示。

4. 自旋量子数（m_S）　原子中的电子不仅绕着原子核运动，而且绕着自身的轴转动。自旋量子数代表电子在空间的自旋方向，用符号 m_S 表示。电子的自旋只有顺时针和逆时针两种方向，通常用向上（↑）和向下的箭头（↓）来表示自旋方向相反的两个电子，所以 m_S 的取值只有 $+\frac{1}{2}$、$-\frac{1}{2}$ 两种。由于自旋量子数 m_S 只有两个取值，因此每个原子轨道最多容纳 2 个自旋方向相反的电子。

综上所述，当我们要说明一个电子的运动状态时，必须同时指明电子的主量子数、角量子数、磁量子数和自旋量子数。

三、原子核外电子的排布

（一）近似能级图

1939 年美国化学家鲍林根据大量的实验数据提出了多电子原子轨道的近似能级图，如图 2-4 所示。在近似能级图中，每个小方框代表一个原子轨道，原子轨道按能量由低到高的顺序排列；能量相近的能级合并成一组，称为能级组，共七个能级组，能级组之间能量相差较大而能级组之内能量相差很小。

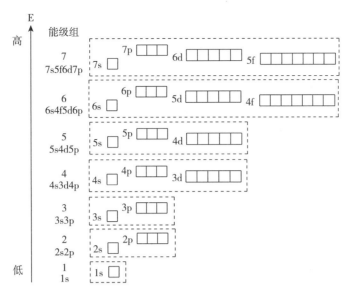

图 2－4　多电子原子轨道的近似能级图

从多电子原子轨道的近似能级图可以看出：

（1）当 n 和 l 相同时，原子轨道的能量也相同，如 np 亚层的三个等价轨道、nd 亚层的五个等价轨道、nf 亚层的七个等价轨道。

（2）当 n 相同，l 不相同时，l 值越大，轨道的能量越高，如 $E_{n\text{s}} < E_{n\text{p}} < E_{n\text{d}} < E_{n\text{f}}$。

（3）当 l 相同，n 不相同时，n 值越大，轨道的能量越高，如 $E_{1\text{s}} < E_{2\text{s}} < E_{3\text{s}}$、$E_{2\text{p}} < E_{3\text{p}} < E_{4\text{p}}$。

（4）当 n 和 l 都不相同时，由于各电子间存在较强的相互作用，造成某些电子层数较大的亚层，其能量反而低于某些电子层数较小的亚层，这种现象称为能级交错，如 $E_{4\text{s}} < E_{3\text{d}} < E_{4\text{p}}$、$E_{5\text{s}} < E_{4\text{d}} < E_{5\text{p}}$ 等。

（二）原子核外电子的排布规律

在多电子原子中，核外电子的排布需要遵循能量最低原理、泡利不相容原理和洪特规则。

1. 能量最低原理　核外电子总是优先占据能量最低的原子轨道，然后再依次进入能量较高的轨道，只有当能量最低的原子轨道占满后，电子才依次进入能量较高的原子轨道，这样排布可使原子能量最低、最稳定，这就是能量最低原理。

2. 泡利不相容原理　1925 年，奥地利物理学家泡利指出，在同一个原子中不可能有运动状态完全相同的 2 个电子同时存在，即每一个原子轨道中最多只能容纳 2 个自旋方向相反的电子，这就是泡利不相容原理。

原子核外电子的排布常用电子排布式来表示。按电子在原子核外各亚层中的分布情况，在亚层符号的右上角注明排列的电子数，这种排布方式称为电子排布式。如 $_{12}$Mg 的电子排布式为：$1\text{s}^2 2\text{s}^2 2\text{p}^6 3\text{s}^2$。

3. 洪特规则　1925 年，德国物理学家洪特根据大量光谱实验数据得出：电子在进入同一亚层的等价轨道时，总是尽可能占据不同的等价轨道，且自旋方向相同。如 $_7$N 的电子排布式为：$1\text{s}^2 2\text{s}^2 2\text{p}^3$，7 个电子在原子轨道中的填充情况如图 2－5 所示。

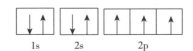

图 2－5　氮原子核外电子在原子轨道中的填充情况

小方框代表原子轨道，在小方框的上方或下方标注原子轨道的符号，用"↑"或"↓"代表电子自旋方向和数目的表示方式，称为轨道表示式。

洪特规则有一个特例：当等价轨道中的电子处于全空（p^0、d^0、f^0）、半充满（p^3、d^5、f^7）或全充满（p^6、d^{10}、f^{14}）时，体系能量最低。如$_{24}Cr$的电子排布式为$1s^22s^22p^63s^23p^63d^54s^1$，$_{29}Cu$的电子排布式为$1s^22s^22p^63s^23p^63d^{10}4s^1$。

第二节　元素周期律和元素周期表

一、元素周期律

元素单质及其化合物的性质随原子序数（即核电荷数）的递增而呈周期性的变化，这一规律称为元素周期律。元素周期律的发现是化学系统化过程中的一个重要里程碑。

（一）原子半径

原子半径的大小主要取决于核外电子层数和有效核电荷。处于同一电子层的元素，从左到右，随原子序数的递增，原子半径由大逐渐变小。处于同一族的元素，从上到下，主族元素的原子半径依次增大；副族元素的原子半径略有增大。总体来说，原子半径随原子序数的递增而变化的情况，具有明显的周期性。

（二）化合价

元素的最高正化合价周期性地从 +1 价依次增大到 +7 价（O、F 例外）；非金属元素的负价周期性地从 −4 价依次递变到 −1 价。且非金属元素的最高正化合价和负化合价的绝对值之和等于 8。稀有气体的化合价为 0 价。

（三）电负性

每个原子都有得或失电子的能力，或者说都有接受或提供电子的能力。为了较全面地反映原子在分子中争夺电子能力的大小，1932 年，鲍林提出电负性是元素的原子在化合物中吸引电子能力的标度。分子中元素原子吸引电子的能力称为该元素的电负性（electronegativity）。电负性也可以作为判断元素金属性和非金属性强弱的尺度，元素的电负性越大，该元素的原子越易得到电子，元素的非金属性越强、金属性则越弱；反之，电负性越小，该元素的原子越易失去电子，元素的金属性越强、非金属性则越弱。同一周期从左到右，电负性增加，原子吸引成键电子的能力依次增强；同族从上至下，原子的电子构型相同，原子吸引成键电子的能力依次减弱，元素电负性依次减小。

（四）元素的金属性与非金属性

元素的金属性是指在化学反应中金属元素的原子失去电子的能力。元素的原子失电子能力越强，其金属性就越强，生成的阳离子越稳定。元素的非金属性是指在化学反应中非金属元素的原子得到电子的能力。元素的原子越容易得到电子，其非金属性就越强，生成的阴离子越稳定。

1. 同周期主族元素性质的递变规律　同周期主族元素随着原子序数的递增，原子核电荷数逐渐增大，而电子层数却没有变化，因此原子核对核外电子的引力逐渐增强，随原子半径逐渐减小，原子失电子能力逐渐降低，元素金属性逐渐减弱；而原子得电子能力逐渐增强，元素非金属性逐渐增强。例如：对于第三周期元素的金属性 Na > Mg > Al，非金属性 Cl > S > P > Si。

2. 同主族元素性质的递变规律　同主族元素，随着原子序数的递增，电子层逐渐增大，原子半径明显增大，原子核对最外层电子的引力逐渐减小，元素的原子失电子能力逐渐增强，得电子能力逐渐减弱，所以元素的金属性逐渐增强，非金属性逐渐减弱。例如：第一主族元素的金属性 H < Li < Na < K < Rb < Cs，卤族元素的非金属性 F > Cl > Br > I。

综合以上两种情况，可以得出以下结论：在元素周期表中，越向左、下方，元素金属性越强，金属性最强的金属是 Cs；越向右、上方，元素的非金属越强，非金属性最强的元素是 F。例如：金属性 K > Na > Mg，非金属性 O > S > P。

通过以上讨论得知：随着原子序数的递增，元素性质呈现周期性变化，原子核外电子排布的周期性变化是元素周期律的本质原因。

二、元素周期表

元素周期表是根据原子序数从小至大排序的化学元素列表。列表大体呈长方形，某些元素周期中留有空格，使特性相近的元素归在同一族中，如碱金属元素、碱土金属、卤族元素、稀有气体、过渡元素等。这使周期表中形成元素分区且分有七主族、七副族、Ⅷ族、0 族。由于周期表能够准确地预测各种元素的特性及其之间的关系，因此它在化学及其他科学范畴中被广泛使用，作为分析化学行为时十分有用的框架。

1. 周期　把电子层数相同的元素按原子序数从小到大的顺序从左向右排列，放到同一横行。元素周期表中共有 7 行，每一行为一个周期，故有 7 个周期：其中第一、第二、第三周期元素较少，称为短周期；第四周期、第五周期、第六周期元素较多，称为长周期；第七周期尚未填满，故称为不完全周期。周期数等于电子层数。

2. 族　把不同电子层中外层电子层结构相同（或相似）的元素按原子序数从小到大的顺序由上到下排列在同一纵行，元素周期表中共有 18 个纵行，共分为 16 个族，其中 7 个主族（Ⅰ A ~ Ⅶ A），7 个副族（Ⅰ B ~ Ⅶ B），1 个Ⅷ族和 1 个 0 族（稀有气体）。同族元素的原子，具有相同的电子构型，由于外层电子构型是影响元素性质的主要因素，而内层电子对元素的性质影响则较小，所以同一族元素具有相似的化学性质。主族元素的族系数跟原子的最外层电子数相等。

元素周期表是各元素原子核外电子排布呈周期性变化的反映。元素周期表在化工生产和科学研究方面具有非常重要的应用价值。人们可以根据元素周期表对元素的性质进行预测，发现新的元素和化合物。在元素周期律的指导下对元素的性质进行系统的研究，为工业、农业、国防、医学等的发展服务。

第三节　化学键

化学键（chemical bond）是分子内或晶体内相邻两个或多个原子（或离子）间强烈的相互作用力的统称，主要有离子键、共价键、金属键。离子键是原子间通过电子转移，形成正负离子，由静电作用形成的。共价键的成因较为复杂，路易斯理论认为，共价键是通过原子间共用一对或多对电子形成的，其他的解释还有价键理论、价层电子互斥理论、分子轨道理论和杂化轨道理论等。金属键是一种改性的共价键，它是由多个原子共用一些自由流动的电子形成的。

一、离子键

（一）离子键的形成

1916 年，德国化学家柯赛尔根据稀有气体原子的电子层结构高度稳定的事实，提出了离子键理论：任何元素原子都要使外层满足 8 电子稳定结构。金属原子易失去电子形成正离子，非金属原子易得到电子形成负离子。原子得失电子后，生成的正、负离子之间靠静电作用而形成的化学键即为离子键（ionic bond）。活泼的金属（如 Na、K、Ca 等）与活泼的非金属（如 F、Cl、O 等）化合时，能形成离子键。

（二）离子键的特征

每个离子都是带电体，其电荷呈球形对称分布，无方向性，所以每个离子可以在任何方向都吸引带相反电荷的离子，而且总是尽可能多地与异性离子相吸引，因此离子键无方向性、无饱和性。例如，在氯化钠晶体中，每个 Cl^- 可吸引 6 个 Na^+，而每个 Na^+ 也可吸引 6 个 Cl^-。

二、共价键

（一）共价键的形成

同种元素的原子之间以及电负性相近的元素原子之间相互作用时，原子间通过共用电子对（电子云重叠）的方式实现 8 电子稳定构型。通过共用电子对形成的化学键称为共价键（covalent bond）。

（二）共价键的特征

形成共价键的原子既没有得到电子也没有失去电子，而是共用电子对。一个原子有几个未成对电子就能跟几个自旋方向相反的电子配对形成几个共价键，这就是共价键的饱和性。形成共价键的原子间总是尽可能沿着电子云重叠最大的方向成键，这样形成的共价键才稳定，这就是共价键的方向性。因此共价键具有饱和性和方向性。

（三）共价键的类型

根据成键原子轨道重叠方式的不同，可以把共价键分为 σ 键和 π 键两种类型。

1. σ 键　两个原子轨道沿键轴（两原子核间连线）方向以"头碰头"的方式重叠，重叠部分沿键轴呈圆柱形对称分布，这种共价键称为 σ 键。由于 σ 键的重叠程度大，因此较稳定，不易断裂，在有机物中通常存在于碳碳单键中，见图 2 – 6（a）。

2. π 键　两原子轨道沿着键轴方向以"肩并肩"的方式重叠，重叠部分垂直于键轴并呈镜面反对称，这种共价键称为 π 键。由于 π 键的重叠程度小，易断裂，在有机化合物中通常存在于双键或三键中。见图 2 – 6（b）。

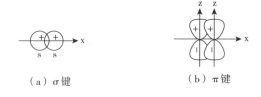

（a）σ 键　　　　　　（b）π 键

图 2 – 6　σ 键和 π 键

如果原子间只有 1 对电子，形成共价单键，通常是 σ 键；如果形成共价键是双键，则一个 σ 键和一个 π 键；如果是三键，则由一个 σ 键和两个 π 键组成。从原子轨道重叠程度看，π 键的重叠程度比 σ 键重叠程度小，π 键的稳定性要低于 σ 键。因此，π 电子比 σ 电子活泼，容易参与化学反应。

三、分子间作用力和氢键

（一）分子的极性

分子内电荷分布不均匀，正、负电荷中心没有重合的分子称为极性分子；正、负电荷中心重合的分子称为非极性分子。

1. 双原子分子　双原子分子的极性由键的极性决定。如 H—Cl、C—O 为极性键，所以 HCl、CO 为极性分子；H—H、Cl—Cl 为非极性键，所以 H_2、Cl_2 为非极性分子。

2. 多原子分子 由多个不同原子组成的分子如 SO_2、CO_2、CH_4 等，分子的极性由分子的空间构型决定。如 SO_2 为 V 型结构，正、负电荷中心不能重合，因而 SO_2 是极性分子。CO_2 为直线型，$O=C=O$，正负电荷中心重合，故 CO_2 是非极性分子。

通常用偶极矩（μ）来衡量分子的极性大小，单位是 $C \cdot m$。

$$\mu = q \cdot d$$

式中，q 为分子中正、负电荷中心所带的电量，单位为 C；d 为正、负电荷中心的距离，单位为 m。

偶极矩是一个矢量，方向规定为从正电中心指向负电中心，且偶极矩越大，分子的极性越强。非极性分子的偶极矩为零。

（二）分子间作用力

原子与原子通过化学键形成分子，分子与分子之间还存在一种较弱的作用力，称为分子间作用力。根据分子间作用力产生的原因，分子间作用分为取向力、诱导力和色散力三种。

1. 取向力 极性分子与极性分子之间产生取向力。极性分子有正、负偶极，当两个极性分子相互靠近时，两个分子必将发生相对转动，而后呈现有序排列，这种现象称为取向。由极性分子的固有偶极产生的作用力称为取向力。如图 2-7 所示。

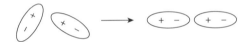

图 2-7 取向力的形成示意图

2. 诱导力 当极性分子与非极性分子相互靠近时，在极性分子固有偶极的诱导下，非极性分子的正、负电荷中心不再重合从而产生诱导偶极。诱导偶极与极性分子固有偶极间的作用力称为诱导力。极性分子之间，由于固有偶极的相互诱导，每个分子也会发生变形，产生诱导偶极，所以极性分子之间也同样存在诱导力。如图 2-8 所示。

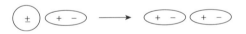

图 2-8 诱导力的形成示意图

3. 色散力 在非极性分子内部，由于原子核和电子的不停运动，它们的相对位置会不断发生改变，正、负电荷中心发生瞬时的不重合，从而产生瞬时偶极。这种由瞬时偶极产生的作用力称为色散力。因为分子的瞬时偶极是不断产生的，所以色散力存在所有分子之间。如图 2-9 所示。

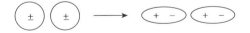

图 2-9 色散力的形成示意图

实验证明，对大多数分子来说，色散力是最主要的分子间作用力。一般来说，分子的相对分子质量越大，分子的变形性越大，色散力就越大。所以，色散力一般随分子的相对分子质量增大而增大。

分子间作用力主要影响分子晶体的物理性质，故其对物质的物理性质影响较大，特别是熔点、沸点。分子间作用力越大，分子的熔点、沸点越高。

（三）氢键  微课

结构相似的同系列物质的熔点、沸点一般随相对分子质量的增加而升高，但 HF、H_2O 和 NH_3 的熔点、沸点比同族其他氢化物要高得多。这说明分子之间除了分子间作用力，还存在另一种力，这种力是氢键。

1. 氢键的形成　以共价键与电负性大的 X 原子结合的 H 原子，若与电负性大、半径小的原子 Y（如 F、O、N）接近时，则生成 X—H…Y 形式的一种静电作用力，称为氢键。氢键用 X—H…Y 表示，其中 X 和 Y 可以是同种元素的原子，也可以是不同种元素的原子。

如在 HF 分子中，因为 F 的电负性很大，共用电子对强烈偏向 F 原子，使 H 原子几乎成了裸露的原子核。当 H 原子与另一个 HF 分子中带负电荷的 F 原子靠近时，就形成了氢键，即 F—H…F。氟化氢分子间的氢键如图 2-10 所示。

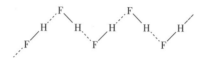

图 2-10　氟化氢分子间氢键示意图

💡 **素质提升**

氢　键

2013 年 11 月，中科院国家纳米科学中心宣布该中心科研人员在国际上首次"拍"到氢键的"照片"，实现了氢键的实空间成像。

氢键是自然界中最重要、存在最广泛的分子间或分子内相互作用力，对物质和生命有至关重要的影响。因氢键的存在，水才在常温下呈液态，冰才能浮在水面上；也因为氢键的存在，DNA 才会"扭"成双螺旋结构；很多药物也是通过和生命体内的生物大分子发生氢键相互作用而发挥效力。氢键特性的精确实验测量，如作用位点、键角、键长以及单个氢键强度，不仅有助于理解氢键作用的本质，在原子、分子尺度上关于物质结构和性质的信息对于功能材料及药物分子设计也有着非常重要的意义。

该成果被《Science》杂志评价为"一项开拓性的发现，是一项杰出而令人激动的工作，具有深远的意义和价值"。

科学在不断的探索和发现中前进。作为医学生，要胸怀远大，不懈求索。

2. 氢键的类型　两个分子之间形成的氢键称为分子间氢键。分子间氢键可在相同分子间形成，如 H_2O 分子之间的氢键；也可在不同分子间形成，如 NH_3 与 H_2O 分子间的氢键。

同一分子内的原子之间形成的氢键称为分子内氢键。如邻苯二酚分子可以形成分子内氢键，图 2-11 所示。分子内氢键由于受环状结构的限制，X—H…Y 往往不能在同一直线上。

图 2-11　邻苯二酚的分子内氢键

3. 氢键对物质物理性质的影响

（1）分子间氢键使物质的熔点、沸点升高，溶解度增大。因为分子间氢键增强了分子间的结合力，固体熔化或液体气化，既要克服分子间作用力，还要破坏分子间的氢键，从而使物质的熔点、沸点升高。若溶质与溶剂形成分子间氢键，溶质的溶解度增加。如 NH_3 极易溶于水。

（2）分子内氢键使物质的熔沸点低于同类化合物的溶沸点。如邻苯二酚的沸点是245℃，间苯二酚、对苯二酚的沸点分别是276.5、287℃。这是由于间苯二酚和对苯二酚中存在着分子间氢键，气化时必须破坏氢键，所以它们沸点较高；但邻苯二酚中已形成分子内氢键，不能再形成分子间氢键了，所以沸点较低。

目标检测

答案解析

一、选择题

（一）单项选择题

1. 描述一确定的原子轨道，需要用到以下参数（　）

    A. n　　　　　　　　B. n 和 l　　　　　　　　C. n、l 和 m

    D. n、l、m 和 m_s　　　　E. l

2. 下列分子偶极矩为零的是（　）

    A. H_2O　　　　　　　B. NH_3　　　　　　　C. CO

    D. CO_2　　　　　　　E. HF

3. 下列化合物为极性分子的是（　）

    A. CCl_4　　　　　　　B. H_2O　　　　　　　C. CO_2

    D. N_2　　　　　　　　E. H_2

4. 下列物质中，分子间有氢键形成的是（　）

    A. F_2　　　　　　　　B. H_2O　　　　　　　C. H_2S

    D. O_2　　　　　　　　E. H_2

5. 水的沸点出现"反常现象"是因为分子间存在（　）

    A. 氢键　　　　　　　　B. 分子间作用力　　　　　C. 共价键

    D. 离子键　　　　　　　E. 金属键

6. 在碘的四氯化碳溶液中，溶质和溶剂之间存在（　）

    A. 取向力　　　　　　　B. 诱导力　　　　　　　C. 色散力

    D. 取向力和色散力　　　E. 氢键

（二）多项选择题

7. $_3Li$ 的电子排布式为 $1s^3$，违背（　）；$_{20}Ca$ 的电子排布式 $1s^2 2s^2 2p^6 3s^2 3p^6 3d^2$，违背（　）

    A. 能量最低原理　　　　B. 泡利不相容原理　　　　C. 洪特规则

    D. 稳定规律　　　　　　E. 洪德规则特例

8. 以下是化学键的是（　）

    A. 离子键　　　　　　　B. 共价键　　　　　　　C. 金属键

    D. 氢键　　　　　　　　E. 分子间力

二、填空题

1. 核外电子的运动状态应由_____、_____、_____ 和_____四个方面来描述。

2. 分子间氢键使物质的熔点、沸点_____；分子内氢键使物质的熔点、沸点_____。

（王华丽）

书网融合……

本章小结　　　　　微课　　　　　题库

第三章 溶液

PPT

◎ 学习目标

1. 通过本章学习，重点掌握溶液浓度的表示方法和渗透压在医学上的意义。
2. 学会计算溶液的渗透浓度；具有正确判断溶液渗透压大小及渗透方向的能力。

溶液是由溶质和溶剂组成的均匀、稳定的分散体系。在没有特殊说明的情况下，溶液通常是指液态溶液，即水溶液。人体的体液如组织间液、胃液、血液等都是溶液，人体的新陈代谢也离不开溶液，很多药物需要配成溶液后使用。溶液对于生命活动具有重要意义。

》 情境导入

情境描述　临床输液治疗时，常用的有 9.0g/L 的 NaCl（生理盐水）、50g/L 的葡萄糖等溶液。
讨论　1. 为什么选用该浓度的溶液？
　　　2. 表示溶液浓度的方法有哪些？溶液是如何配制的？

第一节　分散系

一、分散系的概念

通常把研究的具体对象称为体系。体系中物理和化学性质完全相同的均匀部分称为相。一种或几种物质分散在另一种物质中所构成的体系称为分散系（dispersed system）。被分散的物质称为分散相；另一种物质，即容纳分散相的介质，称为分散介质。例如，氯化钠分散到水中形成生理盐水，无水乙醇分散到水中形成消毒酒精，它们都属于分散系。其中氯化钠、无水乙醇是分散相，水是分散介质。

二、分散系的分类

按照不同的分类原则，分散系可分为多种类型。

（一）按照存在状态不同分类

按照分散相和分散介质的存在状态不同，分散系可分为气态、固态、液态三类。液态分散系，尤其是固-液分散系、液-液分散系在医学上具有重要意义。

（二）按照分散相粒子大小分类

按照分散相粒子直径的大小，分散系可分为分子或离子分散系、胶体分散系、粗分散系三类。

1. 分子或离子分散系　分散相粒子直径小于1nm，与单个分子或离子的大小相当，此分散系称为分子或离子分散系。分散相与分散介质可形成均匀稳定的单相体系。故该分散系又称为真溶液。

2. 胶体分散系　分散相粒子直径在 1~100nm 的分散系称为胶体分散系。根据分散相粒子所处的状态不同，胶体分散系分为溶胶和高分子溶液。两者性质相似但存在本质差别。溶胶是高度分散的多相、不稳定体系；高分子溶液是单相、稳定体系。

3. 粗分散系 分散相粒子直径大于100nm的分散系称为粗分散系。分散相粒子较大，与分散介质之间存在明显的界面。分散相粒子是固体颗粒的粗分散系称为悬浊液，分散相粒子是小液滴的粗分散系称为乳浊液。粗分散系是多相、不稳定体系。

表 3 - 1 三种分散系的基本性质特征

分散系类型		分散相粒子	粒径大小	基本特征	举例
分子或离子分散系（真溶液）		单个小分子或小离子	<1nm	单相、透明、均匀、稳定、扩散快、能透过滤纸和半透膜	酒精消毒液、生理盐水
胶体分散系	溶胶	分子或离子的聚集体	1～100nm	多相、不均匀、不稳定、不易聚沉、扩散慢、能透过滤纸、不能透过半透膜	AgI 溶胶、As$_2$S$_3$ 溶胶
	高分子溶液	大分子		单相、透明、均匀、稳定、不易聚沉、扩散慢、能透过滤纸、不能透过半透膜	蛋白质溶液、明胶溶液
粗分散系	悬浊液	固体颗粒	>100nm	多相、不透明、不均匀、不稳定、易聚沉、扩散很慢、不能透过滤纸和半透膜	泥浆、钡餐
	乳浊液	小液滴			药用鱼肝油、松节油搽剂

第二节 溶液浓度的表示方法

临床上给患者用药或输液时，需要特别注意溶液的用量和浓度。溶液浓度是指一定量的溶剂或溶液中所含溶质的量。溶液浓度的表示方法很多，医学上常用的是以下四种。以下内容都以符号 B 表示某种溶质。

一、物质的量浓度

溶质 B 的物质的量浓度（amount-of-substance concentration），用符号 c_B 或 $c(B)$ 表示，是指溶质 B 的物质的量（n_B）除以溶液的体积（V）。公式表示为：

$$c_B = \frac{n_B}{V} \tag{3-1}$$

式中，c_B 的国际单位制（SI）单位为 mol/m^3，医学上常用单位是 mol/L、mmol/L 等；n_B 表示溶质 B 的物质的量，mol；V 表示溶液的体积，L。物质的量浓度是由物质的量导出的，使用时必须指明物质的基本单元，如 NaCl 的物质的量浓度表示为 c_{NaCl}。

例 3 - 1 正常人体 100ml 血清中含 K$^+$ 16mg，计算正常人体血清中 K$^+$ 的物质的量浓度。

已知：$V = 100$ml $= 0.1$L，$m(K^+) = 16$mg $= 0.016$g

求：c_{K^+}

解：钾的摩尔质量为 39.10g/mol

根据公式（3-1）和 $n_B = \frac{m_B}{M_B}$

则 $c_{K^+} = \frac{n_{K^+}}{V} = \frac{\frac{m_{K^+}}{M_{K^+}}}{V} = \frac{\frac{0.016}{39.10}}{0.1} = 4.09$mmol/L

答：正常人体血清中 K$^+$ 的物质的量浓度为 4.09mmol/L。

二、质量浓度

溶液中溶质 B 的质量浓度（mass concentration），用符号 ρ_B 或 $\rho(B)$ 表示，是指所含溶质 B 的质量（m_B）除以溶液的体积（V）。公式表示为：

$$\rho_B = \frac{m_B}{V} \tag{3-2}$$

质量浓度的 SI 单位是 kg/m^3，医学上常用单位是 g/L、mg/L 等。在使用时，应注意质量浓度 ρ_B 与密度 ρ 的区别。

例 3-2 根据《中国药典》规定，葡萄糖酸钙注射液的规格之一是 10ml 注射液中含葡萄糖酸钙 0.5g，计算葡萄糖酸钙注射液的质量浓度。

已知：$V = 10\text{ml} = 0.01\text{L}$，$m_{葡萄糖酸钙} = 0.5\text{g}$

求：$\rho_{葡萄糖酸钙}$

解：根据公式（3-2）

则　　$\rho_{葡萄糖酸钙} = \dfrac{m_{葡萄糖酸钙}}{V} = \dfrac{0.5}{0.01} = 50\text{g/L}$

答：葡萄糖酸钙注射液的质量浓度为 50g/L。

世界卫生组织（WHO）提议，在医学上凡是相对分子质量已知的物质，在体液中的含量原则上用物质的量浓度表示。例如，正常人体空腹血糖的浓度为 $3.9 \sim 6.1\text{mmol/L}$。对于相对分子质量未知的物质，在体液中的含量则用质量浓度表示。对于注射液，在绝大多数情况下，应同时注明质量浓度和物质的量浓度。

溶质 B 的物质的量浓度 c_B、质量浓度 ρ_B 和摩尔质量 M_B 之间存在下列关系：

$$\rho_B = c_B \cdot M_B \tag{3-3}$$

例 3-3 医学上纠正代谢性酸中毒的乳酸钠（$C_3H_5O_3Na$）注射液，其规格之一为 50.0ml/支，每支含乳酸钠 5.60g，计算其质量浓度和物质的量浓度。

已知：$m_{乳酸钠} = 5.60\text{g}$，$V = 50.0\text{ml} = 0.05\text{L}$

求：$\rho_{乳酸钠}$ 和 $c_{乳酸钠}$

解：根据公式（3-2）

$$\rho_{乳酸钠} = \frac{m_{乳酸钠}}{V} = \frac{5.60}{0.05} = 112\text{g/L}$$

乳酸钠的摩尔质量为 112g/mol，根据公式（3-3）

$$c_{乳酸钠} = \frac{\rho_{乳酸钠}}{M_{乳酸钠}} = \frac{112}{112} = 1.0\text{mol/L}$$

答：乳酸钠（$C_3H_5O_3Na$）注射液的质量浓度为 112g/L，物质的量浓度为 1.0mol/L。

三、质量分数

溶质 B 的质量分数（mass fraction），用符号 ω_B 或 $\omega(B)$ 表示，是指溶质 B 的质量 m_B 与溶液的质量 m 的比值。公式表示为：

$$\omega_B = \frac{m_B}{m} \tag{3-4}$$

式中，m_B 和 m 的单位一致，故质量分数无单位。质量分数可用小数或百分数来表示。例如，市售浓盐酸的质量分数为 ω_{HCl} 为 0.37 或 ω_{HCl} 为 37%。

例 3 - 4 将 50g 葡萄糖溶于水，配制成 500g 葡萄糖溶液，计算该溶液的质量分数。

已知：$m_{葡萄糖} = 50g$，$m_{溶液} = 500g$

求：$\omega_{葡萄糖}$

解：根据公式（3 - 4）

则 $\omega_{葡萄糖} = \dfrac{m_{葡萄糖}}{m} = \dfrac{50}{500} = 0.10$

答：该溶液的质量分数为 0.10。

溶质 B 的物质的量浓度 c_B 和质量分数 ω_B 之间存在下列关系：

$$c_B = \frac{1000\rho\omega_B}{M_B} \qquad (3-5)$$

式中，ρ 是溶液的密度，g/ml；M_B 是溶质 B 的摩尔质量，g/mol。

例 3 - 5 市售浓硫酸的质量分数为 98%，密度为 1.84kg/L，计算浓硫酸的物质的量浓度。

已知：$\omega_{H_2SO_4} = 98\%$，$\rho = 1.84kg/L$，$M_{H_2SO_4} = 98g/mol$

求：$c_{H_2SO_4}$

解：根据公式（3 - 5）

则 $c_{H_2SO_4} = \dfrac{1000\rho\omega_{H_2SO_4}}{M_{H_2SO_4}} = \dfrac{1000 \times 1.84 \times 98\%}{98} = 18.4mol/L$

答：浓硫酸的物质的量浓度为 18.4mol/L。

四、体积分数

溶质 B 的体积分数（volume fraction），用符号 φ_B 或 $\varphi(B)$ 表示，是指同温同压时溶质 B 的体积（V_B）与溶液的体积（V）之比。公式表示为：

$$\varphi_B = \frac{V_B}{V} \qquad (3-6)$$

式中，V_B 和 V 的单位一致，故体积分数无单位。体积分数可用小数或百分数表示。体积分数常用于表示溶质为液体的溶液浓度。例如，消毒酒精的体积分数为 $\varphi_B = 0.75$ 或 $\varphi_B = 75\%$。

例 3 - 6 配制医用消毒酒精 500ml，计算需要无水乙醇多少毫升？

已知：$V = 500ml$，$\varphi_{乙醇} = 75\%$

求：$V_{乙醇}$

解：根据公式（3 - 6）

则 $V_{乙醇} = \varphi_{乙醇} \times V = 75\% \times 500 = 375ml$

答：配制 500ml 医用消毒酒精需要无水乙醇 375ml。

五、溶液的配制与稀释

溶液的配制与稀释是实际工作中常用的基本操作，是医学类专业学生应掌握的基本技能。

（一）溶液的配制

溶液的配制是指根据已知条件配制一定浓度的溶液，包括一定质量溶液的配制和一定体积溶液的配制。配制溶液前，需要先了解所配制溶液浓度的表示方法、溶液的体积等。通过给定的条件计算出配制溶液所需的溶质的量（质量或体积），按计算结果称取或量取溶质，置于适当的容器中，加溶剂溶解或稀释到体积，最后混匀。

例3-7　如何配制9g/L生理盐水500ml?

已知：$V=500$ml，$\rho_{NaCl}=9$g/L

解：（1）计算　配制500ml溶液所需NaCl的质量，根据公式（3-2）

则　　$m_{NaCl}=\rho_{NaCl}\times V=9\times0.5=4.5$g

（2）配制　准确称取4.5g NaCl置于烧杯中，加少量蒸馏水溶解后，转移到500ml量筒（容量瓶）中，再用少量蒸馏水冲洗烧杯内壁2~3次，冲洗液均转移到量筒（容量瓶）中，加蒸馏水至刻度，最后混匀即可。

一般溶液的配制，可用托盘天平或台秤称取溶质的质量，用量筒量取液体体积。如配制精确浓度的溶液，需用分析天平称取质量，用移液管量取体积，用容量瓶配制溶液。

（二）溶液的稀释

直接配制稀溶液时，称取（量取）物质的量较少，不仅操作不便，而且容易产生较大误差。这种情况下，常使用较大浓度的溶液稀释成所需浓度的溶液。

溶液的稀释是指在一定量的浓溶液中加入溶剂使溶液浓度降低的操作。在稀释过程中，溶质的量没有发生变化。故溶液稀释的计算依据是稀释前后溶液中溶质的量不变，用公式表示为：

$$c_1V_1=c_2V_2 \tag{3-7}$$

式中，c_1、V_1分别表示稀释前溶液的浓度、体积；c_2、V_2分别表示稀释后溶液的浓度、体积。这个公式称为稀释公式，式中溶液的浓度也可用ρ_B或φ_B表示。注意，使用时等式两边的浓度及单位必须一致。

例3-8　市售H_2SO_4溶液的浓度为18.4mol/L，现配制0.1mol/L的H_2SO_4溶液500ml，计算需要取市售H_2SO_4溶液多少体积?

已知：$c_1=18.4$mol/L，$c_2=0.1$mol/L，$V_2=500$ml

求：V_1

解：根据公式（3-7）

则　　$V_1=\dfrac{c_2V_2}{c_1}=\dfrac{0.1\times500}{18.4}\approx2.7$ml

答：需取市售H_2SO_4溶液2.7ml。

第三节　溶液的渗透压

一、渗透现象和渗透压

在纯水中加入少量高浓度硫酸铜溶液，在没有任何机械振动情况下，静置一段时间，会观察到整个溶液变为蓝色，这是因为分子的热运动，硫酸铜分子和水分子间发生了双向扩散。在纯溶剂和溶液或浓度不同的两种溶液互相直接接触时，均会产生扩散现象。但是它们之间如果用半透膜隔开时，情况会发生改变。

半透膜是指允许某些物质通过，而另一些物质不能通过的一种多孔性薄膜。常见的有动植物体内的生物膜（如细胞膜、毛细血管壁等）、人造玻璃纸和羊皮纸等。理想的半透膜是只允许水分子透过，而其他物质分子不能透过。

在U型管中央放置一种理想的半透膜。在半透膜两侧分别加入相同高度的纯水溶剂（左侧）与蔗糖水溶液（右侧），如图3-1（a）所示。水分子可以通过半透膜向膜两侧运动。静置一段时间后，发现纯水溶剂液面会降低，而蔗糖水溶液液面会升高，如图3-1（b）所示。这是由于单位时间内，从纯水溶剂透过半透膜进入蔗糖水溶液的水分子数多于从蔗糖水溶液进入纯水溶剂的水分子数。而这种溶剂分子通过半透膜进入溶液的自发过程称为渗透现象，简称渗透（osmosis）。产生渗透现象必须具备两个条件：一是存在半透膜；二是半透膜两侧溶液单位体积内水分子数目不相等，即半透膜两侧溶液存在浓度差。渗透总是向缩小膜两侧溶液浓度差的方向进行，即溶剂分子从纯溶剂向溶液方向或从稀溶液向浓溶液方向渗透。蔗糖水溶液的液面升高后，静水压会增大，使得水分子透过半透膜进入到纯溶剂的数目增多；而纯水溶剂的液面下降后，静水压会降低，使得水分子透过半透膜进入到蔗糖水溶液的数目减少。当单位时间内，通过半透膜的水分子数目相等的时候，系统处于动态平衡，膜两侧液面高度差为 h 并且不再变化，即达到渗透平衡，如同 3 - 1（c）所示。要想渗透现象不发生，需要在溶液液面上施加一额外的压力，如图 3 - 1（d）所示。此时，所施加在溶液液面上的额外压力称为溶液的渗透压（osmotic pressure），用符号 Π 表示。

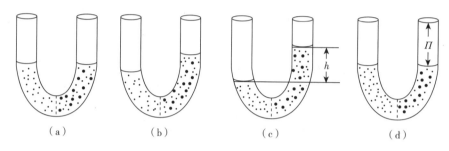

图 3 - 1　渗透现象和渗透压

若半透膜隔开的是两种不同浓度的溶液，为阻止渗透现象发生，需要在浓溶液液面上施加额外的压力，此压力是两种溶液的渗透压之差。

如果用半透膜把纯水和溶液隔开，在溶液液面上方施加大于渗透压的压力，溶液中会有更多的溶剂分子通过半透膜进入纯水一侧，溶液液面会降低。这种使渗透作用反向进行的过程叫作反向渗透。反向渗透广泛应用于生产和生活中。例如，水的净化、海水淡化、无菌水的制备等。

二、渗透压与浓度、温度的关系

1886 年，荷兰化学家范特霍夫（J. H. van't Hoff）根据实验数据结果，提出了难挥发非电解质稀溶液的渗透压与溶液浓度、温度之间存在的关系公式：

$$\Pi = cRT \tag{3-8}$$

式中，Π 为溶液的渗透压，kPa；c 为非电解质稀溶液的物质的量浓度，mol/L；R 为摩尔气体常数，数值为 8.314kPa·L/(K·mol)；T 为绝对温度，K。该公式称为范特霍夫公式或渗透压定律。

由式（3 - 8）可知，在一定温度下，难挥发非电解质稀溶液的渗透压与单位体积溶液中溶质的数目成正比，与溶质的本性（如大小、种类等）无关。

对于电解质溶液，因其在水溶液中存在解离，单位体积溶液中所包含的溶质粒子数目要比同浓度的非电解质溶液多，计算电解质溶液渗透压时不能直接应用公式（3 - 8），需要在公式中引入一个校正因子 i，即：

$$\Pi = icRT \tag{3-9}$$

校正因子 i 可近似看作一"分子"电解质解离出的粒子数目。例如，NaCl、KBr 的 i 值是 2，Na_2CO_3、$CaCl_2$ 的 i 值是 3。

例 3 - 9　分别计算 0.10mol/L 的蔗糖溶液和 0.10mol/L KCl 溶液在 37℃时的渗透压。

已知：$T = 273 + 37 = 310K$，$c_{蔗糖} = c_{KCl} = 0.10mol/L$

求：Π

解：根据公式（3-8）

蔗糖的渗透压　$\Pi = cRT = 0.10 \times 8.314 \times 310 = 257.7 \text{kPa}$

KCl 是强电解质，计算渗透压根据公式（3-9），$i = 2$

则　$\Pi = icRT = 2 \times 0.10 \times 8.314 \times 310 = 515.5 \text{kPa}$

答：0.10mol/L 的蔗糖溶液和 KCl 溶液的渗透压分别是 257.7kPa 和 515.5kPa。

通过测定溶液的渗透压，利用范特霍夫公式可以计算出一些大分子（如蛋白质、高分子化合物等）的摩尔质量。

三、渗透压在医学上的意义

人体体液的渗透压对维持机体的正常生理功能起着十分重要的作用。例如，临床上输液、水盐代谢紊乱患者的处理都应考虑溶液的渗透压大小。

（一）渗透浓度

人体体液是含有多种溶质粒子（分子或离子）的溶液。能够产生渗透作用的溶质粒子称为渗透活性物质。渗透活性物质的总浓度称为渗透浓度（osmolarity），用符号 c_{OS} 表示，常用单位为 mol/L、mmol/L 等。对于难挥发非电解质稀溶液，根据范特霍夫公式，在一定温度下，通过比较两种溶液的渗透浓度大小就能表示两者的渗透压大小。因正常人体的体温变化很小，医学上常用渗透浓度来表示溶液渗透压的大小。计算渗透浓度时，同温度下，对于非电解质溶液，其渗透浓度与溶液的浓度相等；对于电解质溶液，应注意，溶液中的溶质粒子数多于同浓度的非电解质溶液，其渗透浓度也大。

例 3-10　分别计算 12.5g/L 碳酸氢钠溶液和 50g/L 葡萄糖溶液的渗透浓度。

已知：$\rho_{NaHCO_3} = 12.5 \text{g/L}$，$M_{NaHCO_3} = 84 \text{g/mol}$，$\rho_{C_6H_{12}O_6} = 50 \text{g/L}$，$M_{C_6H_{12}O_6} = 180 \text{g/mol}$

求：c_{OS}

解：$NaHCO_3$ 是强电解质，计算渗透浓度时，$i = 2$，结合公式（3-3）

$$c_{OS} = ic_{NaHCO_3} = i\frac{\rho_{NaHCO_3}}{M_{NaHCO_3}} = 2 \times \frac{12.5}{84} \approx 298 \text{mmol/L}$$

葡萄糖为非电解质，其渗透浓度为

$$c_{OS} = c_{C_6H_{12}O_6} = \frac{\rho_{C_6H_{12}O_6}}{M_{C_6H_{12}O_6}} = \frac{50}{180} \approx 278 \text{mmol/L}$$

答：12.5g/L 碳酸氢钠溶液的渗透浓度为 298mmol/L，50g/L 葡萄糖溶液的渗透浓度为 278mmol/L。

（二）等渗、低渗和高渗溶液

溶液渗透压的高低具有相对性。温度相同时，两种溶液的渗透压，若是相等，可称为等渗溶液；若是不相等，渗透压高的溶液称为高渗溶液，渗透压低的溶液称为低渗溶液。

正常人体血浆总渗透压约为 770kPa，即血浆中能产生渗透效应的各种溶质粒子的总浓度（即渗透浓度）为 280~320mmol/L 所产生的渗透压。临床上规定，渗透浓度在 280~320mmol/L 范围内的溶液称为等渗溶液。渗透浓度低于 280mmol/L 的溶液称为低渗溶液。渗透浓度高于 320mmol/L 的溶液称为高渗溶液。临床上常用的等渗溶液有：9.0g/L 的 NaCl 溶液、50.0g/L 的葡萄糖溶液、19.0g/L 的乳酸钠溶液等。

临床上，患者需要大量输液治疗时，一般使用等渗溶液，以维持机体正常的渗透压，否则可能会导致细胞变形、破坏及体内水分调节紊乱。血液中的红细胞膜有半透膜性质。现以不同浓度的 NaCl 溶液

中红细胞的形态变化为例，说明溶液渗透压的大小对机体所造成的不同影响。 微课

若大量滴注低渗溶液，如同将红细胞置于低渗溶液中，血浆被稀释，渗透方向是血浆中的水分子主要向红细胞内渗透，使红细胞会逐渐膨胀，最后破裂而出现溶血现象，如图 3-2（a）所示。若滴注的是等渗溶液，如同将红细胞置于等渗溶液中，红细胞膜内、外渗透压相等，红细胞保持正常状态从而发挥正常生理功能，如图 3-2（b）所示。若大量滴注高渗溶液，如同于将红细胞置于高渗溶液中，血浆浓度变大，渗透方向是红细胞内的水分子主要向细胞外渗透，会使红细胞皱缩，出现胞浆分离现象，如图 3-2（c）所示，若此情况发生在血管内，则会造成栓塞，引发严重后果。

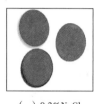 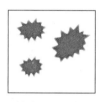

（a）0.3%NaCl   （b）0.9%NaCl   （c）1.5%NaCl

（低渗）   （等渗）   （高渗）

图 3-2 红细胞在不同 NaCl 浓度中的形态

临床上某些特殊治疗的需要，有时也使用低渗或高渗溶液，如治疗高热大汗导致的缺水性脱水时，可补给低渗溶液，但必须严格控制用量，待缺水症状得到缓解后再适当补充钠液，防止细胞外液变为低渗溶液。

💡 素质提升

渗透压在临床医学上的重要性

渗透压与医学的关系十分密切。通过比较正常红细胞在不同浓度氯化钠溶液中的形态特征，在临床输液时常选用等渗溶液。实际上，在注射液、滴眼液等药物制剂研制过程中，会根据需要添加渗透压调节剂，并且要求测定其渗透压摩尔浓度，有的制剂（如营养液、渗透利尿药、电解质等）还要求在药品说明书上标明其渗透压摩尔浓度。这些要求都是为了便于临床医生根据实际情况对所选用的制剂进行适当的配制或稀释，从而制成所需要渗透压大小的溶液。

作为医学类专业的学生，在掌握基础理论知识的同时，能将所学的化学知识用于分析临床治疗中遇到的实际问题，用科学的方法解决问题，并养成认真负责、科学严谨的工作习惯。

（三）晶体渗透压和胶体渗透压

人体血浆中既有小分子、小离子物质，如 Na^+、K^+、尿素等，也有大分子，如核酸、蛋白质等。医学上，有小分子、小离子物质产生的渗透压称为晶体渗透压；而大分子、大离子胶体物质产生的渗透压称为胶体渗透压。血浆总渗透压是晶体渗透压和胶体渗透压之和。其中，主要以晶体渗透压为主。

人体体内存在多种半透膜，如细胞膜、毛细血管壁等，由于它们对溶质粒子的通透性不同，导致晶体渗透压、胶体渗透压表现出的生理功能也不同。

细胞膜是只允许水分子透过的半透膜，无机离子、大分子物质等不能透过细胞膜。细胞内液和细胞外液通过细胞膜隔开。因为晶体渗透压远高于胶体渗透压，因此，水分子的渗透方向主要由晶体渗透压决定。晶体渗透压对维持细胞内、外的水平衡起着重要作用。例如，当人体缺水时，细胞外液中各种溶质的浓度相对增大，晶体渗透压升高，为维持细胞内外体液的平衡，此时细胞内液中的水分子则会透过细胞膜进入细胞外液，造成细胞失水而皱缩。若大量饮水或输入过多的低渗溶液，则细胞外液中的晶体

渗透压下降，外液中的水分子向细胞内渗透，导致细胞肿胀，严重时会出现水中毒。

毛细血管壁也是机体内一种半透膜，它将血液与组织间液隔开。与细胞膜的通透性不同，毛细血管壁允许小分子、小离子物质自由透过，而蛋白质等大分子物质不能通过。虽然晶体渗透压非常大，但是对于血浆与组织间液之间的水盐平衡无法发挥作用，因此，胶体渗透压虽小，但对维持血管内外水盐平衡及保持血容量等起着重要作用。例如，在慢性肾炎或肝病患者体内，其血浆中蛋白质会减少，导致血浆中胶体渗透压降低，血浆中的小分子物质就会透过毛细血管壁进入组织间液，使得组织间液增多而血容量降低，从而引起水肿。

目标检测

答案解析

一、选择题

（一）单项选择题

1. 生理盐水（9.0g/L）的物质的量浓度是（   ）

    A. 0.0154mol/L

    B. 0.154mol/L

    C. 1.54mol/L

    D. 15.4mol/L

    E. 154mol/L

2. 下列条件能使半透膜隔开的两种溶液不发生渗透现象的是（   ）

    A. 两种溶液的体积相同

    B. 两种溶液物质的量浓度相等

    C. 两种溶液的质量浓度相等

    D. 两种溶液的渗透浓度相等

    E. 两种溶液的质量分数相等

（二）多项选择题

3. 下列属于胶体分散系的是（   ）

    A. 水

    B. 牛奶

    C. $Fe(OH)_3$溶胶

    D. 蛋白质溶液

    E. 海水

4. 下列溶液能使红细胞肿胀的是（   ）

    A. 9.0g/L NaCl 溶液

    B. 3.0g/L NaCl 溶液

    C. 30g/L 葡萄糖溶液

    D. 12.5g/L 乳酸钠溶液

    E. 12.5g/L 碳酸氢钠溶液

二、思考题

1. 一定温度下，比较相同物质的量浓度下，葡萄糖、氯化钾、氯化镁的渗透压大小。

2. 临床输液时，为什么选择 9.0g/L 的 NaCl（生理盐水）或 50g/L 的葡萄糖等溶液？

三、计算题

1. 如何用密度为 1.84g/ml、质量分数为 98% 的浓硫酸配成 0.2mol/L 的 H_2SO_4 溶液 500ml？

2. 37℃，正常人体血浆总渗透压约为 770kPa，如要配制 500ml 与血浆等渗的葡萄糖溶液，需要葡萄糖多少克？

（邢宪荣）

书网融合……

本章小结

微课

题库

PPT

第四章 电解质溶液

学习目标

1. 通过本章学习，重点掌握弱电解质的定义及解离平衡；水的离子积及溶液的酸碱性和 pH 的关系；缓冲溶液的概念及组成；盐的水解。

2. 学会根据盐的类型判断溶液的酸碱性；具有正确选择缓冲溶液的能力。

在水溶液中或熔融状态下能够导电的化合物称为电解质（electrolyte），酸、碱、盐以及一些活泼金属氧化物都是电解质，其溶液为电解质溶液。

人的体液中含有多种电解质离子如 Na^+、K^+、HCO_3^-、CO_3^{2-} 等，它们的主要作用是维持人体酸碱度平衡、渗透压平衡，维持细胞结构和功能完整，参与人体神经传导和新陈代谢等。当人体出现电解质紊乱，会导致身体出现疾病。临床上通常用电解质分析仪对人体血液进行电解质检查，以了解体内电解质含量，维持体内环境平衡。肾脏疾病患者、严重脱水等患者均需要在治疗前进行电解质检查。

▶▶ 情境导入

情境描述　实习生阿杰在阅读复方氢氧化铝的质量标准时发现，该药品在处理过程中要加入醋酸－醋酸铵缓冲溶液（pH = 6.0）。

讨论　1. 醋酸－醋酸铵缓冲溶液（pH = 6.0）如何配制？

2. 缓冲溶液的作用是什么？

第一节　弱电解质的解离平衡

一、强电解质和弱电解质

根据电解质在水溶液中的解离情况，可分为强电解质（strong electrolyte）和弱电解质（weak electrolyte）。

（一）强电解质

在水溶液中完全解离的电解质称为强电解质。强酸、强碱、大多数盐都是强电解质。如盐酸、氢氧化钠、氯化钠在溶液中完全解离成离子，溶液里几乎没有分子存在。强电解质的解离是不可逆的，其离子方程式用"="表示。

$$HCl = H^+ + Cl^-$$
$$NaOH = Na^+ + OH^-$$
$$NaCl = Na^+ + Cl^-$$

（二）弱电解质

在水溶液里部分解离的电解质叫作弱电解质。弱酸、弱碱都是弱电解质。如醋酸、氨水在溶液里只有小部分解离成离子，大部分仍以分子状态存在。弱电解质的解离是可逆的，其解离方程式用"$\rightleftharpoons$"表示。

$$HAc \rightleftharpoons H^+ + Ac^-$$

$$NH_3 \cdot H_2O \rightleftharpoons NH_4^+ + OH^-$$

二、弱电解质的解离平衡

在一定条件下（如温度、压强等），当弱电解质解离产生离子的速率与离子结合成分子的速率相等时，解离过程达到平衡，即解离平衡（ionization equilibrium）。如醋酸是最常见的一元弱酸，醋酸在水溶液中存在如下解离平衡：

$$HAc \rightleftharpoons H^+ + Ac^-$$

当解离进行到一定程度时，HAc 分子解离成 H^+、Ac^- 的速率与 H^+、Ac^- 互相碰撞重新结合成 HAc 分子的速率相等，即达到解离平衡，其平衡常数称为醋酸的解离常数，用 K_a 表示。

$$K_a = \frac{[H^+][Ac^-]}{[HAc]}$$

一元弱碱的解离常数用 K_b 表示，如氨在水溶液中的解离平衡为：

$$NH_3 + H_2O \rightleftharpoons NH_4^+ + OH^-$$

其解离常数表达式为：

$$K_b = \frac{[NH_4^+][OH^-]}{[NH_3]}$$

一定温度下，K_a、K_b 为一常数；K_a 或 K_b 越大，表明该弱电解质越易解离。所以，从解离常数的大小可以看出弱电解质的相对强弱。

多元弱酸、弱碱的解离是分步进行的，每一步解离都有相应的解离常数，其酸、碱性强弱，主要是由第一步解离决定。

三、同离子效应

（一）解离度

不同的弱酸、弱碱在水中的解离程度可用解离度来表示。解离度是指弱酸或弱碱在水溶液中解离达到平衡时，已解离的分子数占溶液中原来分子总数（包括已解离的和未解离的）的百分数，用 α 表示。

$$\alpha = \frac{已解离的分子数}{溶液中原有的分子总数} \times 100\% \tag{4-1}$$

解离度和解离常数都可以用来比较弱酸、弱碱的相对强弱，但解离度随浓度的变化而变化，而解离常数则不受浓度影响，在一定温度下是一个特征常数。

（二）同离子效应

弱电解质的解离平衡符合化学平衡的所有特征。当改变影响平衡的某一条件（温度、浓度、压力）时，平衡就会被破坏并发生移动，重新建立新的平衡。现以醋酸为例说明。

在醋酸溶液中滴入少量盐酸时，因为盐酸是强电解质，在水溶液中完全解离为 H^+ 和 Cl^-，使溶液中的 H^+ 浓度增大，醋酸的解离平衡向左移动。

$$HAc \rightleftharpoons H^+ + Ac^-$$

溶液中的 Ac^- 浓度减小，HAc 分子浓度增大。当建立新的平衡时，醋酸的解离度比未加入盐酸前有所降低。

这种在已经建立酸碱平衡的弱电解质溶液中，加入和弱电解质具有相同离子的强电解质，抑制了弱电解质的解离，使弱电解质的解离度降低的现象称为同离子效应（common ion effect）。

第二节 溶液的酸碱性

一、水的解离

水是应用最广泛的溶剂，也是一种极弱的电解质，水分子之间可以发生质子（H^+）的转移。

$$H_2O + H_2O \rightleftharpoons H_3O^+ + OH^-$$

为简化书写，常用 H^+ 代替水合质子 H_3O^+。

$$H_2O \rightleftharpoons H^+ + OH^-$$

该反应称为水的质子自递反应。当反应达到平衡时，其平衡常数 K_W 可以表示为：

$$K_W = [H^+][OH^-] \tag{4-2}$$

式中，K_W 称为水的质子自递常数，也称水的离子积。K_W 与浓度、压力无关，只与温度有关。当温度一定时为常数，如 298.15K 时，$K_W = 1.0 \times 10^{-14}$。

二、溶液的酸碱性和溶液的 pH

（一）溶液的酸碱性

K_W 反映了水溶液中 $[H^+]$ 和 $[OH^-]$ 之间的相互关系，根据 $[H^+]$，可计算出 $[OH^-]$。室温下，常采用 $K_W = 1.0 \times 10^{-14}$ 进行有关计算。

根据溶液中 $[H^+]$ 或 $[OH^-]$ 的大小，可以将溶液分为酸性、中性和碱性溶液。

酸性溶液：$[H^+] > [OH^-]$，$[H^+] > 1.0 \times 10^{-7} \text{mol/L}$

中性溶液：$[H^+] = [OH^-]$，$[H^+] = 1.0 \times 10^{-7} \text{mol/L}$

碱性溶液：$[H^+] < [OH^-]$，$[H^+] < 1.0 \times 10^{-7} \text{mol/L}$

（二）溶液的 pH

一般说来，水溶液中的 $[H^+]$ 和 $[OH^-]$ 通常都比较小，如果直接用 $[H^+]$ 或 $[OH^-]$ 表示溶液的酸碱性不太方便。当溶液中 $[H^+]$ 或 $[OH^-]$ 小于 1mol/L 时，通常采用 pH 或 pOH（习惯上多用 pH）来表示溶液的酸碱性。

溶液的 pH 是 $[H^+]$ 的负对数，即

$$pH = -\lg[H^+] \tag{4-3}$$

同理，溶液的 pOH 值是 $[OH^-]$ 的负对数，即

$$pOH = -\lg[OH^-] \tag{4-4}$$

根据公式（4-2），可以得到

$$pH + pOH = 14.00 \tag{4-5}$$

例 4-1 计算 0.10mol/L NaOH 溶液的 pH。

解：NaOH 是强碱，在水溶液中完全解离。

$[OH^-] = c_{NaOH} = 0.10 \text{ mol/L}$

$pOH = -\lg[OH^-] = -\lg0.10 = 1.00$

$pH = 14 - pOH = 14 - 1.00 = 13.00$

三、pH 在医学上的应用

pH 在医学上具有很重要的意义，医学上常用 pH 来表示体液的酸碱性。如正常人血浆的 pH 恒定，且保持在 7.35～7.45 之间。如果血液的 pH 小于 7.3 时，则表现出明显的酸中毒；血液的 pH 大于 7.5，在临床上就表现出明显的碱中毒。

人体内各种体液保持在一定的 pH 范围内，如表 4-1 所示。只有保持 pH 稳定，人体内各种生化反应才能正常进行。

表 4-1　人体内部分体液的 pH

体液	pH	体液	pH
血液	7.35～7.45	成人胃液	0.9～1.5
胰液	7.5～8.0	婴儿胃液	5.0
唾液	6.35～6.85	乳汁	6.0～6.9
泪液	约7.4	大肠液	8.3～8.5
皮肤	约4.7	小肠液	约7.6
脊椎液	7.3～7.5	尿液	4.8～7.5

测定溶液 pH 的方法很多，如 pH 计可以测定精确的 pH。临床上常用 pH 试纸测定患者尿液的 pH。

第三节　盐的水解

一、盐的水解的主要类型

在水溶液中，盐解离出的离子跟水解离出来的 H^+ 或 OH^- 结合生成弱电解质的反应叫作盐类的水解（hydrolysis of salts）。盐的水解会破坏水的平衡，使其平衡向正方向移动，从而引起 H^+ 和 OH^- 浓度的变化。

（一）强酸弱碱盐的水解

硫酸铜、氯化铁、氯化铵等是强酸和弱碱反应生成的盐，即强酸弱碱盐。现以氯化铵为例解释强酸弱碱盐的水解。NH_4Cl 是强酸 HCl 和弱碱 $NH_3 \cdot H_2O$ 生成的盐，其水解过程如下：

$$NH_4Cl = NH_4^+ + Cl^-$$

$$H_2O \rightleftharpoons H^+ + OH^-$$

NH_4Cl 是强电解质，在水溶液中全部解离为 NH_4^+ 和 Cl^-；而 H_2O 是弱电解质，只能解离出少量的 H^+ 和 OH^-。NH_4^+ 和水解离出的 OH^- 结合生成弱电解质 $NH_3 \cdot H_2O$，即

$$NH_4^+ + OH^- \rightleftharpoons NH_3 \cdot H_2O$$

使溶液中 OH^- 浓度减少，水的解离平衡向正方向移动，H^+ 浓度相对增大。当新的平衡建立时，溶液中 $[H^+] > [OH^-]$，溶液显酸性。NH_4Cl 的水解反应为：

$$NH_4Cl + H_2O \rightleftharpoons NH_3 \cdot H_2O + HCl$$

（二）强碱弱酸盐的水解

碳酸钠、碳酸氢钠、醋酸钠等是强碱和弱酸反应生成的盐，即强碱弱酸盐。以醋酸钠为例解释强碱弱酸盐的水解。NaAc 是强碱 NaOH 和弱酸 HAc 生成的盐，其水解过程如下：

$$NaAc = Na^+ + Ac^-$$

$$H_2O \rightleftharpoons H^+ + OH^-$$

NaAc 是强电解质,在水溶液中全部解离为 Na^+ 和 Ac^-;而 H_2O 是弱电解质,只有少量 H_2O 解离。Ac^- 和水解离出的 H^+ 结合生成弱电解质 HAc,即

$$H^+ + Ac^- \rightleftharpoons HAc$$

使溶液中 H^+ 浓度减少,水的解离平衡向正方向移动,OH^- 浓度相对增大。当新的平衡建立后,溶液中〔OH^-〕>〔H^+〕,溶液显碱性。NaAc 的水解反应为:

$$NaAc + H_2O \rightleftharpoons NaOH + HAc$$

(三)弱酸弱碱盐的水解

碳酸铵、磷酸铵、醋酸铵等是弱酸和弱碱反应生成的盐,即弱酸弱碱盐。以醋酸铵为例解释弱酸弱碱盐的水解。NH_4Ac 是弱酸 HAc 和弱碱 $NH_3 \cdot H_2O$ 生成的盐,其水解过程如下:

$$NH_4Ac = NH_4^+ + Ac^-$$

$$H_2O \rightleftharpoons H^+ + OH^-$$

NH_4Ac 是强电解质,在水溶液中全部解离为 NH_4^+ 和 Ac^-;而弱电解质 H_2O 只有少量解离。NH_4^+ 和 Ac^- 分别与水解离出的 OH^- 和 H^+ 结合生成弱电解质 $NH_3 \cdot H_2O$ 和 HAc。

$$NH_4^+ + OH^- \rightleftharpoons NH_3 \cdot H_2O$$

$$H^+ + Ac^- \rightleftharpoons HAc$$

这样在更大程度上破坏了水的解离平衡,所以这类盐的水解程度更大。NH_4Ac 的水解反应为:

$$NH_4Ac + H_2O \rightleftharpoons HAc + NH_3 \cdot H_2O$$

弱酸弱碱盐溶液的酸碱性,取决于水解后生成的弱酸和弱碱的相对强弱,即它们的解离常数的相对大小。

(四)强酸强碱盐的水解

氯化钠、硝酸钾、硫酸钠等是强酸和强碱反应生成的盐,即强酸强碱盐。这类盐在水溶液中不水解。如 NaCl,是强电解质,在水溶液中全部解离为 Na^+ 和 Cl^-,这两种离子均不与水解离出的 OH^-、H^+ 结合,故没有弱电解质的生成,水的解离平衡不受影响,溶液中〔H^+〕=〔OH^-〕,溶液显中性。

不同类型的盐,其水解程度不同。组成盐的酸或碱越弱,其水解程度就越大,如 NH_4Ac 比 NH_4Cl 的水解程度大。

二、盐的水解在医学上的应用

药物中有相当大比例是有机酸或有机碱的盐,这些盐遇水发生水解。盐的水解在医学上有着很广泛的应用,如临床上常用抗酸药(如复方氢氧化铝片)治疗胃酸过多,因为氢氧化铝水解呈碱性,可中和胃酸,并覆盖于胃黏膜,形成胶状保护层,防止胃酸、胃蛋白酶再度侵袭。

成盐药物遇水发生水解,常常会在制剂、储存及检测过程中带来一系列问题,造成药物变质或检测困难。如治疗抑郁症的药物盐酸度洛西汀是一种强酸弱碱盐,在水溶液中发生水解,其化学结构对酸性敏感,不能经受胃的酸性环境,必须将它制成肠溶固体制剂,而肠溶的包衣膜一般是酸性材料,因此药物与肠溶衣膜之间还要有中性隔离层。

第四节　缓冲溶液　📱微课

溶液的酸度对生物体的生命活动具有重要意义，也是许多化学反应必须控制的条件，包括药物在生物体内发生的反应等，而缓冲溶液是控制溶液酸度的重要方法。

一、缓冲溶液与缓冲作用

向装有 0.1mol/L 醋酸和 0.1mol/L 醋酸钠混合溶液（100ml，pH 4.74）的三只烧杯中分别滴加 2 滴甲基红指示剂，烧杯中溶液均为橙色。然后分别滴加少量的 0.01mol/L 盐酸、0.01mol/L 氢氧化钠和水，三只烧杯中溶液的颜色并没有发生显著的变化，表明其 pH 基本保持不变。

像醋酸和醋酸钠组成的混合溶液，能够抵抗外加的少量酸碱，或溶液中化学反应产生的少量酸碱，或将溶液稀释而保持溶液自身的 pH 基本不变的溶液，称为缓冲溶液（buffer solution）。缓冲溶液对酸、碱或稀释的抵抗作用称为缓冲作用。

二、缓冲溶液的组成

缓冲溶液一般由足够浓度、比例适当的两种物质组成，两种物质之间存在化学平衡，称之为缓冲对或缓冲系。缓冲溶液主要有以下三种类型：

1. 弱酸及其对应的盐，如 $HAc - NaAc$、$H_2CO_3 - NaHCO_3$、$H_3PO_4 - NaH_2PO_4$ 等。

2. 弱碱及其对应的盐，如 $NH_3 \cdot H_2O - NH_4Cl$ 等。

3. 多元酸的酸式盐及其对应的次级盐，如 $NaHCO_3 - Na_2CO_3$、$NaH_2PO_4 - Na_2HPO_4$、$Na_2HPO_4 - Na_3PO_4$ 等。

三、缓冲作用原理

现以 $HAc - NaAc$ 缓冲对为例说明缓冲作用的原理。$HAc - NaAc$ 溶液中存在着以下两个解离平衡：

$$HAc \rightleftharpoons H^+ + Ac^-$$

$$NaAc = Na^+ + Ac^-$$

在 $HAc - NaAc$ 溶液中，$NaAc$ 是强电解质，在溶液中完全解离为 Na^+ 和 Ac^-。HAc 是弱电解质，解离度很小，由于 $NaAc$ 同离子效应的影响，使 HAc 的解离度更小，主要以 HAc 分子形式存在。因此在 $HAc - NaAc$ 溶液中存在大量的 HAc 和 Ac^-。

$$HAc \rightleftharpoons H^+ + Ac^-$$
（大量）　　　　（大量）

当向此溶液中加入少量强酸时，Ac^- 和外加的 H^+ 结合生成 HAc 分子，平衡向左移动，H^+ 浓度降低。当达到新的平衡时，H^+ 浓度与未加入少量酸以前基本持平，所以溶液的 pH 基本不变。Ac^- 在此起到了抵抗酸的作用，称之为抗酸成分。

若向此溶液中加入少量强碱时，HAc 解离出的 H^+ 和外加的 OH^- 结合生成难解离的 H_2O。由于消耗了 H^+，破坏了 HAc 的解离平衡，平衡向右移动。当达到新的平衡时，H^+ 浓度几乎不变，所以溶液 pH 基本保持稳定。HAc 在此起到了抵抗碱的作用，称之为抗碱成分。

$$HAc + OH^- \rightleftharpoons H_2O + Ac^-$$

由分析可知，当外加少量强酸、强碱时，可以通过解离平衡的移动，来保持缓冲溶液 pH 基本不变。

素质提升

领悟缓冲作用，提升抗挫折能力

缓冲溶液是一种能够抵抗外加的少量酸碱，或溶液中化学反应产生的少量酸碱，或将溶液稀释而保持溶液自身的 pH 基本不变的溶液。

现在的高职院校学生都是 00 后，家庭生活条件优越，面对困难和承受挫折的机会比较少。当学习和生活中遇到一些困难时，很容易产生失望、沮丧、焦虑等挫折情绪。此时学生应该及时寻求家长和教师的帮助，进行正确的自我定位，认识自己的优缺点，确立适合自己的发展目标，树立正确的人生观、世界观和价值观。

缓冲溶液能抵抗外加的少量酸碱，高职学生应该领悟缓冲作用，学会抵抗外界的风风雨雨。通过理智地看待挫折，积累挫折经验，让挫折成为自己奋斗的基石。

四、缓冲溶液在医学上的应用

缓冲溶液在医药学上具有重要作用，如维生素 C 注射液、滴眼剂等药物制剂配制时需要缓冲溶液，一方面可增加药物溶液的稳定性，同时又能避免 pH 不当引起人体局部的疼痛。

人体体液内存在缓冲系统，通过缓冲对的作用保持稳定的 pH，人体内各种生化反应才能正常进行。如正常人血液的 pH 维持在 7.35 ~ 7.45 范围内，是因为血液中存在一系列的缓冲对，其中浓度大、缓冲作用最强的是碳酸和碳酸氢盐缓冲对。当体内物质代谢生成酸性物质（HA）时，碳酸氢钠与之反应生成碳酸。

$$HA + NaHCO_3 \rightleftharpoons NaA + H_2CO_3$$

缓冲结果将酸性较强的酸（HA）转变成盐（NaA），生成的碳酸则进一步分解成水和二氧化碳。二氧化碳可经肺呼出体外，所以血液 pH 基本保持不变。

当体内碱性物质（BOH）进入血液时，碳酸与之反应。生成的水和碳酸氢盐可由肾脏排出体外，因此血液的 pH 基本保持不变。

$$BOH + H_2CO_3 \rightleftharpoons BHCO_3 + H_2O$$

答案解析

目标检测

一、选择题

（一）单项选择题

1. 下列物质为弱电解质的是（　　）

    A. 醋酸　　　　　　　　B. 氯化钠　　　　　　　　C. 盐酸

    D. 碳酸钠　　　　　　　E. 氢氧化钠

2. 下列物质的水溶液显酸性的是（　　）

    A. 氯化钠　　　　　　　B. 碳酸氢钠　　　　　　　C. 氯化铵

    D. 氢氧化钠　　　　　　E. 醋酸铵

3. 室温下，在纯水中加入少量盐酸，溶液中［H^+］与［OH^-］的乘积（ ）

    A. 变大   B. 变小   C. 不变

    D. 不确定   E. 为碱性

4. 将下列各组溶液等体积混合后是缓冲溶液的是（ ）

    A. 0.1mol/L HCl 溶液与 0.1mol/L NaCl 溶液

    B. 0.1mol/L HAc 溶液与 0.1mol/L NaAc 溶液

    C. 0.1mol/L HAc 溶液与 0.1mol/L NH_3 溶液

    D. 0.1mol/L HCl 溶液与 0.1mol/L NH_3 溶液

    E. 0.1mol/L H_3PO_4 溶液与 0.1mol/L NaOH 溶液

5. 成人胃液 pH＝1，婴儿胃液 pH＝5，则成人胃液［H^+］是婴儿胃液的（ ）倍

    A. 4 倍   B. 5 倍   C. 10^{-4} 倍

    D. 10^4 倍   E. 10^5 倍

（二）多项选择题

6. 下列物质的水溶液显碱性的是（ ）

    A. 氯化钠   B. 碳酸氢钠   C. 氯化铵

    D. 硝酸钾   E. 氢氧化钠

7. 下列离子在水溶液中发生水解的是（ ）

    A. Cl^- B. Al^{3+} C. Na^+

    D. NH_4^+ E. S^{2-}

8. 下列溶液中酸性最强的是（ ）

    A. pH＝2   B. pH＝3

    C. pOH＝2   D. ［H^+］＝0.01mol/L

    E. ［OH^-］＝0.01mol/L

二、思考题

1. 临床上为什么用氢氧化铝片治疗胃酸过多？

2. 可以用氯化铵溶液纠正碱中毒吗？为什么？

（潘立新）

书网融合……

           本章小结   微课   题库

第五章　胶体溶液

PPT

⊙ 学习目标

1. 通过本章学习，重点掌握溶胶的性质；溶胶与高分子溶液的区别。
2. 学会使溶胶聚沉的方法和保护溶胶的方法。

　　分散相直径在 $1\sim100\text{nm}$ 之间的分散系称为胶体分散系，胶体分散系包括溶胶和高分子溶液。固态分散相分散到液态分散介质中形成的胶体分散系称为溶胶，溶胶的分散相粒子是由许多小分子、离子或原子聚集而成，属于非均相体系，高分子溶液的分散相是单个的高分子化合物，属于均相体系。胶体的范围十分广泛，如日常生活中的豆浆、稀粥、雾、烟、珍珠等都属于胶体的范畴。胶体和医学、药学关系非常密切，人体的很多物质都是以胶体的形式存在，如蛋白质、核酸、糖原等。

≫ 情境导入

　　情境描述　小李的钢笔突然没墨水了，借用同学另一品牌的墨水，使用后却发现钢笔堵住了，写不出字了。

　　讨论　1. 为什么不同品牌的墨水不能混用？
　　　　　2. 墨水属于哪种溶液？

第一节　溶　胶

一、溶胶的性质

（一）溶胶的光学性质

　　用一束聚焦的强光照射溶胶，从侧面可以看到溶胶中有一道明亮的光柱，如图 5-1 所示。这种现象是英国科学家丁达尔在 1869 年发现的，称为丁达尔现象。在日常生活中，时常会见到丁达尔现象，例如，光线透过树叶间的缝隙射入密林中。

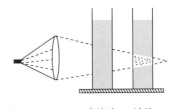

光源　　真溶液　溶胶
图 5-1　丁达尔现象

　　丁达尔现象是由于胶粒对光的散射而产生的。胶粒的直径略小于可见光的波长（$400\sim760\text{nm}$），当光照射到胶粒上时，光波环绕胶粒向各个方向散射，成为散射光，胶粒本身似乎成了发光点，于是形成了光柱。在真溶液中，粒子直径小于 1nm，大部分光线直接透射过去，光的散射十分微弱，肉眼无法观察到。悬浊液的分散相粒子直径较大，大部分光线发生反射，使悬浊液浑浊不透明。高分子化合物溶液因为分散相与分散介质之间折射率差值小，对光的散射作用也很弱。因此，利用丁达尔现象，可以区别溶胶与真溶液、悬浊液和高分子化合物溶液。

（二）溶胶的动力学性质

1827年英国植物学家布朗（Brown）在显微镜下观察到胶粒在分散介质中不断地做无规则的运动，这种运动称为布朗运动（Brownian motion），如图5-2所示。

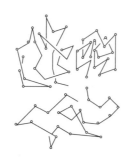

图5-2　布朗运动示意图

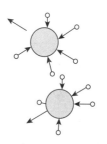

图5-3　介质分子对胶体粒子的冲撞示意图

布朗运动是分散介质分子对胶粒碰撞的结果。分散介质分子包围在胶粒周围，不断地做热运动，对于很小但又远远大于分散介质分子的胶粒来说，不断受到介质分子不同大小、不同方向的碰撞，因碰撞的合力不为零，所以胶粒时刻以不同方向、不同速度做无规则的运动，如图5-3所示。布朗运动可抵抗重力的作用，使胶粒不易发生沉降。这是溶胶保持相对稳定的原因之一。

（三）电泳现象

1. 电泳　在一个U形管中注入红褐色的$Fe(OH)_3$溶胶，小心地在两液面上加一层NaCl溶液（用于导电），并使溶胶与NaCl溶液间有一清晰的界面。然后在管的两端插入电极，接通直流电后，可以看到阴极一端红褐色的$Fe(OH)_3$溶胶界面上升，而阳极一端的界面下降，如图5-4所示。这表明$Fe(OH)_3$胶粒向阴极移动。这种在外电场的作用下，胶粒在介质中定向移动的现象称为电泳（electrophoresis）。电泳现象说明胶粒带有电荷。从电泳方向可以判断胶粒所带的电荷。通常大多数金属氧化物、金属氢氧化物溶胶的胶粒带正电荷，如氢氧化铁、氢氧化铝等，为正溶胶；大多数金属硫化物、金、银、硫、硅胶等溶胶的胶粒带负电荷，为负溶胶。

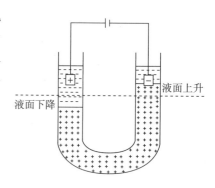

图5-4　电泳现象

💡 素质提升

绿水青山就是金山银山

水泥厂和冶金厂会产生大量的烟尘，如果不处理会造成空气污染。为减少污染，保护环境，可采用高压电对气溶胶作用，在高压电下带电的胶体粒子做定向移动，即电泳现象，从而除去大量烟尘。

绿水青山就是金山银山，保护环境十分重要。作为医学生，在工作中更需注意树立保护环境的意识，废旧医疗物品不能随意丢弃，要放在指点的医疗物品回收容器中，集中收集，规范处理。

2. 胶粒带电的原因　胶粒带电的主要原因是胶体粒子选择性地吸附带电离子和胶粒表面分子的解离。胶体粒子总是选择性地吸附与其组成相似的离子，当吸附阳离子时，胶粒带正电；吸附阴离子时，胶粒带负电。例如，AgI溶胶在含有过量KI的溶液中，优先吸附I^-，使胶粒带负电；而在含有过量$AgNO_3$的溶液中，则优先吸附Ag^+，使胶粒带正电。另外，有些胶粒与液体介质接触时，表面分子会发生部分解离，使胶粒带电。

3. 胶团的结构 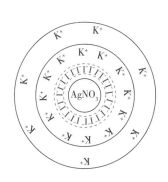微课 胶团由胶核、吸附层和扩散层共同构成。溶胶分散相粒子的核心是许多个原子或分子聚集而成的固体粒子，称为胶核。胶核能选择性地吸附和它组成相似的离子，因而使胶核表面带电，这种离子称为电位离子，电位离子决定胶体所带电荷的种类。带有电位离子的胶核，由于静电引力的作用，能吸引溶液中部分带有相反电荷的离子，即反离子。电位离子、部分反离子和溶剂分子一同构成吸附层，胶核和吸附层构成胶粒。在胶粒中，由于吸附层的反离子不能完全中和电位离子的电荷，所以胶粒是带电的。在吸附层的外面，还有少量的反离子分布在胶粒周围，称为扩散层。胶粒和扩散层所带的电荷相反，电量相等，使整个胶团呈电中性。

以稀 $AgNO_3$ 与过量的稀 KI 溶液反应制备的 AgI 溶胶为例来讨论胶团的结构，如图 5-5 所示。

因 KI 溶液过量，溶液中有过量的 I^- 离子，胶核选择性地吸附 n（$n < m$）个 I^- 离子（电位离子），被吸附的 I^- 离子通过静电引力吸引溶液中 K^+ 离子（反离子）。反离子既受到电位离子的静电吸引有靠近胶粒的趋势，又因本身的扩散作用有离开胶粒分布到溶液中去的趋势，当两种作用达到平衡时，仅一部分（$n-x$ 个）反离子紧密地排列在胶核表面，这部分反离子和胶核表面吸附的电位离子组成吸附层。由于吸附层中被吸附的反离子（K^+ 离子）总数比带异号电荷的电位离子（I^- 离子）总数少，所以胶粒带负电。还有一部 K^+ 离子分布在胶粒周围形成扩散层。

图 5-5 AgI 胶团结构示意图

当 KI 溶液过量时，AgI 胶团结构可表示为：

$$\underbrace{\left\{\underbrace{\underbrace{(AgI)_m \cdot \underset{\text{电位离子}}{nI^-} \cdot \underset{\text{反离子}}{(n-x)K^+}}_{\text{吸附层}}}_{\text{胶粒}}\right\}^{x-} \cdot \underset{\text{反离子}}{xK^+}}_{\text{胶团}}$$

式中，m 表示胶核中所含的 AgI 个数（约为 10^3 左右）；n 表示胶核所吸附的 I^- 离子数；（$n-x$）表示吸附层中 K^+ 离子数；x 表示扩散层中的 K^+ 离子数。

在外电场作用下，胶团在吸附层和扩散层之间的界面上发生分离，胶粒向某一电极移动。通常所说的溶胶带电是指胶粒带电，胶粒是独立运动的。

二、溶胶的稳定性和聚沉

（一）溶胶的稳定性

溶胶具有很大的表面积和表面能，本质上是不稳定体系，胶粒间具有相互聚集而降低表面能的趋势。但实际上很多溶胶能在较长时间内保持稳定，这是因为如下几点。

1. 胶粒带电 同一溶胶的胶粒带有相同电性的电荷，因同号电荷相互排斥，阻止了胶粒互相接近而聚集。胶粒带电荷越多，斥力越大，胶粒就越稳定。胶粒带电荷是溶胶稳定的主要因素。

2. 溶剂化膜（水化膜） 胶团中的电位离子和反离子溶剂化能力强，能在胶粒外面形成具有一定强度和弹性的溶剂化膜，这层溶剂化膜阻止了胶粒之间直接接触，使其不容易聚集。溶剂化膜越厚，胶粒越稳定。

3. 布朗运动 溶胶是高度分散的体系，胶粒较小，具有强烈的布朗运动，能够克服重力作用，保持溶胶均匀分散而不聚沉。

（二）溶胶的聚沉

溶胶的稳定性是相对的、暂时的、有条件的。当溶胶的稳定性因素被破坏，胶粒就会聚集变大，当粒子增大到布朗运动克服不了重力作用时，就沉淀下来，这种现象称为溶胶的聚沉（coagulation）。使溶胶聚沉的方法主要有以下几种。

1. 加入少量电解质 溶胶对电解质非常敏感，加入少量的电解质就能使溶胶聚沉。电解质加入后，扩散层中的反离子更多地进入吸附层，使胶粒的电荷数减少甚至消除，胶粒间的电荷排斥力减弱。同时，加入的电解质也有很强的溶剂化作用，可以夺取胶粒表面的溶剂分子，破坏胶粒的溶剂化膜，使其失去溶剂化膜的保护，最终导致聚沉。

不同的电解质对溶胶的聚沉能力不同。电解质对溶胶的聚沉能力常用聚沉值来表示。电解质的聚沉值是指使一定量溶胶在一定时间内完全聚沉所需电解质的最小浓度，单位为 mmol/L。聚沉值越小，聚沉能力越强。聚沉能力主要取决于与胶粒带相反电荷的离子（反离子），反离子的价数越高，聚沉能力越强。

例如，对 $Fe(OH)_3$ 溶胶（正溶胶）的聚沉能力大小顺序为：

$$电解质 \quad K_3PO_4 > K_2SO_4 > KCl$$

对硫化砷溶胶（负溶胶）的聚沉能力大小顺序为：

$$电解质 \quad AlCl_3 > CaCl_2 > NaCl$$

2. 加入带相反电荷的溶胶 两种带相反电荷的溶胶按适当比例混合，电性相反的胶粒中和了彼此所带的电荷，也能产生聚沉（相互聚沉）。用明矾净水就是溶胶相互聚沉的应用，明矾水解生成带正电荷的 $Al(OH)_3$ 溶胶，而水中的胶体污物一般带负电荷，两者混合发生相互聚沉，达到净化水的目的。

3. 加热 加热会让很多溶胶发生聚沉，这是因为加热既增加了胶粒的运动速度和碰撞机会，又降低了胶核对电位离子的吸附作用，由此降低了胶粒所带的电量和溶剂化程度，使胶粒在碰撞时容易聚沉。例如，将 $Fe(OH)_3$ 溶胶适当加热后，可观察到红褐色 $Fe(OH)_3$ 沉淀析出。

第二节　高分子化合物溶液

一、高分子化合物的定义

高分子化合物的相对分子质量很大，通常为 $10^4 \sim 10^6$，一般具有碳链结构，由一种或多种小的结构单元重复连接而成。它包括天然高分子化合物和合成高分子化合物（又称聚合物）两类。例如，蛋白质、淀粉、核酸、天然橡胶等均为天然高分子化合物；而合成橡胶、聚乙烯塑料等则是常见的合成高分子化合物。当高分子化合物溶解在适当的溶剂中，就形成高分子化合物溶液，简称高分子溶液。高分子化合物溶液的分散相是单个的高分子化合物，分散相直径在 $1 \sim 100nm$ 范围内，属于胶体分散系。

二、高分子化合物溶液的特性

（一）稳定性较大

高分子化合物溶液因其分散相粒子的直径与胶粒大小相近，某些性质与溶胶类似，如不能透过半透膜、扩散速率慢等，但其本质是真溶液，属于均相、稳定体系，在无菌及溶剂不蒸发的情况下，可长期放置不沉淀，比溶胶稳定性高。

高分子化合物溶液的稳定性与其本身的结构有关。高分子化合物具有大量亲水性很强的基团（如—OH、—COOH 等），当其溶解在水中时，亲水基团与水分子结合，在高分子化合物表面上形成了一层很厚的水化膜，从而能稳定地分散在溶液中不聚沉。这层水化膜与溶胶粒子的水化膜相比，在厚度和紧密程度上都要大得多，因此它在水溶液中比溶胶粒子稳定得多。高分子化合物的溶剂化膜是高分子化合物溶液稳定的重要原因。

（二）盐析

溶胶对电解质很敏感，加入少量电解质就能使溶胶发生聚沉，电解质也能使高分子化合物溶液发生聚沉，但必须加入大量的电解质。这是因为高分子化合物溶液稳定的主要因素是分子表面的水化膜，只有加入大量的电解质，才能破坏这层厚而致密的水化膜。加入大量电解质使高分子化合物从溶液中聚沉的过程，称为盐析。另外，加入乙醇、丙酮等溶剂，也能将高分子化合物沉淀出来，因为这些溶剂也像电解质的离子一样有强的亲水性，会破坏高分子化合物的水化膜。

（三）高黏度

高分子化合物溶液的黏度比溶胶和真溶液要大得多。一方面是因为高分子化合物具有链状结构，分子相互靠近时，一部分溶剂分子被包围在长链之间而失去流动性；另一方面是因为高分子化合物的高度溶剂化作用束缚了大量溶剂，导致自由液体量减少，因此表现为高黏度。

（四）溶解过程的可逆性

高分子化合物能自动溶解在溶剂里形成溶液。用蒸发或烘干的方法可以将高分子化合物从它的溶液里分离出来。如果再加入溶剂又能自动溶解，得到原来状态的溶液。而溶胶聚沉后，加入分散剂却不能再恢复原来的状态。

高分子溶液、溶胶和真溶液的主要性质见表 5 – 1。

表 5 – 1　高分子溶液、溶胶、真溶液的性质

性质	溶胶	高分子溶液	真溶液
分散相粒子直径	1 ~ 100nm	1 ~ 100nm	< 1nm
分散相	许多分子、离子的聚集体	单个分子、离子	单个分子、离子
黏度	小	大	小
稳定性	相对稳定体系	均匀稳定体系	均匀稳定体系
对外加电解质的敏感程度	加入少量电解质即聚沉	加入大量电解质盐析	—

三、高分子化合物溶液对溶胶的保护作用

在溶胶中加入适量的高分子化合物溶液，可以显著地增强溶胶的稳定性，当受到外界因素（如加入电解质）作用时，不易发生聚沉，这种现象称为高分子化合物溶液对溶胶的保护作用。例如，人体的血液中所含的碳酸镁、磷酸钙等难溶盐，都是以溶胶状态存在，并被血清蛋白等保护着，当血液中的保护物质因疾病而减少时，蛋白质对这些盐类溶胶的保护作用就减弱了，这些难溶性盐类就可能沉积在肝、肾等器官中，这是形成各种结石的原因之一。

高分子溶液对溶胶的保护作用，一方面是由于加入的高分子化合物很容易被吸附在胶粒表面上，将整个胶粒包裹起来形成一个保护层；另一方面是由于高分子化合物具有亲水性强的基团，水化能力很强，在其表面又形成一层水化膜，这样就阻止了溶胶粒子的聚集，从而提高了溶胶的稳定性。高分子化合物溶液对溶胶的保护作用如图 5 – 8 所示。

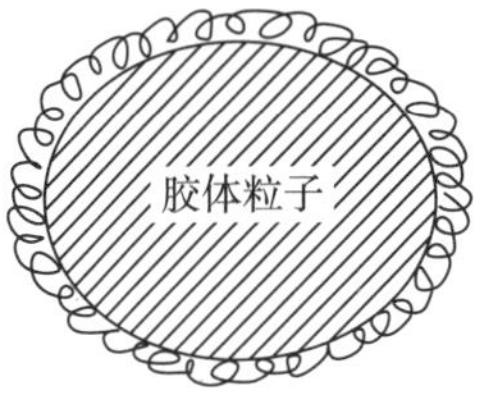

胶体粒子

图 5 – 6　高分子化合物溶液对溶胶的保护作用

答案解析

目标检测

一、选择题

（一）单项选择题

1. 鉴别溶胶和真溶液可采用的方法为（　　）

　　A. 布朗运动　　　　　　　　B. 稀释　　　　　　　　C. 丁达尔现象

　　D. 观察溶液状态及颜色　　　E. 比色法

2. 下列对 $Fe(OH)_3$ 正溶胶聚沉能力最大的是（　　）

　　A. $BaCl_2$　　　　　　　　B. $AlCl_3$　　　　　　　C. Na_3PO_4

　　D. Na_2SO_4　　　　　　　E. $NaCl$

3. 下列对 $AgCl$ 负溶胶聚沉能力最大的是（　　）

　　A. $BaCl_2$　　　　　　　　B. $AlCl_3$　　　　　　　C. Na_3PO_4

　　D. Na_2SO_4　　　　　　　E. $NaCl$

4. 水泥工厂常用高压电对气溶胶作用，以除去大量烟尘减少污染，其主要原理是（　　）

　　A. 渗析　　　　　　　　　　B. 聚沉　　　　　　　　C. 盐析

　　D. 电泳　　　　　　　　　　E. 布朗运动

5. 明矾净水的主要原理是（　　）

　　A. 明矾的吸附作用

　　B. 溶胶的相互聚沉作用

　　C. 明矾与小颗粒发生化学反应

　　D. 电解质对溶胶的聚沉作用

　　E. 形成 $Al(OH)_3$ 沉淀

6. 下列有关高分子溶液叙述正确的是（　　）

　　A. 对电解质很敏感

　　B. 是悬浊液

　　C. 对溶胶有保护作用

　　D. 分散相粒子直径 >100nm

　　E. 黏度小

（二）多项选择题

7. 溶胶稳定的主要因素包括（　　）

　　A. 胶粒带电　　　　　　　　B. 布朗运动　　　　　　　C. 丁达尔现象

　　D. 溶剂化膜　　　　　　　　E. 电泳

8. 使溶胶聚沉的主要方法有（　　）

　　A. 加入少量电解质　　　　　B. 加入异号电荷的溶胶　　C. 加热

　　D. 加入大量高分子溶液　　　E. 振荡

二、思考题

1. 为什么在溶胶中加入少量电解质就会发生聚沉，而要使蛋白质溶液盐析则要加入大量电解质？
2. 肾结石产生的可能原因是什么？

（陈　凯）

书网融合……

本章小结　　　　　微课　　　　　题库

第六章　有机化合物概述

◎- 学习目标

1. 通过本章学习，重点掌握有机化合物特性和结构特点。
2. 学会有机化合物的分类方法；具有将有机化合物贴近生活和临床，学以致用的能力。

》 情境导入

情境描述　王同学放学回家，看到餐桌上已经摆好了米饭、蔬菜、鱼、虾、肉、蛋、新鲜水果等各种食物。

讨论　1. 食物中主要含有哪些有机化合物？

　　　2. 有机化合物和无机化合物有什么区别？

有机化合物（organic compound）的主要特征是分子组成中都含有碳元素，因此有机化合物通常是指"含碳化合物"，绝大多数有机化合物还含有氢元素，有的还含有氧、氮、硫和卤素等。由于有机化合物分子中的氢原子可以被其他原子或原子团所替代，从而衍生出许多其他有机化合物，所以一般将碳氢化合物及其衍生物称为有机化合物，简称有机物。研究有机化合物组成、结构、性质、合成、应用以及它们之间的相互关系和变化规律的科学称为有机化学。不过含碳的化合物不一定都是有机化合物，如二氧化碳、碳酸盐及碳酸氢盐等，它们的性质与无机化合物相似，人们习惯上仍把它们放在无机化学中讨论。

第一节　有机化合物的结构和特性

一、有机化合物的结构特点

（一）碳原子的成键特性

有机化合物的结构包括分子的组成、分子内原子间的连接顺序、排列方式、化学键和空间构型以及分子中电子云的分布等。有机化合物有上千万种，这与碳原子的结构及其独特的成键方式是分不开的。

1. 碳原子的化合价　碳元素位于元素周期表的第 2 周期第ⅣA 族，最外层有 4 个电子，在化学反应中既不容易失去电子，也不容易得到电子，它往往通过共用 4 对电子与其他原子成键，因而在有机化合物中碳原子总是显示 4 价。在有机化合物分子中碳有 4 个共价键，所以有机化合物中的化学键主要是共价键。

例如，在甲烷分子中，碳原子最外层的 4 个电子，能与 4 个氢原子形成 4 个共价键。以 • 表示碳原子最外层电子，以 × 表示氢原子 的 1 个电子，甲烷分子的电子式可表示为：

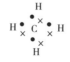

如果用一根短线"－"代表共用一对电子，甲烷分子的结构式为：

$$
\begin{array}{c}
\text{H} \\
| \\
\text{H}-\text{C}-\text{H} \\
| \\
\text{H}
\end{array}
$$

这个式子不仅表示了甲烷分子中元素的种类和原子的数目，还表示了分子中原子间的连接顺序和方式。这种能表示有机化合物分子中原子之间连接顺序和方式的化学式称为结构式。

2. 共价键的种类　成键时由于原子轨道重叠方式的不同，共价键分为 σ 键和 π 键。两个原子轨道沿着轨道的对称轴方向以"头碰头"的方式相互重叠所形成的共价键叫 σ 键。s 轨道和 s 轨道之间、s 轨道和 p 轨道之间、p 轨道和 p 轨道之间均可以形成 σ 键（图6－1）。由两个对称轴相互平行的 p 轨道以"肩并肩"方式，从侧面相互重叠所形成的共价键叫 π 键（图6－2）。

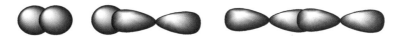

图6－1　σ 键的形成

图6－2　π 键的形成

σ 键的电子云呈圆柱形对称分布于键轴周围，可以绕键轴任意旋转，重叠程度大，不易断裂，性质稳定，可以独立存在于两原子之间；π 键的电子云分布于键轴的上下两边，不能绕着键轴任意旋转，重叠程度较小，不稳定，化学反应中易断裂。σ 键比 π 键牢固。有机物中的单键都是 σ 键，π 键不能单独存在，只能与 σ 键共存于双键或三键之中。（表6－1）

表6－1　σ 键与 π 键的主要特点

价键	σ 键	π 键
形成	成键轨道沿键轴重叠，"头碰头"	成键轨道平行重叠，"肩并肩"
性质	1. 键能较大，比较稳定 2. 成键原子可沿键轴自由旋转	1. 键能较小，不稳定，易断裂 2. 成键原子不能沿键轴自由旋转
存在	可以单独存在	不能单独存在，只能与 σ 键共存

3. 碳原子的成键方式　在有机化合物中，碳原子的 4 个共价键不仅能与 H、O、N 等元素的原子相结合，而且也能通过共用一对或几对电子分别与另一碳原子结合形成碳碳单键、碳碳双键或碳碳三键。例如：

$$
-\overset{|}{\underset{}{C}}-\overset{|}{\underset{}{C}}- \qquad \diagup\!\!\!{}^{C}\!\!=\!\!{}^{C}\!\!\diagdown \qquad -C\equiv C-
$$

碳碳单键　　　　　　碳碳双键　　　　　　碳碳三键

4. 碳原子的连接形式　在有机化合物中，碳原子之间通过共价键相连，相互连接形成长短不同的链状和各种不同的环状，从而构成有机化合物的基本骨架。碳原子之间连接成一条首尾不相连的碳链称为链状碳链，简称开链。例如：

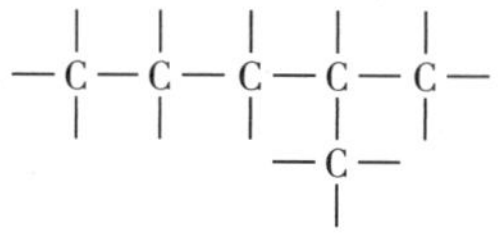

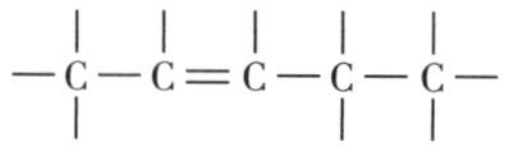

碳原子之间首尾相连形成环状的碳链称为环状碳链，简称碳环。例如：

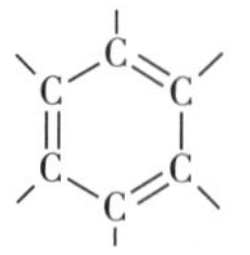

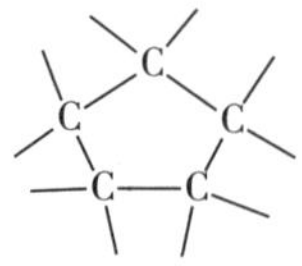

（二）有机化合物的表示方法

1. 同分异构现象 目前已知的有机化合物已达近千万种，远远超过无机物。究其原因，一方面是由于有机物中含有的原子种类和数目不同；另一方面，是由于有机物中原子的连接顺序和方式不同。如分子式为 C_2H_6O 的有机物，有两种不同结构，其物理和化学性质也不相同。

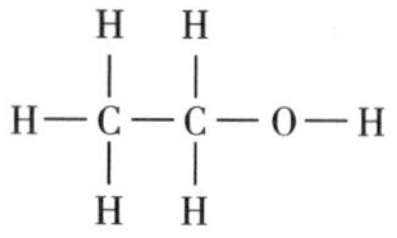

这种分子式相同而结构不同的现象称为同分异构现象。具有相同分子式，但结构和性质都不同的几个化合物互称为同分异构体。

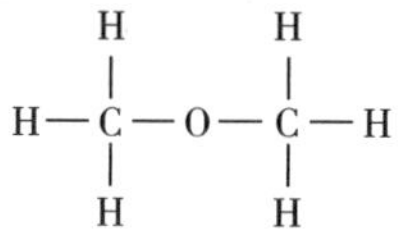

2. 有机化合物结构的表示方法 因为有机化合物普遍存在同分异构现象，相同的分子式可能存在多种不同分子结构，所以有机化合物结构常用结构式、结构简式和键线式表示。

结构式中用短线代表共价键，标出分子中每个原子之间的连接顺序和成键方式。为了简便，通常用的是结构简式，在书写结构简式时，横向的单键可以省略，同碳上的氢原子合并，但双键、三键以及纵向的单键均不能省略。另外还可以用只由短线和除碳、碳氢基团以外的其他原子（基团）来表示的键线式。一般有环状结构的有机化合物多用键线式，见表6-2。

表6-2 分子式、结构式、结构简式和键线式示例

分子式	结构式	结构简式	键线式
戊烷 C_5H_{12}	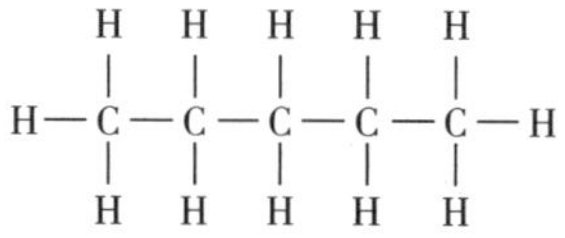	$CH_3CH_2CH_2CH_2CH_3$	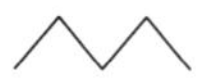
2-甲基丁烷 C_5H_{12}	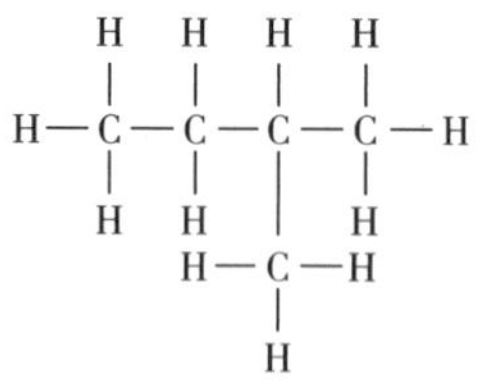	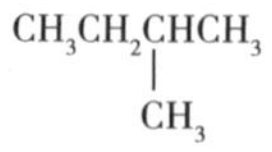 $CH_3CH_2CHCH_3$ 丨 CH_3	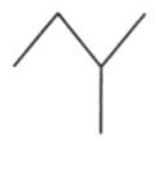
2-丁烯 C_4H_8	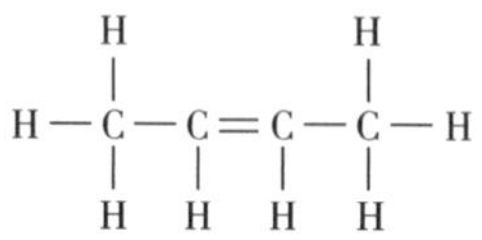	$CH_3CH = CHCH_3$	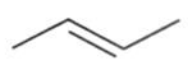

续表

分子式	结构式	结构简式	键线式
1 - 丙醇 C_3H_8O		$CH_3CH_2CH_2OH$	
苯甲酸 $C_7H_6O_2$			

二、有机化合物的特性

有机化合物的主要特征是分子中都含有碳元素，由于碳原子的成键特性，决定了有机化合物与无机化合物相比较，大多数有机化合物具有以下特性。

1. 容易燃烧　有机化合物除少数以外，一般都可以燃烧，如汽油、酒精等。燃烧时主要生成二氧化碳和水。

2. 熔点、沸点较低　这是由于固态有机物是靠微弱的范德华力结合而成的分子晶体，使固态有机物熔化所需要的能量较低，所以有机化合物熔点较低，一般在400℃以下。同样原因，有机化合物沸点也较低。而无机化合物多属离子晶体，分子间的排列是靠离子间静电吸引作用，要破坏离子晶体所需能量较高，因此，无机化合物的熔点和沸点较高。如醋酸的熔点为16.6℃，沸点为118℃；氯化钠的熔点为801℃，沸点为1413℃。

3. 一般不导电，是非电解质　有机化合物中的化学键大多为非极性或弱极性的共价键，在水溶液中或熔化状态下难以电离成离子，所以有机化合物一般为非电解质，如蔗糖、油脂等。

4. 一般难溶于水，易溶于有机溶剂　有机化合物分子中化学键多数为共价键，极性较弱或没有极性，水是一种极性较强的溶剂。依据"相似相溶"原理，水分子为极性分子，对于极性大的无机物来说，水是良好的溶剂。大多数有机分子属弱极性或非极性分子，难溶于水，易溶于有机溶剂。

5. 反应速率慢，反应复杂，常有副反应发生　无机物之间的反应一般在离子间进行，反应速度很快。有机化合物反应主要是在分子间进行，受结构、反应条件和反应机制的影响，速率较慢，常需加热或使用催化剂。有机化合物分子的结构较复杂，在化学反应时，由于键的断裂可以发生在不同部位，分子的各部位都有可能参与不同程度的化学反应，因而在主要反应进行过程中常伴有副反应发生，反应产物为多种生成物的混合物。

6. 结构复杂、种类繁多　有机化合物由于碳原子之间连接顺序、成键方式和空间位置的不同，使得有些有机化合物，虽然分子组成相同，却有不同的分子结构，性质也就不同。而无机化合物分子组成与其分子结构——对应，即一个化学式只代表一种物质。因此，虽然参与形成有机化合物的元素种类比无机化合物的元素种类少得多，但有机化合物的数目却比无机化合物的数目多得多。

上述有机化合物的特性是相对的，而不是绝对的，也有例外情况。例如，四氯化碳不但不燃烧，反而能够灭火，可用作灭火剂；酒精和葡萄糖易溶于水；有的有机反应速度极快，甚至以爆炸方式进行，瞬间完成。

中华民族为有机化学的发展做出重大贡献

追溯有机化学的发展史，中华民族以特有的智慧和发明，极大地推动了有机化学的发展。夏商时期，我国已掌握酿酒、制醋、染色技术。汉朝已有造纸术。《神农本草经》是世界上最早的药典，记载了 365 种药物的疗效。

屠呦呦是中国第一位获得诺贝尔科学奖的科学家。1969 年屠呦呦参加的"疟疾防治药物研究工作协作"项目，在筛选了 4 万多种抗疟化合物和中草药后，依然没有找到合适的药物。就在屠呦呦翻阅古代文献时，无意中发现了《肘后备急方·治寒热诸疟方》中记载着"青蒿一握，以水二升渍，绞取汁，尽服之。"原来青蒿的用药方式与传统的中药煎法不同，这让屠呦呦注意到了提取温度可能是问题的关键，并最终获得成功。

作为朝气蓬勃的医学生，我们要以中华先贤为自豪，以他们为榜样，勤于学习，刻苦钻研，勇于创新，学以致用，用我们的实际行动，做出无愧于时代、无愧于青春的业绩。

第二节　有机化合物的分类

有机化合物的数目繁多，结构各异。为了便于学习和研究，需要一个完整的分类系统，体现各类化合物之间的内在联系。通常的分类方法有两种，一种是根据碳原子的连接方式（碳的骨架）分类；另一种是按照官能团分类。

一、按碳链分类

按照有机化合物分子中碳原子的连接方式不同分为以下三类。

（一）开链化合物

在开链化合物中，碳原子相互连接形成开放的碳链，其碳链可以是直链，也可以带有支链。由于开链化合物最初是在油脂中发现，所以开链化合物又称脂肪族化合物。例如：

$$CH_3CH_2CH_2CH_2CH_3 \qquad \underset{戊烷}{} \qquad CH_3\overset{\overset{CH_3}{|}}{C}HCH_2CH_3 \qquad CH_3COOH$$

戊烷　　　　　　　甲基丁烷　　　　　　乙酸

（二）碳环化合物

全部由碳原子组成的具有一个或多个碳环的化合物。按照环中碳原子间的成键方式不同，又可分为脂环族化合物和芳香族化合物。

1. 脂环族化合物　从结构看，可认为这类化合物的分子是开链化合物的分子碳链首尾相连闭合而成，其性质与脂肪族化合物相似。例如：

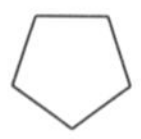

环戊烷 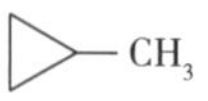　　　　　　甲基环丙烷 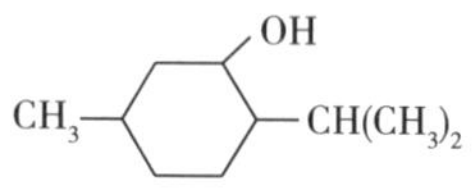　　　　　　薄荷醇

2. 芳香族化合物　大多含有苯环结构，其性质比较特殊，与脂环族化合物有较大区别，因最初从

某些带有芳香气味的物质中获得，因此称芳香化合物。例如：

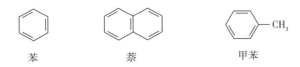

苯　　　　　　　　　萘　　　　　　　　甲苯

（三）杂环化合物

这类有机化合物也是环状结构，但组成环的原子除了碳原子外还有其他元素的原子（称为杂原子），因此称为杂环化合物。杂原子通常是氧、硫、氮等原子。例如：

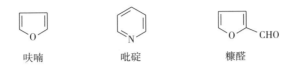

呋喃　　　　　　　吡啶　　　　　　　糠醛

二、按官能团分类

能决定一类有机化合物典型性质的原子或原子团称为官能团或功能团。一般来说，含有相同官能团的有机物往往具有相似的化学性质。按分子中所含官能团的不同，可以将化合物分为若干类。常见的官能团及化合物类别见表6-3。

表6-3　常见官能团及有机物类别

官能团		化合物类别	官能团		化合物类别
碳碳双键	$\diagup C=C \diagdown$	烯烃	羰基	$\diagup C=O$	醛、酮
碳碳三键	$-C\equiv C-$	炔烃	氨基	$-NH_2$	胺
卤原子	$-X$	卤代烃	酯基	$-\overset{\displaystyle}{\underset{O}{C}}-OR$	酯
羟基	$-OH$	醇、酚	酰基	$-\overset{\displaystyle}{\underset{O}{C}}-R$	酰基化合物
醚键	$-\overset{|}{\underset{|}{C}}-O-\overset{|}{\underset{|}{C}}-$	醚	硝基	$-NO_2$	硝基化合物
羧基	$-\overset{\displaystyle}{\underset{O}{C}}-OH$	羧酸	磺酸基	$-SO_3H$	磺酸

目标检测

答案解析

一、选择题

（一）单项选择题

1. 下列物质中，不属于有机化合物的是（　　）

　　A. 醋酸　　　　　　　B. 二氧化碳　　　　　　C. 酒精

　　D. 甲烷　　　　　　　E. 天然气

2. 下列叙述中，不是有机物一般特点的是（　　）

　　A. 有机物之间反应速度快　　　　　　　　　B. 有机物绝大多数易燃

C. 一般有机物的熔点较低

D. 多数有机物难溶于水

E. 有机物一般不导电

3. 下列物质中，不容易燃烧的是（　　）

  A. 汽油　　　　　　B. 无水酒精　　　　　　C. 沼气

  D. 甲烷　　　　　　E. 小苏打

4. 有机物是指（　　）

  A. 含碳化合物　　　　　　　　　　B. 碳氢化合物

  C. 碳氢化合物及其衍生物　　　　　D. 都不正确

  E. 都正确

5. 在有机化合物中，一定含有的元素是（　　）

  A. O　　　　　　B. N　　　　　　C. H

  D. C　　　　　　E. S

（二）多项选择题

6. 下列性质中属于有机物通性的是（　　）

  A. 易溶于水　　　　　　　　　B. 反应速率较慢，产物复杂

  C. 熔点较低　　　　　　　　　D. 易燃

  E. 一般不导电

7. 下列化合物属于有机化合物的是（　　）

  A. CH_4　　　　　　B. HCN　　　　　　C. CCl_4

  D. CH_3CN　　　　　E. CO

二、思考题

1. 以生活中的常见有机物为例，说明有机化合物有哪些特性？

2. 指出下列化合物按官能团分类，各属于哪类化合物？

（1）CH_3CH_2Cl　　　　　　　　　　（2）CH_3OH

（3）$CH_3CH_2OCH_2CH_3$　　　　　　（4）$CH_3CH_2NH_2$

（5）HCOOH　　　　　　　　　　　　（6）$CH_2=CHCH_3$

（7）$CH_3C\equiv CCH_3$

（侍　芳）

书网融合……

本章小结　　　　　　　微课　　　　　　　题库

第七章 烃

1. 通过本章学习，重点掌握烃的概念、分类、命名及主要化学性质。
2. 学会鉴别饱和烃与不饱和烃；具有正确使用凡士林、液体石蜡等医学上常用烃的能力。

烃（hydrocarbon）是由碳和氢两种元素组成的有机化合物，是其他各类有机化合物的母体，是最简单的有机化合物。

根据烃分子中碳原子互相连接的方式不同，烃可分为两大类，即链烃（脂肪烃）和环烃。链烃的结构特征是分子中碳原子互相连接成链状结构，环烃分子中的碳原子连接成闭合的环。链烃按分子中所含碳与氢的比例不同分为饱和链烃和不饱和链烃。饱和链烃又称烷烃，不饱和链烃包括烯烃和炔烃。环烃可分为脂环烃和芳香烃两类。

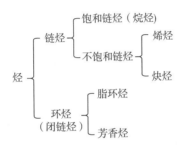

烃广泛存在于自然界中，特别是石油和动植物体内。在医药上常作缓泻剂的液体石蜡和各种软膏基质的凡士林都是烷烃的混合物。许多药物中也含有脂环烃的结构，如清凉油和人丹的主要成分是薄荷醇，冰硼散、六神丸等药物的主要成分是龙脑，还有吗啡类镇痛药等。

≫ 情境导入

情境描述 白领小王工作压力大，常熬夜加班，最近出现胸闷、疲倦嗜睡、记忆力下降等症状到医院就医，医生让小王一定要注意休息、加强运动并建议服用角鲨烯软胶囊。

讨论 1. 角鲨烯软胶囊的有效成分是什么？
　　 2. 角鲨烯软胶囊属于哪一类有机化合物？

第一节 饱和链烃

一、烷烃的通式、结构及同分异构现象

（一）烷烃的通式

烷烃（alkane）是指碳原子和碳原子之间以单键相连，其他共价键均与氢原子相连的化合物。最简单的烷烃是含有 1 个碳原子的甲烷 CH_4，其次是含有 2 个碳原子的乙烷 C_2H_6。表 7 - 1 列出了几种常见

烷烃的结构式和结构简式。

表 7 − 1　几种常见烷烃的结构式和结构简式

名称	分子式	结构式	结构简式
甲烷	CH_4	$\begin{array}{c} H \\ \mid \\ H-C-H \\ \mid \\ H \end{array}$	CH_4
乙烷	C_2H_6	$\begin{array}{c} H \quad H \\ \mid \quad \mid \\ H-C-C-H \\ \mid \quad \mid \\ H \quad H \end{array}$	$CH_3—CH_3$
丙烷	C_3H_8	$\begin{array}{c} H \quad H \quad H \\ \mid \quad \mid \quad \mid \\ H-C-C-C-H \\ \mid \quad \mid \quad \mid \\ H \quad H \quad H \end{array}$	$CH_3—CH_2—CH_3$
丁烷	C_4H_{10}	$\begin{array}{c} H \quad H \quad H \quad H \\ \mid \quad \mid \quad \mid \quad \mid \\ H-C-C-C-C-H \\ \mid \quad \mid \quad \mid \quad \mid \\ H \quad H \quad H \quad H \end{array}$	$CH_3—CH_2—CH_2—CH_3$

从表 7 − 1 可见，任何相邻的两个烷烃在分子组成上都相差 CH_2，如果将碳原子数定为 n 个，则氢原子数就是 $2n+2$。因此烷烃的分子组成可用通式 C_nH_{2n+2}（$n \geqslant 1$）来表示。

这种通式相同、结构相似，在分子组成上相差一个或几个 CH_2 基团的一系列化合物称为同系列。同系列中的各个化合物之间互称为同系物。CH_2 称为同系列的系列差。同系物具有相似的化学性质，掌握了同系物中典型的、具有代表性的化合物，便可推知其他同系物的一般性质，对于学习及研究有机化合物带来了极大方便。

（二）烷烃的结构

烷烃的结构特点是碳原子之间都以单键相结合，碳的其他价键都和氢原子相连接。甲烷是最简单的烷烃，其分子式为 CH_4。甲烷分子的空间结构为正四面体，碳原子位于正四面体的中心，4 个氢原子分别位于正四面体的 4 个顶点上。4 个 C—H 键之间的键角均为 109°28′，每个碳氢键的键长和键能相等。甲烷的分子模型如图 7 − 1 所示。

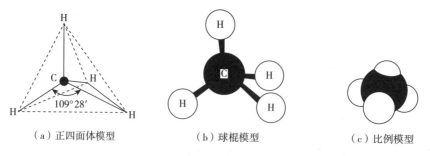

（a）正四面体模型　　（b）球棍模型　　（c）比例模型

图 7 − 1　甲烷分子模型

其他烷烃的构造与甲烷相似，烷烃分子中的各个碳原子所连的原子或原子团不尽相同，所以其键角稍有变化，但仍接近于 109°28′。烷烃分子中碳原子之间连接成锯齿链状结构，如丁烷分子模型，如图 7 − 2 所示。

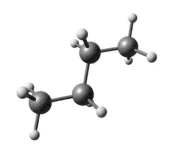

图 7-2 丁烷分子模型

（三）烷烃的同分异构现象

在烷烃中，甲烷、乙烷、丙烷只有一种结构，而含 4 个碳原子以上的烷烃都有同分异构体。如分子式为 C_5H_{12} 的烷烃，碳原子的连接方式有三种可能，其结构式分别为：

$$CH_3-CH_2-CH_2-CH_2-CH_3 \qquad CH_3CH_2CH-CH_3 \qquad CH_3-\underset{\underset{CH_3}{|}}{\overset{\overset{CH_3}{|}}{C}}-CH_3$$
$$\qquad\qquad\qquad\qquad\qquad \underset{CH_3}{|}$$

具有相同分子式，而结构不同的化合物互称同分异构体。由于碳链构造不同而产生的异构体叫作碳链异构体，如正戊烷、异戊烷和新戊烷。随着烷烃分子中碳原子数目的增加，异构体的数目迅速增多，如 C_6H_{14} 有 5 个异构体，C_7H_{16} 有 9 个异构体，$C_{10}H_{22}$ 有 75 个异构体。

（四）烷烃分子中碳原子类型

观察碳链异构体的结构式可以发现，碳原子在碳链中所处的位置不同，它们所连接的碳原子和氢原子数目也不尽相同。根据所连的碳原子数目的多少，碳原子可分为 4 种类型：只与一个碳原子直接相连的碳原子称为伯碳原子（1°或一级）；与两个碳原子直接相连的碳原子称为仲碳原子（2°或二级）；与三个碳原子直接相连的碳原子称为叔碳原子（3°或三级）；与四个碳原子直接相连的碳原子称为季碳原子（4°或四级）。例如：

$$\overset{1°}{CH_3}-\overset{2°}{CH_2}-\overset{3°}{CH}-\overset{4°}{\underset{\underset{CH_3}{|}}{\overset{\overset{CH_3}{|}}{C}}}-\overset{2°}{CH_2}-\overset{1°}{CH_3}$$
$$\qquad\qquad \underset{CH_3}{|} \quad \underset{CH_3}{|}$$

连接在伯、仲、叔碳原子上的氢原子，称为伯氢原子、仲氢原子和叔氢原子，也可以叫 1°H、2°H 和 3°H，季碳原子因为与其他四个碳原子直接相连，所以不连氢原子。不同类型氢原子的化学反应的相对活性各不相同。

二、烷烃的命名

烷烃的命名是各类有机化合物命名的基础，必须掌握它们的基本命名原则和方法。常用的命名法有普通命名法和系统命名法。结构较简单的烷烃，常用普通命名法；对于比较复杂的烷烃，使用系统命名法。

（一）普通命名法

1. 直链烷烃 根据分子中碳原子数目称为"某烷"，十个碳原子之内，碳数依次用甲、乙、丙、丁、戊、己、庚、辛、壬、癸表示，碳原子数十个以上的烷烃用中文数字十一、十二、…表示。例如：

$$CH_4 \qquad C_4H_{10} \qquad C_{10}H_{22} \qquad C_{13}H_{28} \qquad C_{23}H_{48}$$

甲烷　　　丁烷　　　癸烷　　　十三烷　　　二十三烷

2. 含有支链的烷烃　用正、异、新表示同分异构体，即：①不含支链的烷烃称"正某烷"；②在碳链的第 2 位碳原子上具有 1 个甲基，此外无其他取代基的烷烃，称"异某烷"；③在碳链的第 2 位碳原子上连有 2 个甲基，此外无其他取代基的烷烃，称"新某烷"。例如：

$$CH_3CH_2CH_2CH_2CH_3 \qquad CH_3CHCH_2CH_3 \qquad CH_3-\underset{CH_3}{\overset{CH_3}{C}}-CH_3$$

正戊烷　　　　　　　　异戊烷　　　　　　　新戊烷

普通命名法虽然简单，但只适用于含碳原子数较少的烷烃，对于结构比较复杂的烷烃，只能采用系统命名法。

（二）系统命名法 📱微课

系统命名法是根据国际纯粹与应用化学联合会（IUPAC）的命名原则，结合我国文字特点而制定的一套命名方法。该方法适用于各类有机化合物。是目前国内外普遍采用的命名法。

1. 烷基的命名　烷烃分子中去掉 1 个氢原子后剩余的部分称为烷基，其通式为 $C_nH_{2n+1}-$，可用 R— 表示。常见的烷基结构简式和名称如下：

$$CH_3- \qquad CH_3CH_2- \qquad CH_3CH_2CH_2-$$

甲基　　　　　　　乙基　　　　　　　　正丙基

异丙基　　　　　　正丁基　　　　　　　异丁基

仲丁基　　　　　　叔丁基

2. 烷烃的命名　系统命名法对于无支链的烷烃，省略"正"字，称为"某烷"。对于结构复杂的烷烃按照以下步骤命名。

（1）选主链　选择含取代基最多、最长的连续碳链作为主链，其他较短的支链作为取代基，以主链为母体，按主链所含碳原子数称为"某烷"。若有两条以上等长碳链时，则选择支链多的一条为主链。

（2）编号　从最接近取代基的一端开始，依次用阿拉伯数字给主链碳原子编号，确定取代基的位置，使取代基的位次之和最小。若两个不同的取代基位于相同位次时，应使较小的取代基编号最小。常见烷基的顺序为异丙基 > 正丙基 > 乙基 > 甲基。

（3）命名　将取代基的位次与名称写在母体名称的前面，各取代基的位次间用"，"隔开，位次与名称之间用半字线连接。如果有几个相同的取代基，则在取代基前加上二、三等字样；如果有几个不同的取代基，则按照较小的在前、较大的在后的次序。例如：

$$CH_3-CH-CH_2-CH_2-CH_3$$
$$|$$
$$CH_2-CH_2-CH_3$$

4-甲基庚烷

$$CH_3-CH-CH_2-CH_2-CH-CH_3$$
$$| \qquad\qquad\qquad |$$
$$CH_3 \qquad\qquad\qquad CH_3$$

2，3，5-三甲基己烷

$$CH_3-CH_2-CH-CH-CH_2-CH_2-CH_3$$
$$| \qquad |$$
$$CH_2-CH_3 \quad CH_3$$

4-甲基-3-乙基庚烷

$$CH_3$$
$$|$$
$$CH_3-CH_2-CH-CH_2-CH-CH_2-CH_3$$
$$|$$
$$CH_2-CH_3$$

3-甲基-5-乙基庚烷

三、烷烃的性质

（一）物理性质

烷烃的物理性质随着碳原子数的增加而呈现规律性的变化。

常温常压下，$C_1 \sim C_4$ 的烷烃为气态，$C_5 \sim C_{16}$ 的烷烃为液态，C_{17} 以上的烷烃为固态。直链烷烃的熔点和沸点随着碳原子数的增加而升高；相对密度也随着碳原子数的增加而增大，但增加值很小，所有烷烃的密度都小于 1，比水轻。烷烃是非极性或弱极性分子，根据"相似相溶"原理，烷烃易溶于非极性或弱极性有机溶剂如苯、三氯甲烷、四氯化碳、乙醚等，而难溶于水及其他强极性溶剂。

（二）化学性质

由于烷烃分子中的 C—C 键和 C—H 键都是比较牢固的 σ 键，因而化学性质比较稳定，在常温下不与强酸（如浓硫酸、浓硝酸）、强碱（如氢氧化钾、氢氧化钠）和强氧化剂（如高锰酸钾）等起反应。但在一定条件下，如光照、高温或催化剂的作用下，烷烃也能发生某些化学反应。

1. 卤代反应 烷烃分子中的氢原子被其他原子或基团所取代的反应称为取代反应。若被卤素取代，称为卤代反应。在光照或催化剂存在的条件下，甲烷和氯气发生氯代反应。甲烷中的 4 个氢原子逐步被氯原子取代，最终产物为一氯甲烷、二氯甲烷、三氯甲烷和四氯化碳的混合物。

$$CH_4 + Cl_2 \xrightarrow{\text{光照}} CH_3Cl + HCl$$

$$CH_3Cl + Cl_2 \xrightarrow{\text{光照}} CH_2Cl_2 + HCl$$

$$CH_2Cl_2 + Cl_2 \xrightarrow{\text{光照}} CHCl_3 + HCl$$

$$CHCl_3 + Cl_2 \xrightarrow{\text{光照}} CCl_4 + HCl$$

烷烃与卤素反应的相对活性顺序是：$F_2 > Cl_2 > Br_2 > I_2$。由于氟代反应非常剧烈，难以控制，而碘代反应活性太差，很难进行，所以烷烃的卤代反应通常是指氯代反应和溴代反应。

2. 氧化反应 通常情况下烷烃不易被氧化，但它能在空气中燃烧生成二氧化碳和水，同时放出大量的热能。

$$CH_4 + 2O_2 \xrightarrow{\text{点燃}} CO_2 + 2H_2O + Q$$

汽油、柴油、沼气、天然气、液化石油气等的主要成分是烷烃的混合物，燃烧时能放出大量的热量。烷烃最广泛的用途是作燃料。

四、常见的烷烃在医学上的应用

（一）石蜡

石蜡是高级烷烃的混合物，液体石蜡的主要成分是含 18 ~ 24 个碳原子的液态烷烃的混合物，为无色、无味的透明液体，不溶于水，在人体内不被吸收，可促进排便反射，所以常用它作泻药。医药上还将液体石蜡用作滴鼻剂和喷雾剂。固体石蜡是 21～34 个碳原子的烷烃混合物，性质稳定，常用于药丸包衣、封瓶、蜡疗等。

（二）凡士林

凡士林（又称软石蜡），是液体烃类和固体烃类的半固体混合物，本品无嗅味，无刺激性，不溶于水，溶于乙醚和石油醚，性质稳定，不会酸败，能与多种药物配伍，特别适用于遇水不稳定的药物，如某些抗生素等。凡士林有适宜的黏稠性和涂展性，可单独用作软膏基质。由于凡士林油腻性大而吸水性差，妨碍水性分泌物的排出和热的发散，故不适用于急性并有大量渗出液的患处。

第二节 不饱和链烃

一、不饱和链烃的结构和命名

不饱和链烃是指分子中含有碳碳双键或碳碳三键的开链烃。不饱和链烃又分为烯烃和炔烃。

（一）烯烃

分子中含有碳碳双键（$\diagup C=C\diagdown$）的链烃称为烯烃（alkene）。碳碳双键是烯烃的官能团。根据分子中碳碳双键的数目，烯烃又可分为单烯烃（含一个双键）、二烯烃（含两个双键）和多烯烃（含多个双键）。通常所说的烯烃是指单烯烃，通式是 C_nH_{2n}（$n \geq 2$）。

最简单的烯烃是乙烯，其结构式为：

$$\underset{H}{\overset{H}{>}}C=C\underset{H}{\overset{H}{<}}$$

乙烯分子中两个碳原子和四个氢原子都在同一平面上，是平面型分子，键角接近 120°，碳碳双键的键长为 0.134nm，键能为 610kJ·mol^{-1}，是单键键能的 1.75 倍，说明双键不是两个单键的简单加和。

烯烃的系统命名法及其原则与烷烃相似，重要的步骤是选择主链和确定取代基的位置。命名烯烃时，需指出双键在主链上的位置。其命名原则如下。

1. 选主链 选择含双键在内的最长碳链为主链，按主链碳原子数目命名为"某烯"。

2. 编号 从靠近双键的一端开始，用阿拉伯数字给主链碳原子依次编号。若双键正好在中间，则主链编号从靠近取代基的一端开始。即优先考虑双键具有最低位次，其次考虑取代基。

3. 命名 支链写在主链名称的前面，用阿拉伯数字标明支链的位号，支链的位号与名称之间用半字线连接；双键位次以两个双键碳原子中较小的编号表示，写在烯烃名称的前面。

例如：

$$CH_3-\underset{\underset{CH_3}{|}}{C}=CH_2$$
2-甲基丙烯

$$CH_3-\underset{\underset{CH_3}{|}}{C}=CH-CH_2-CH_3$$
2-甲基-2-戊烯

$$CH_3-CH_2-\underset{\underset{CH_3}{|}}{CH}-CH=\underset{\underset{\underset{CH_3}{|}}{CH_2}}{C}-CH_2-CH_2-CH_3$$
3-甲基-5-乙基-4-辛烯

$$CH_3-CH_2-CH_2-CH=\underset{\underset{CH_3}{|}}{C}-CH_2-CH_3$$
3，6-二甲基-3-庚烯

（二）炔烃

炔烃（alkyne）是含有碳碳三键（—C≡C—）的不饱和烃，通式是 C_nH_{2n-2}（$n \geq 2$）。最简单的炔烃是乙炔。乙炔分子中，2 个碳原子各以 1 个 sp 杂化轨道沿对称轴重叠，形成 C—C σ 键，每个碳原子的另 1 个 sp 杂化轨道与氢原子的 1s 轨道重叠形成 C—H σ 键，所以分子中的 4 个原子处于同一直线上。乙炔为线型分子。

$$H—C≡C—H$$

炔烃的系统命名原则与烯烃相似，只需将母体名称的"烯"字改作"炔"字即可。例如：

$$\underset{\underset{CH_3}{|}}{CH≡C—CH}—CH_3 \qquad CH_3—C≡C—\underset{\underset{CH_3}{|}}{CH}—CH_2—CH_3$$

3-甲基-1-丁炔   4-甲基-2-己炔

分子中同时含有双键和三键时，要选择含有双键和三键的最长碳链作为主链，并命名为某烯炔。编号时，应使双键和三键位号之和最小。若双键和三键处在相同的最小位号时，则从靠近双键的一端开始编号。如：

$$CH_3CH_2—CH≡CH—C≡C—CH_2CH_3$$

3 – 辛烯 – 5 – 炔

二、不饱和链烃的性质

（一）烯烃

烯烃的物理性质与相应的烷烃相似。在常温常压下，$C_2 \sim C_4$ 的烯烃是气体，$C_5 \sim C_{18}$ 的烯烃为液体，C_{19} 以上的烯烃是固体。烯烃的熔点、沸点和相对密度都随分子量的增加而升高。烯烃难溶于水，易溶于有机溶剂，烯烃的相对密度都小于 1。烯烃的化学性质活泼，主要发生在官能团碳碳双键上，能起加成、氧化、聚合等化学反应。

（1）加成反应 烯烃可以与氢气、卤素、卤化氢等试剂发生加成反应。反应过程中，试剂中的两个原子或原子团分别加到双键的碳原子上，生成饱和化合物。

加氢：烯烃与氢气在催化剂存在下发生加成反应，生成相应的烷烃，常用的催化剂有镍、钯和铂等。例如：

$$CH_2≡CH_2 + H_2 \xrightarrow{Pt} CH_3CH_3$$

加卤素：烯烃与氟、氯、溴、碘等卤素发生加成反应，生成邻二卤代烷。卤素的反应活性次序为：$F_2 > Cl_2 > Br_2 > I_2$。氟与烯烃的反应十分剧烈；碘的活泼性太低，通常不能与烯烃直接进行加成反应。因此烯烃与卤素的加成反应主要是加氯或加溴的反应。烯烃与溴的加成产物为无色化合物，其反应现象为溴的四氯化碳溶液的红棕色褪去。常用这种方法鉴别烯烃。

$$CH_2≡CH_2 + Br_2 \longrightarrow \underset{\underset{Br \quad Br}{|\quad|}}{CH_2CH_2}$$

1，2-二溴乙烷

加卤化氢：烯烃与卤化氢反应生成相应的卤代烷。卤化氢的反应活性顺序为：HI > HBr > HCl。HF 与烯烃加成反应的同时还会发生聚合反应。例如：

$$CH_2≡CH_2 + HI \longrightarrow CH_3CH_2I$$

乙烯是对称烯烃，加卤化氢时，卤原子加到任意一个碳原子上，都会生成相同的产物。但不对称烯烃（如丙烯）与不对称试剂（如碘化氢）反应时，可能生成两种产物。例如：

$$CH_3 - CH = CH_2 + HBr \longrightarrow \begin{cases} CH_3 - CH - CH_3 \quad 2\text{-溴丙烷} \\ \qquad\qquad | \\ \qquad\qquad Br \\ CH_3 - CH_2 - CH_2Br \quad 1\text{-溴丙烷} \end{cases}$$

实验证明，得到的产物主要是 2 - 溴丙烷。俄国化学家马尔科夫尼科夫根据大量实验事实，得出经验规律：当不对称烯烃与不对称试剂（如 HX、H_2SO_4 等）加成时，不对称试剂中带负电部分总是加到含氢较少的双键碳原子上，而带正电部分加到含氢较多的双键碳原子上。这一规律称为马尔科夫尼科夫规则，简称马氏规则。一般说来，氢原子加到含氢较多的双键碳原子上，其他的原子或原子团加到含氢较少的双键碳原子上。

（2）氧化反应　烯烃可被高锰酸钾氧化，反应条件不同，氧化产物也不同。在碱性或中性条件下，烯烃分子中的双键碳原子上各引入一个羟基，生成邻二醇，高锰酸钾溶液的紫红色褪去，并生成褐色的二氧化锰沉淀。

$$3R - CH = CH_2 + 2KMnO_4 + 4H_2O \xrightarrow{\text{碱性或中性}} 3R - CH - CH_2 + 2MnO_2 \downarrow + 2KOH \\ \qquad\qquad\qquad\qquad\qquad\qquad\qquad\qquad\qquad\qquad | \qquad | \\ \qquad\qquad\qquad\qquad\qquad\qquad\qquad\qquad\qquad\qquad OH \quad OH$$

此反应现象明显，易于观察，常用于鉴别烯烃。

（3）聚合反应　在一定的条件下，烯烃分子中的 π 键断裂，发生自身加成反应，这种由低分子结合成高分子化合物或者高聚物的过程称为聚合反应。例如：

$$n CH_2 = CH_2 \xrightarrow[\text{高温，高压}]{O_2} \left[CH_2 - CH_2 \right]_n$$

聚乙烯

聚乙烯是一种无毒、绝缘性很好的塑料，广泛用于食品袋、塑料等日用品的生产，是目前世界上生产量最大的塑料。苯乙烯、四氟乙烯等也可以发生聚合反应。

（二）炔烃

炔烃的物理性质与烯烃相似，其物理常数也随分子量的增加而呈规律性的变化。在常温常压下，$C_2 \sim C_4$ 的炔烃是气体，$C_5 \sim C_{15}$ 为液体，C_{16} 以上的炔烃是固体。炔烃极性较弱，难溶于水，易溶于乙醚、苯、丙酮、四氯化碳和石油醚等有机溶剂。炔烃与烯烃相似，能发生加成、氧化、聚合等反应。炔烃的反应主要发生在官能团碳碳三键上，端基炔烃另有一些特性反应。

（1）加成反应　炔烃的加成反应，一般分两步进行。

加氢：炔烃在催化剂（Pt、Pd、Ni）的作用下与氢气加成，第一步生成烯烃，第二步生成烷烃。例如：

$$H_3C - C \equiv CH + H_2 \xrightarrow{Pt} H_3C - CH = CH_2 \xrightarrow{Pt} CH_3CH_2CH_3$$

加卤素：炔烃与卤素加成，首先生成邻二卤代烯，继续作用生成四卤代烷。与烯烃相似，炔烃也能使溴水或溴的四氯化碳溶液褪色，此反应可用作鉴别炔烃。

$$CH \equiv CH \xrightarrow[FeBr_3]{Br_2} Br - CH = CH - Br \xrightarrow{Br_2} Br_2CH - CHBr_2$$

1, 1, 2, 2 - 四溴乙烷

由于三键的活性不如双键，所以炔烃的加成反应比烯烃的加成反应要慢。如烯烃可使溴的四氯化碳溶液很快褪色，而炔烃却需要 1~2 分钟才能使之褪色。而当分子中同时含有双键和三键时，卤素首先取代到双键上。例如：

$$CH_2 = CH - C \equiv CH + Br_2 \longrightarrow \underset{\underset{Br}{|}}{H_2C} - \underset{\underset{Br}{|}}{CH} - C \equiv CH$$

3，4-二溴-1-丁烯

加卤化氢：炔烃与卤化氢的加成反应分两步进行，加成产物符合马氏规则。与烯烃相比，炔烃与卤化氢加成较为困难，一般需要在催化剂存在下进行。

$$HC \equiv CH + HCl \xrightarrow[120\sim180℃]{HgCl_2} CH_2 = CHCl \xrightarrow{HCl} CH_3 - CHCl_2$$

氯乙烯　　　　　　　1,1-二氯乙烷

（2）氧化反应　炔烃经高锰酸钾氧化，三键断裂，生成羧酸和二氧化碳，同时高锰酸钾溶液的紫红色褪去，但高锰酸钾褪色的速度比烯烃慢。此反应可用作鉴别不饱和烃。

$$R - C \equiv CH + KMnO_4 \xrightarrow{H^+} RCOOH + CO_2$$

（3）聚合反应　乙炔也可以发生聚合反应。与烯烃不同的是，乙炔在不同催化剂作用下，可有选择地发生二聚或三聚反应，聚合成链状或环状化合物。例如：

$$2CH \equiv CH \xrightarrow[NH_4Cl]{Cu_2Cl_2} H_2C = CH - C \equiv CH$$

$$3CH \equiv CH \xrightarrow[高温]{催化剂} \bighexagon$$

（4）端基炔的特性　乙炔和具有 R—C≡CH（端基炔烃）结构特征的炔烃中含有直接与三键碳原子相连的氢原子，该氢原子具有一定的活泼性，容易被金属取代生成金属炔化物。如将乙炔通入硝酸银的氨溶液或氯化亚铜的氨溶液中，则生成白色的乙炔银或棕红色的丙炔亚铜沉淀。

$$CH \equiv CH + [Ag(NH_3)_2]NO_3 \longrightarrow AgC \equiv CAg\downarrow + NH_3 + NH_4NO_3$$

乙炔银（白色）

$$CH_3C \equiv CH + [Cu(NH_3)_2]Cl \longrightarrow CH_3C \equiv CCu\downarrow + NH_3 + NH_4Cl$$

丙炔亚铜（红棕色）

上述反应很灵敏，现象很明显，常用于鉴别乙炔及具有 R—C≡CH 结构的端炔。

金属炔化物在干燥状态下，受热或撞击时易发生爆炸。所以实验完毕后，应立即加硝酸或盐酸将其分解，以免发生危险。

三、常见的不饱和链烃在医学上的应用

（一）乙烯

乙烯常温常压下为无色气体，不溶于水，溶于乙醇、乙醚等有机溶剂。乙烯具有较强的麻醉作用，长期接触乙烯，有头昏、乏力、全身不适、注意力不集中的症状。乙烯与生长激素一样，都是植物的内源激素，可作水果、蔬菜的催熟剂。乙烯生产水平可衡量一个国家石油化学工业的发展水平。

乙烯最大的用途是生产聚乙烯。聚乙烯是日常生活中最常用的高分子材料之一，因其具有良好的柔曲性、热塑性和弹性而被广泛应用于医用领域。其中低密度聚乙烯用于制造薄膜和包装袋等；高密度聚乙烯用于制造人工肾、人工肺、人工关节、人工骨、人工喉、矫形外科修补材料以及各种插骨等；超高密度聚乙烯用于制造人工髓门等。

（二）四氟乙烯

四氟乙烯，又名全氟乙烯，是一种有机化合物，化学式为 C_2F_4，常温常压下为无色气体，不溶于水，主要用作制造新型的耐热塑料、工程塑料、新型灭火剂和抑雾剂的原料。

以四氟乙烯作为单体聚合制得的高分子聚合物为聚四氟乙烯，俗称"塑料王"。由聚四氟乙烯树脂经拉伸等特殊加工方法制成的膨体聚四氟乙烯是一种新型的医用高分子材料，白色，富有弹性和柔韧性，可任意弯曲，血液相容性好，耐生物老化，用于制造人造血管、心脏补片等医用制品。从医学角度来看，膨体聚四氟乙烯是目前最为理想的生物组织代用品。

第三节 芳香烃

环烃可分为脂环烃和芳香烃。芳香烃（aromatic hydrocarbon）通常是含有苯环的碳氢化合物，它是芳香族化合物的母体，是一类具有特殊环状结构的化合物。芳香烃在结构和性质方面上与链烃和脂环烃不同，绝大多数芳香烃都含有苯环结构，称为苯型芳烃；芳香烃中不含苯环，但具"芳香性"的环烃，称为非苯型芳烃。本节仅讨论苯型芳烃。

一、芳香烃的结构和命名

（一）芳香烃的结构

最简单的芳香烃是苯（benzene），其分子式为 C_6H_6，分子中碳氢的比例为 $1:1$。苯分子中的 6 个碳原子和 6 个氢原子共处同一平面，组成一个正六边形，碳碳之间的键长完全相同，无单双键之分，均为 $0.140nm$，所有键角都是 $120°$。由于键长完全平均化，苯具有较大的稳定性。苯在化学性质方面表现为"芳香性"，即易发生取代反应，难于发生氧化和加成反应。

因此苯的结构式可以用六边形内加一个圆圈表示，圆圈代表环状闭合大 π 键，但习惯上仍常采用苯的凯库勒（Kekulé）结构式。

（二）单环芳烃的命名

苯分子中的氢原子被烃基取代的产物称为苯的同系物，苯的同系物可分为一烃基苯、二烃基苯和多烃基苯等。

1. 一烃基苯 以苯为母体，烷基作为取代基，称为"某烷基苯"，基字一般省略。例如：

甲苯　　　　　　　　　乙苯　　　　　　　　　异丙苯

当苯环上连有复杂侧链或不饱和烃基时，以烃链为母体，苯环为取代基。例如：

2-甲基-1-苯基丁烷　　　　　　苯乙烯　　　　　　　苯乙炔

2. 二烃基苯 由于两个取代基的相对位置不同，可产生三种异构体。若两个取代基相同，它们的相对位置可用阿拉伯数字，或用"邻""间""对"词头，也可用字母 o（ortho -）、m（meta -）、p（para -）表示。若两个取代基不同，编号应从较简单的取代基所连碳原子开始，并使另一个取代基的位次也尽可能小。例如：

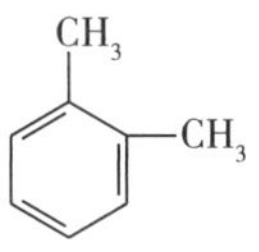

邻二甲苯　　　　　　　　　间二甲苯　　　　　　　　　对二甲苯
（1，2-二甲苯）　　　　（1，3-二甲苯）　　　　（1，4-二甲苯）
（o-二甲苯）　　　　　　（m-二甲苯）　　　　　　（p-二甲苯）

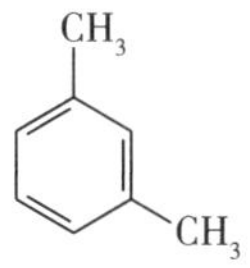

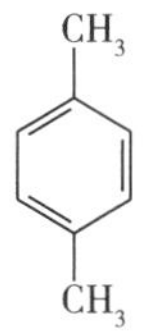

3. 三烃基苯　常用数字编号来区别取代基的相对位置。若三个取代基相同，则有三种异构体，可用"偏""均""连"词头表示。例如：

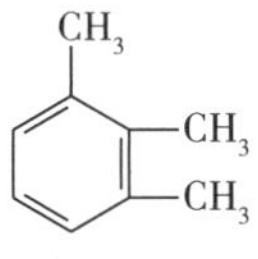

连三甲苯　　　　　　　　　均三甲苯　　　　　　　　　偏三甲苯
（1，2，3-三甲苯）　　　（1，3，5-三甲苯）　　　（1，2，4-三甲苯）

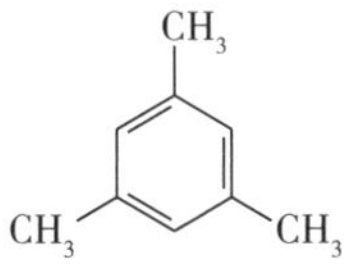

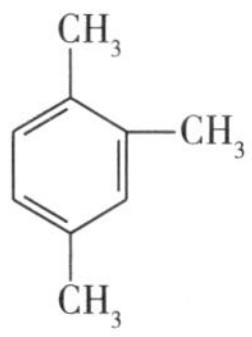

芳香烃分子中去掉一个氢原子后剩下的原子团称为芳基，常用"Ar—"表示。常见的芳基有：

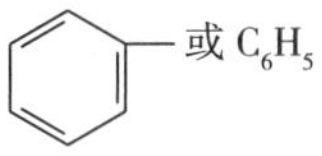

苯基 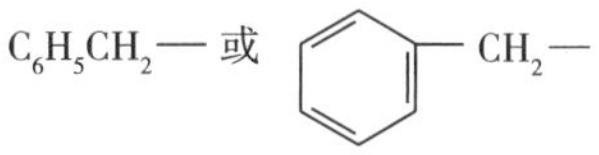　　　　　　　　　　　　　　　苯甲基或苄基

二、苯及其同系物的性质

苯是一种无色液体，具有特殊的气味，苯的蒸气有毒，长期吸入能损坏造血器官及神经系统。苯的密度比水小，难溶于水，常用作有机溶剂。

（一）取代反应

1. 卤代　在铁粉或三卤化铁催化下，苯环上的氢原子被卤素（氯或溴）取代，生成卤苯。

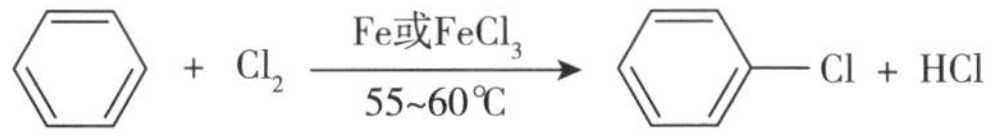

氟代反应非常剧烈，不容易控制；碘代反应不完全且速率太慢。所以此反应多用于制备氯苯和溴苯。

2. 硝化反应　苯与浓硝酸和浓硫酸的混合物（也称混酸）共热，苯环上的氢原子被硝基（—NO_2）取代，生成硝基苯。

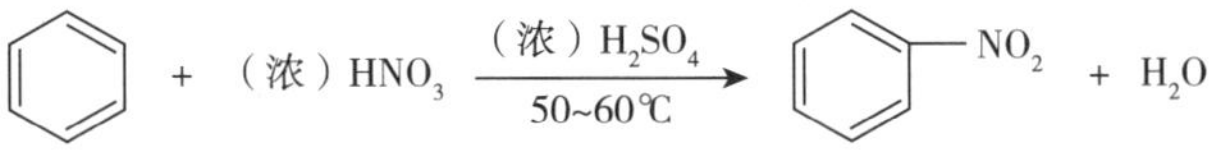

3. 磺化反应　苯与浓硫酸或发烟硫酸（硫酸和三氧化硫的混合物）共热，苯环上的氢原子被磺酸基（—SO_3H）取代，生成苯磺酸。

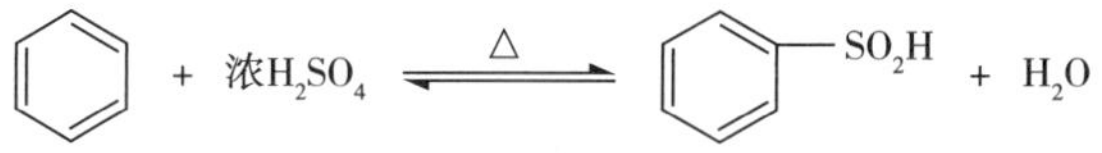

苯磺酸

4. 傅－克（Friedel－Crafts）反应　在无水三氯化铝催化下，苯环上的氢原子被烷基或酰基取代的反应。傅－克反应分为傅－克烷基化反应和傅－克酰基化反应两类。傅－克烷基化反应是指苯与卤代烷在无水三氯化铝催化下反应，在苯环上引入烷基。例如：

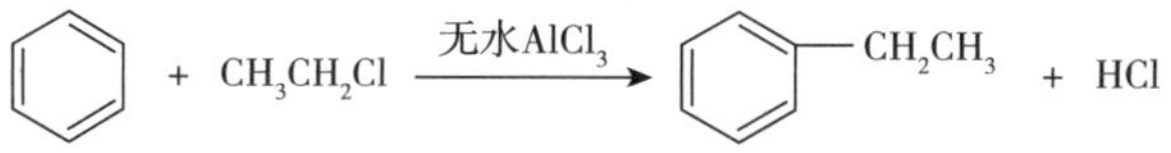

乙苯

傅－克酰基化反应是指苯与酰卤或酸酐在无水三氯化铝催化下反应，在苯环上引入酰基而生成芳香酮。例如：

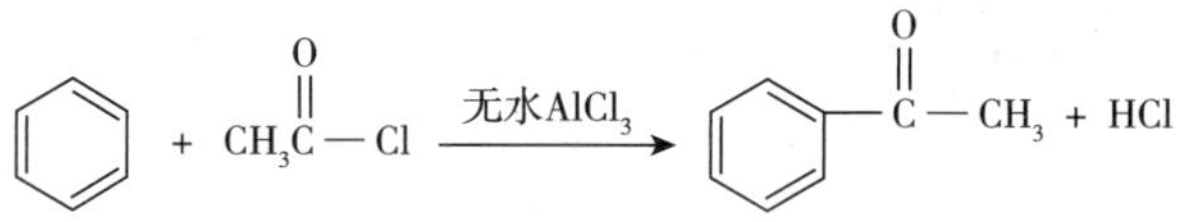

苯乙酮

（二）加成反应

与烯烃和炔烃相比，苯不易发生加成反应。但在高温高压等特殊条件下也能与氢气、氯气等物质加成，分别生成环己烷、六氯环己烷等。例如：

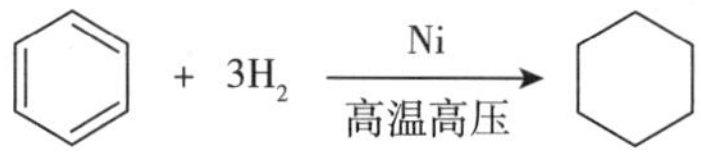

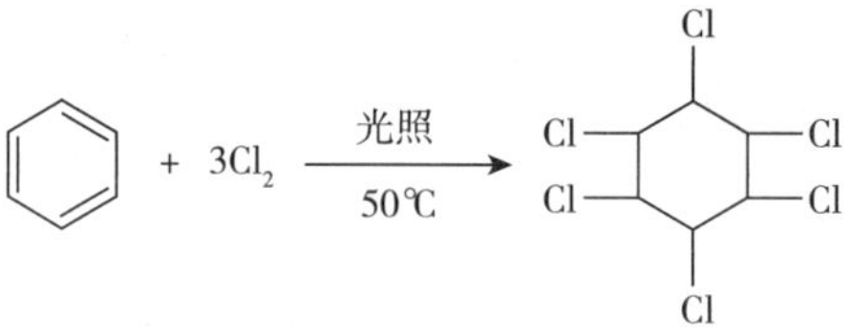

六氯环己烷

（三）氧化反应

苯比较稳定，不易被氧化。但有 $\alpha-H$ 的烷基苯可使酸性高锰酸钾或重铬酸钾等强氧化剂氧化褪色，并且不论烷基长短，最后侧链均被氧化成羧基。可用此反应检验含 $\alpha-H$ 的烷基苯。例如：

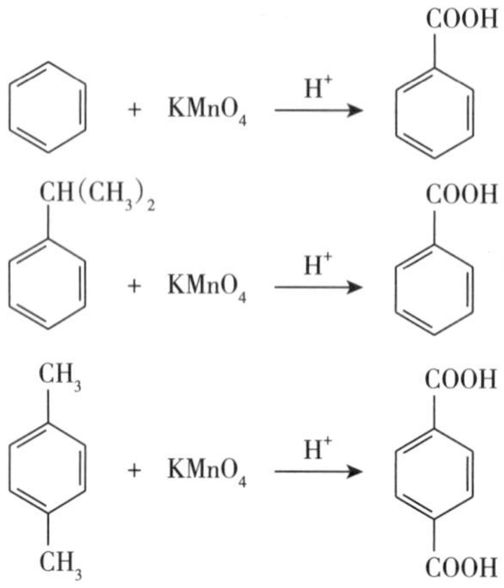

三、稠环芳香烃

稠环芳香烃是由两个或两个以上的苯环共用两个相邻碳原子而形成的多环芳香烃。比较重要的有萘、蒽、菲等。

（一）萘

萘是由两个苯环共用两个相邻碳原子稠合而成的，分子式为 $C_{10}H_8$。萘存在于煤焦油中，是白色片状晶体，有特殊气味，熔点 80℃，沸点 218℃，易升华，不溶于水，能溶于乙醇、乙醚和苯等有机溶剂。

萘的结构与苯相似，10 个碳原子和 8 个氢原子在同一平面上。10 个 p 轨道垂直于分子平面，形成闭合的共轭大 π 键，如图 7-3（a）所示。萘具有芳香性，但比苯差。在萘分子中，环上电子云密度分布并不完全平均化，所以碳碳键长并不完全相等，见图 7-3（b）；碳原子的位置也并不完全等同，1、4、5、8 位碳原子是等同的，称为 α-碳原子，2、3、6、7 位碳原子也是等同的，称为 β-碳原子。因此萘的一元取代物只有两种，即 α-取代物和 β-取代物。例如：

（a）萘的大 π 键　　（b）碳碳键长

图 7-3 萘的分子结构

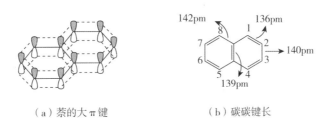

α-甲基萘（1-甲基萘）　　β-萘酚（2-萘酚）　　α-萘磺酸（1-萘磺酸）

（二）蒽和菲

蒽和菲都存在于煤焦油中。蒽为具有淡蓝色荧光的片状晶体，熔点 217℃，沸点 354℃，不溶于水，难溶于乙醇和乙醚，易溶于热苯；菲为具有光泽的无色片状晶体，熔点 101℃，沸点 340℃，不溶于水，易溶于乙醚和苯。

蒽和菲的分子式都是 $C_{14}H_{10}$，两者互为同分异构体。它们均由三个苯环稠合而成，结构上是闭合的共轭体系，但分子中碳原子上的电子云密度不均匀，因此分子中各碳原子的编号是固定的。它们的结构式和碳原子编号如下：

蒽　　　　　　菲

（三）致癌芳烃

致癌芳烃是指能引起恶性肿瘤的一类多环稠苯芳香烃。主要存在于煤烟、石油、沥青和烟草的烟雾以及烟熏的食物中。致癌芳烃的结构通常是由四个或四个以上苯环稠合而成的芳香烃，如 1，2-苯并蒽、3，4－苯并芘、1，2，5，6－二苯并蒽等。蒽和菲本身无致癌性，但在分子中引入甲基后就有致癌作用。目前已知，致癌芳烃的致癌作用是由于其代谢产物能够与DNA结合，从而导致DNA突变，增加致癌的可能性。例如：

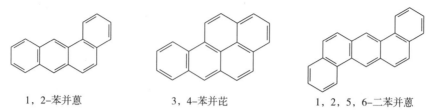

| 1，2-苯并蒽 | 3，4-苯并芘 | 1，2，5，6-二苯并蒽 |

💡 **素质提升**

远离烧烤，养成健康饮食习惯

每到夏季，露天烧烤随处飘香。殊不知，在这些露天烧烤的食物中，隐藏着许多食品安全隐患。有关专家分析说，由于肉直接在高温下进行烧烤，被分解的脂肪滴在炭火上，再与肉中的蛋白质结合，产生一种叫苯并芘的致癌物质。如果经常食用被苯并芘污染的烧烤食物，致癌物质会在体内蓄积，有诱发胃癌、肠癌的风险。

作为医学生，应该正确认识烧烤食品的危害性，在饮食上远离烧烤，并积极向他人介绍烧烤食物的危害，养成健康饮食习惯。

四、常见的芳香烃在医学上的应用

（一）苯

苯是最简单的芳香烃，常温下是有甜味、可燃、无色透明液体，并带有强烈的芳香气味。它难溶于水，易溶于有机溶剂，本身也可作为有机溶剂。苯是重要的化工原料，也可用于合成药品的中间体。苯有毒，世界卫生组织已把苯列入一类致癌物清单中。长期吸入低浓度的苯蒸气，会引起肝脏损伤，损坏造血器官及神经系统，并导致白血病；若吸入高浓度的苯蒸气会造成中枢神经的损伤，而引起急性中毒，甚至死亡。

（二）甲苯

甲苯是一种无色带特殊芳香味的易挥发液体，能与乙醇、乙醚、丙酮等有机溶剂混溶，微溶于水。对皮肤、黏膜有刺激性，对中枢神经系统有麻醉作用。甲苯主要由原油经石油化工过程而制得。甲苯大量用作溶剂和高辛烷值汽油添加剂，是有机化工的重要原料。甲苯衍生的一系列中间体，广泛用于染料、医药、农药、炸药等精细化学品的生产，在香料合成中应用也很广泛。

目标检测

答案解析

一、选择题

单项选择题

1. 下列物质属于烷烃的是（　　）

    A. C_2H_2 B. C_2H_4 C. C_6H_6

    D. C_2H_6O E. C_2H_6

2. 甲烷的空间结构是（　　）

    A. 正三角形　　　　　　B. 正方形　　　　　　　C. 正四面体

    D. 直线形　　　　　　　E. V 型

3. 下列化合物不能使溴水褪色的是（　　）

    A. 2 – 丁烯　　　　　　B. 2 – 丁炔　　　　　　C. 1 – 丁炔

    D. 1 – 丁烯　　　　　　E. 丁烷

4. 可以鉴别乙烯和乙炔的试剂为（　　）

    A. Br_2 的 CCl_4 溶液　　　B. $KMnO_4$ 溶液　　　C. 氯化亚铜的氨溶液

    D. 三氯化铁溶液　　　　E. 酚酞溶液

二、命名下列化合物或写出其结构简式

1. $\overset{\displaystyle CH_3}{|}\ \overset{\displaystyle CH_3}{|}$
CH₃CHCH₂CHCHCH₂CH₃
                   |
                CH₃

2. 3,5 – 二硝基甲苯

三、用化学方法鉴别下列化合物

1. 乙烷和乙烯

2. 1 – 丁炔和 2 – 丁炔

（李小梅）

书网融合……

本章小结

微课

题库

第八章　醇、酚、醚

◎ 学习目标

1. 通过本章学习，重点掌握醇、酚、醚的概念、分类、命名及主要化学性质。
2. 学会鉴别醇类、酚类化合物的方法；具有正确使用醇、酚、醚类消毒剂、麻醉剂的能力。

　　醇、酚和醚都是烃的含氧衍生物，与医学的关系十分密切。常见的消毒酒精、用于手术器械消毒的"来苏儿"、曾用作外科手术麻醉剂的乙醚等都属于这类有机化合物。

》 情境导入

　　情境描述　小李每天下班回家后，总习惯用消毒酒精喷洒一下手部，换下外套再去做家务。
　　讨论　1. 消毒酒精是用什么物质与水配制的，它属于哪一类有机化合物？
　　　　　　2. 消毒酒精的浓度是多少？

第一节　醇

一、醇的结构、分类和命名

（一）醇的结构

　　醇（alcohol）是脂肪烃、脂环烃或芳香烃侧链上的氢原子被羟基（—OH）取代后形成的化合物。醇分子中的羟基又称醇羟基（—OH），是醇的官能团。例如：

$$CH_3CH_2OH$$

乙醇环　　　　　　戊醇苯　　　　　　甲醇

（二）醇的分类

1. 根据羟基所连接的烃基种类不同　醇可分为脂肪醇、脂环醇和芳香醇。

$$CH_3CH_2OH$$

脂肪醇　　　　　　脂环醇　　　　　　芳香醇

2. 根据羟基所连接的碳原子类型不同　醇可分为伯醇、仲醇和叔醇。

$$CH_3CH_2CH_2CH_2OH$$

伯醇　　　　　　仲醇　　　　　　叔醇

3. 根据分子中所含羟基数目不同 醇可分为一元醇、二元醇和多元醇。

$$CH_3CH_2OH \qquad \underset{\underset{OH\ OH}{|\quad|}}{CH_2CH_2} \qquad \underset{\underset{OH\ OH\ OH}{|\quad|\quad|}}{CH_2CHCH_2}$$

一元醇　　　　　　二元醇　　　　　　　多元醇

（三）醇的命名

1. 普通命名法 结构简单的醇采用此法，根据羟基所连接的烃基名称命名，称为"某醇"，"基"字一般可以省去。例如：

$$CH_3OH \qquad CH_3CH_2OH$$

甲醇　　　　　乙醇

2. 系统命名法 对于结构复杂的醇采用系统命名法，命名规则如下。

（1）饱和一元醇的命名

①选主链　选择含有羟基碳原子的最长碳链为主链，根据主链碳原子数目命名为"某醇"。

②编号　从靠近羟基的一端给主链碳原子依次编号。

③命名　将取代基的位次、数目、名称及羟基的位次写在母体名称前面，并在阿拉伯数字与汉字之间用短线隔开。例如：

$$CH_3-CH_2-CH_2-CH_2-OH \qquad\qquad \underset{\underset{OH}{|}}{CH_3-CH-CH_2-CH_3}$$

1-丁醇　　　　　　　　　　　　　2-丁醇

$$\underset{\underset{CH_3OH}{|}}{\overset{4\ \ 3\ \ 2\ \ 1}{CH_3CH\ CH\ CH_3}} \qquad \underset{\underset{OH\quad CH_3}{|\qquad|}}{\overset{1\ \ 2\ \ 3\ \ 4\ \ 5}{CH_3CH\ CH_2CHCH}} \qquad \underset{\underset{CH_3\qquad CH_3OH}{|\qquad\quad|}}{\overset{7\ \ 6\ \ 5\ \ 4\ \ 3\ \ 2\ \ 1}{CH_3CH\ CH_2CH_2CH\ CHCH_3}}$$

3-甲基-2-丁醇　　　　　4-甲基-2-戊醇　　　　　3，6-二甲基-2-庚醇

（2）不饱和一元醇的命名　应选择含有羟基碳原子和不饱和键（双键或三键）的最长碳链作为主链，根据主链所含碳原子的个数称为某烯醇或某炔醇，从靠近羟基碳原子的一端开始给主链碳原子编号，标明不饱和键、羟基的位次。例如：

$$\underset{\underset{OH\quad CH_3}{|\qquad|}}{CH_3-CH-C=CHCH_3} \qquad\qquad \underset{\underset{OHCH_3}{|}}{HC\equiv C-CHCH-CH_3}$$

3-甲基-3-戊烯-2-醇　　　　　　4-甲基-1-戊炔-3-醇

（3）脂环醇的命名　在脂环烃基的名称后加"醇"字来命名，通常省去"基"字，称为"环某醇"；若脂环上有取代基，则从羟基所连碳原子开始给碳环编号，并尽可能使环上取代基的编号最小。例如：

环己醇　　　2，3-二甲基环戊醇

（4）芳香醇的命名　以脂肪醇为母体，将芳基作为取代基来命名。例如：

苯甲醇

（5）多元醇的命名　选择连有尽可能多的羟基的最长碳链为主链，根据主链上碳原子及羟基的数目称为某二醇、某三醇等，并将羟基的位次写在名称母体前面。例如：

$$\underset{\underset{OH\ OH}{|\quad |}}{CH_2CHCH_3} \qquad \underset{\underset{OH\ OH}{|\quad |}}{CH_2CH_2} \qquad \underset{\underset{OH\ OHOH}{|\quad |\quad |}}{CH_2CHCH_2}$$

$$1,2\text{-丙二醇} \qquad\qquad 乙二醇 \qquad\qquad\qquad 丙三醇$$

二、醇的性质

（一）物理性质

含有 1~4 个碳原子的醇为无色易挥发透明液体，易溶于水，具有酒味；含有 6~11 个碳的醇为油状液体；含有 12 个以上碳原子的醇为蜡状固体。

因为低级醇与水能形成氢键，甲醇、乙醇、丙醇可与水混溶。但随着碳原子数的增多，烃基的憎水作用逐渐增强，醇的水溶性逐渐降低，高级醇几乎不溶于水而溶于丙酮和乙醚等有机溶剂。

低级醇分子之间能形成氢键，使分子缔合，因此醇的沸点比相对分子量相近的烷烃高。

（二）化学性质

醇的官能团是醇羟基，醇的化学反应主要发生在羟基及与羟基相连的碳原子上，主要反应形式是 O－H 键和 C－O 键的断裂。此外，由于羟基的影响，使得 α－H 原子和 β－H 原子也具有一定的活性。

1. 与活泼金属的反应　醇与某些活泼金属，如钠、钾等反应，羟基中的氢原子被取代生成醇的金属化合物和氢气。例如：

$$CH_3CH_2OH + Na \longrightarrow CH_3CH_2ONa + H_2\uparrow$$

醇与金属钠的反应比水与金属钠的反应缓和得多，放出的热也不足以使氢气燃烧，这说明醇的酸性比水弱。

不同结构的醇与金属钠的反应速率顺序是：甲醇＞伯醇＞仲醇＞叔醇。

2. 与氢卤酸的反应　醇与氢卤酸反应，生成卤代烃和水，此反应为可逆反应。反应速率取决于醇的结构和酸的类型。

$$ROH + HX \Longleftrightarrow RX + H_2O$$

$$\underset{\underset{CH_3}{|}}{\overset{\overset{CH_3}{|}}{CH_3-C-OH}} + HCl \xrightarrow{\text{无水}ZnCl_2} \underset{\underset{CH_3}{|}}{\overset{\overset{CH_3}{|}}{CH_3-C-Cl}} + H_2O$$

$$\underset{\underset{OH}{|}}{CH_3CHCH_2CH_3} + HCl \xrightarrow{\text{无水}ZnCl_2} \underset{\underset{Cl}{|}}{CH_3CHCH_2CH_3} + H_2O$$

$$CH_3CH_2CH_2CH_2OH + HCl \xrightarrow[\triangle]{\text{无水}ZnCl_2} CH_3CH_2CH_2CH_2Cl + H_2O$$

无水氯化锌的浓盐酸溶液称为卢卡斯试剂。含有 6 个碳原子以下的醇与卢卡斯试剂反应，叔醇立即反应，溶液变浑浊，仲醇十几分钟后变浑浊，伯醇在室温下数小时后才变浑浊。故可根据出现浑浊或分层的时间长短来区别不同结构的醇。

3. 酯化反应　醇与无机含氧酸（如硫酸、硝酸或磷酸等）反应，脱去水分子生成相应的无机酸酯。醇与酸在强酸催化下脱水生成酯和水的反应称为酯化反应。例如：

$$CH_3CH_2OH + HNO_3 \longrightarrow CH_3CH_2ONO_2 + H_2O$$

$$乙醇 \qquad\qquad 硝酸 \qquad\qquad 乙酯$$

$$
\begin{array}{c}
\text{CH}_2\text{—OH} \\
| \\
\text{CH—OH} \\
| \\
\text{CH}_2\text{—OH}
\end{array}
+ 3\text{HO—NO}_2
\xrightarrow{\text{H}_2\text{SO}_4}
\begin{array}{c}
\text{CH}_2\text{—ONO}_2 \\
| \\
\text{CH—ONO}_2 \\
| \\
\text{CH}_2\text{—ONO}_2
\end{array}
+ 3\text{H}_2\text{O}
$$

甘油   三硝酸甘油酯

三硝酸甘油酯又称硝化甘油，是一种黄色油状的透明液体。稀释后制成 0.3% 的硝酸甘油片剂，舌下给药，可缓解冠状动脉狭窄引起的心绞痛。

4. 氧化反应 伯醇、仲醇分子中，由于羟基的影响，使得 $\alpha-\text{H}$ 比较活泼，容易发生氧化反应。伯醇氧化先生成醛，醛在此条件下继续被氧化生成羧酸；仲醇氧化生成酮。常用的氧化剂为重铬酸钾的酸性溶液或高锰酸钾的酸性溶液。重铬酸钾酸性溶液的颜色由橙黄色（$\text{Cr}_2\text{O}_7^{2-}$）逐渐变为绿色（$\text{Cr}^{3+}$）；高锰酸钾溶液的紫红色消失。叔醇因为没有 $\alpha-\text{H}$，在同样条件下不能被氧化。

$$
\text{R—CH}_2\text{OH} \xrightarrow{[O]} \text{R—CHO} \xrightarrow{[O]} \text{R—COOH}
$$

伯醇   醛   羧酸

$$
\begin{array}{c}
\text{OH} \\
| \\
\text{R—CH—R}'
\end{array}
\xrightarrow{(O)}
\begin{array}{c}
\text{O} \\
\| \\
\text{R—C—R}'
\end{array}
$$

仲醇   酮

在生物体内，醇的氧化反应通常是在酶的催化下以脱氢的方式进行的。

乙醇在体内的代谢过程主要是在肝脏中进行，在乙醇脱氢酶的催化下，乙醇能被氧化生成乙醛。乙醛对人体有害，它会在乙醛脱氢酶的作用下被氧化生成乙酸，而乙酸可以被机体细胞利用，所以适量饮酒并不会造成酒精中毒。

$$
\text{CH}_3\text{CH}_2\text{OH} \xrightarrow{[O]} \text{CH}_3\text{CHO} \xrightarrow{[O]} \text{CH}_3\text{COOH}
$$

乙醇   乙醛   乙酸

但乙醇在人体内的代谢速度较慢，如果过量饮酒，乙醇会在体内器官特别是在肝脏和大脑中积蓄，引起酒精中毒，严重时甚至会因心脏被麻痹或呼吸中枢失去功能而造成窒息死亡。

甲醇进入体内很快会被肝脏的脱氢酶氧化成甲醛，继而氧化成甲酸。

$$
\text{CH}_3\text{OH} \xrightarrow{[O]} \text{HCHO} \xrightarrow{[O]} \text{HCOOH}
$$

甲醇   甲醛   甲酸

甲醛能凝固蛋白质，损伤视网膜，引起神经系统功能障碍。此外甲醛和甲酸还能抑制体内某些氧化酶，于是体内产生乳酸和其他酸积聚而滞留于血液中，导致出现酸中毒症状。

5. 脱水反应 醇在催化剂（如硫酸、磷酸、氧化铝、氧化锌等）的作用下，容易发生脱水反应。醇的脱水反应受温度影响，通常有两种方式。在较高温度下，通常发生的是分子内脱水生成烯烃；在较低温度下，通常发生的是分子间脱水生成醚。

分子间脱水：乙醇与浓硫酸共热到 140℃，发生分子内间脱水生成乙醚。

$$
\text{CH}_3\text{CH}_2\overline{|\text{OH}} + \overline{\text{H}|}\text{O—CH}_2\text{CH}_3 \xrightarrow[140℃]{\text{浓H}_2\text{SO}_4} \text{CH}_3\text{CH}_2\text{OCH}_2\text{CH}_3 + \text{H}_2\text{O}
$$

乙醇   乙醚

分子内脱水：乙醇与浓硫酸共热到 170℃，发生分子内脱水生成乙烯。

$$
\begin{array}{c}
\text{CH}_3\text{—CH}_2 \\
| \quad | \\
\text{H} \quad \text{OH}
\end{array}
\xrightarrow[170℃]{\text{浓H}_2\text{SO}_4} \text{CH}_2\text{=CH}_2 + \text{H}_2\text{O}
$$

乙醇   乙烯

从分子中脱去一个或几个小分子（如 H_2O、HX 等）而生成不饱和化合物的反应称为消除反应。醇分子内脱水生成烯烃的反应遵守扎依采夫规则（Saytzeff rule），即主要产物是双键上连有较多烃基的烯烃。例如：

$$\underset{\underset{\text{OH}}{|}}{\overset{\alpha\ \beta}{CH_3CHCH_2CH_3}} \xrightarrow[170℃]{H_2SO_4} CH_3CH = CHCH_3 + H_2O$$

6. 邻二醇的特性　具有两个相邻羟基的醇称为邻二醇，邻二醇能与氢氧化铜作用形成深蓝色的溶液，利用此特性可鉴别具有邻二醇结构的化合物。

💡 **素质提升**

辩证认识饮酒，养成良好生活习惯

　　酒是多种化学成分的混合物，水和乙醇是其主要成分。我国是酒的故乡，也是酒文化的发源地，是世界上酿酒最早的国家之一。

　　适量的酒精能够降低血压，使血管扩张，减弱血小板的凝集，从而减少血栓形成，因此适当饮酒会有一定的好处。

　　过量饮酒会对肝脏、心脑血管、神经系统等许多器官、系统造成损害，轻则降低食欲，以致发生营养素缺乏，重则引起酒精性胃炎、酒精性肝炎、酒精性脂肪肝、酒精性肝硬化。过量饮酒还会增加患高血压、中风等的危险。所以，过量饮酒，无节制地饮酒，是非常有害的。

　　作为正处于成长期的医学生，应该正确认识饮酒的利弊，在校学习阶段不饮酒，进入职场后也要学会控制饮酒，并积极向他人介绍过量饮酒的危害，养成良好的生活习惯。

三、常见的醇在医学上的应用

（一）甲醇

　　甲醇（CH_3OH）是最简单的醇，最初由木材干馏得到，故俗称木醇或木精。甲醇为无色、易燃、有酒精味的液体，沸点 64.5℃，能与水及许多有机溶剂混溶，是良好的有机溶剂。甲醇有毒，误饮 10ml 可致人失明，误饮 30ml 即可致人死亡。

（二）乙醇 📱微课

　　乙醇（CH_3CH_2OH）俗称酒精，是饮用酒的主要成分。常温常压下乙醇为无色、易挥发、易燃液体，沸点 78.5℃，能与水及绝大多数有机溶剂混溶，是重要的有机溶剂和化工原料。95% 的乙醇溶液常用于配制酊剂以及提取中草药中的有效成分等；75% 的乙醇溶液称为消毒酒精，临床上用作外用消毒剂；25%～50% 的乙醇溶液可用于高热患者擦浴，利用酒精易挥发，能带走高热患者的热量，达到物理降温的目的。

（三）丙三醇

　　丙三醇（$\underset{\underset{\text{OH}}{|}}{CH_2}—\underset{\underset{\text{OH}}{|}}{CH}—\underset{\underset{\text{OH}}{|}}{CH_2}$）俗称甘油，是一种无色、无臭、略带甜味的黏稠液体，熔点 17.9℃，沸点 290℃，能与水或乙醇混溶。丙三醇有润肤作用，但高浓度时有强吸湿性，会对皮肤产生刺激，因此需用水适度稀释后使用。甘油在制剂中常用作溶剂、赋形剂和润滑剂。

　　在新制的氢氧化铜溶液中滴加甘油可以观察到深蓝色溶液产生。用此反应可以鉴别具有邻二醇结构的多元醇（如丙三醇、乙二醇等）。

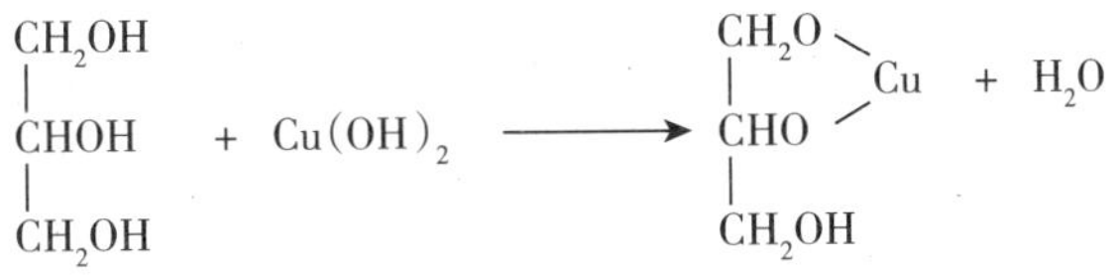

甘油　　　　　　　　　　　甘油铜（深蓝色）

（四）苯甲醇

苯甲醇（ 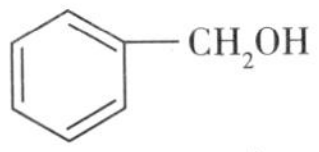 ）又称苄醇，为无色液体，沸点205.2℃，具有芳香气味，微溶于水，可与乙醇混合，易溶于有机溶剂。

苯甲醇具有微弱的麻醉作用，既能镇痛又能防腐。含有苯甲醇的注射用水称为无痛水。临床上使用的青霉素稀释液是2%苯甲醇的灭菌溶液，能减轻注射部位疼痛，故含有苯甲醇的注射用水称为"无痛水"。由于苯甲醇不易被人体吸收，长期积留在注射部位，会导致周围肌肉的坏死，严重者甚至影响骨骼的发育。2005年国家药监局发文禁止苯甲醇作为青霉素溶剂注射使用。

第二节　酚

一、酚的结构、分类和命名

（一）酚的结构

酚（hydroxybenzene）是芳香环上的氢原子被羟基取代后形成的化合物。酚中的羟基称为酚羟基（—OH），是酚的官能团。例如：

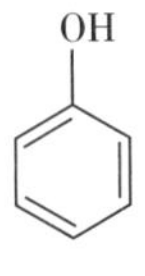

苯酚 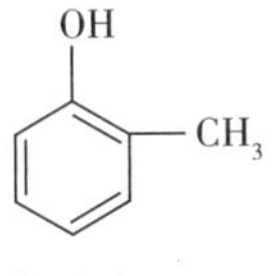　　　　　　　邻甲酚 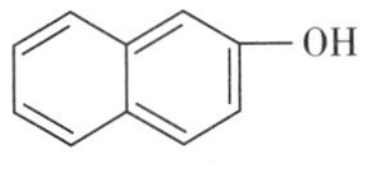　　　　　　　β-萘酚

（二）酚的分类和命名

1. 酚的分类　根据酚羟基的数目不同，酚可分为一元酚、二元酚和多元酚。根据所含芳烃基的不同，酚又可分为苯酚、萘酚等。

2. 酚的命名

（1）一元酚的命名　命名时以苯酚为母体，芳环上的其他原子、原子团或烃基作为取代基，从酚羟基所连碳原子开始用阿拉伯数字给芳环编号，按系统命名原则命名。也可以用邻（$o-$）、间（$m-$）、对（$p-$）表示取代基与酚羟基间的位置。例如：

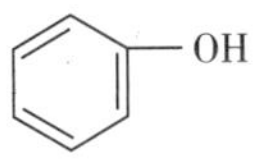

苯酚 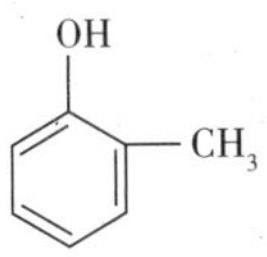　　　　2-甲酚　　　　3-甲酚 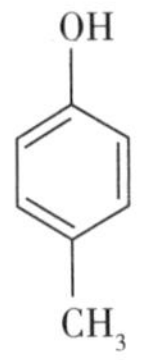　　　　4-甲酚
　　　　　（邻甲酚）　　（间甲酚）　　（对甲酚）

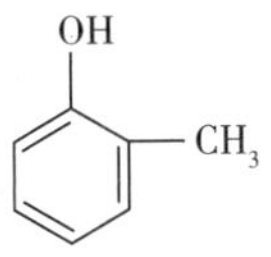

（2）二元酚的命名　命名时以苯二酚为母体，两个酚羟基间的位置用阿拉伯数字或邻、间、对等字表示。例如：

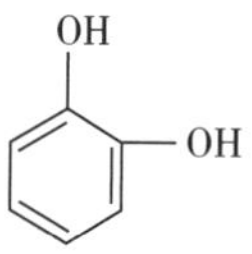

1，2-苯二酚　　　　　1，3-苯二酚　　　　　1，4-苯二酚
（邻苯二酚）　　　　　（间苯二酚）　　　　　（对苯二酚）

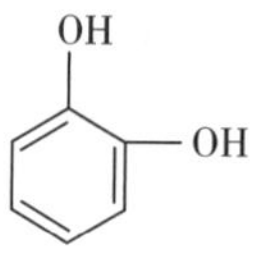

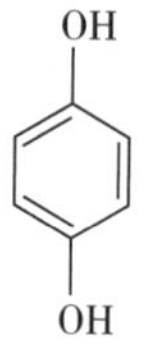

（3）三元酚的命名　命名时以苯三酚为母体，三个酚羟基间的位置用阿拉伯数字或连、偏、均等字表示。例如：

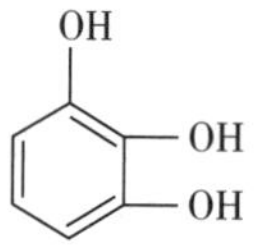

1，2，3-苯三酚　　　　1，2，4-苯三酚　　　　1，3，5-苯三酚
（连苯三酚）　　　　　（偏苯三酚）　　　　　（均苯三酚）

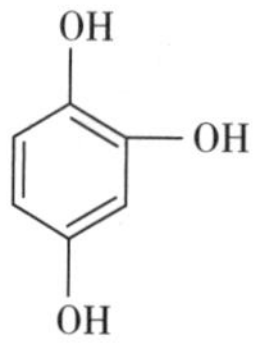

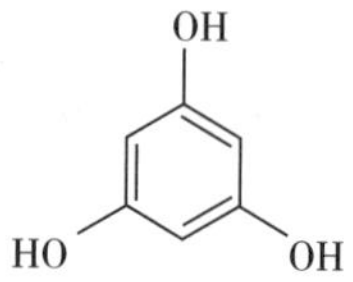

二、酚的性质

（一）酚的物理性质

在常温下，酚类化合物多数为结晶性固体，少数烷基酚为高沸点液体。由于酚分子间及酚与水分子间能形成氢键，所以其熔点、沸点均比相对分子质量相近的烃高。酚具有特殊的气味，能溶于乙醇、乙醚和苯等有机溶剂。一元酚微溶于水，加热时易溶于水。多元酚易溶于水。

（二）酚的化学性质

酚类化合物的酚羟基与苯环形成 $p-\pi$ 共轭体系，电子云向苯环偏移，使 O—H 键极性增强，有利于氢原子解离而显弱酸性；同时，$p-\pi$ 共轭效应使苯环上的电子云密度增加，因此酚易发生亲电取代反应，尤其是羟基的邻、对位。酚与醇虽然都含有羟基，但由于与羟基相连接的烃基不同，所以，它们在性质上有显著不同。

1. 弱酸性　酚类显弱酸性。在苯酚浑浊液中加入 NaOH 溶液，浑浊液逐渐变澄清。这是因为微溶于水的苯酚与 NaOH 反应生成了易溶于水的苯酚钠。

若在苯酚钠溶液中通入 CO_2 即有苯酚游离出来，澄清液又变浑浊。

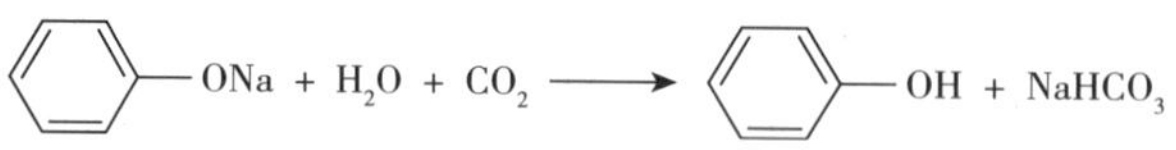

苯酚虽具有弱酸性，但是其酸性比碳酸弱，它只能和强碱成盐，能和碱性较强的 Na_2CO_3 反应，而不能和碱性较弱的 $NaHCO_3$ 反应，所以不溶于碳酸氢钠溶液，利用这一特性可对酚进行分离提纯，也可区分酚与羧酸。

2. 与三氯化铁的显色反应　凡是具有烯醇式结构的化合物都能与三氯化铁溶液发生显色反应。酚类化合物也具有此种结构，所以酚能与三氯化铁溶液发生显色反应。不同的酚显示不同的颜色。例如，苯酚、间苯二酚、1，3，5-苯三酚与三氯化铁溶液反应显紫色；邻苯二酚和对苯二酚与三氯化铁溶液反应显绿色；甲酚和三氯化铁溶液反应显蓝色。利用显色反应可鉴别酚或具有烯醇式结构的化合物。

3. 取代反应　酚羟基与苯环形成 p－π 共轭体系，使苯环上碳原子的电子云密度增加，尤其是羟基的邻、对位，因此苯酚的邻、对位上容易发生亲电取代反应。

（1）卤代反应　苯酚与溴水在室温下能立刻发生取代反应，苯环上邻、对位上的 3 个氢原子均被溴取代，生成 2，4，6-三溴苯酚的白色沉淀。此反应非常灵敏，常用于苯酚的定性鉴别和定量测定。

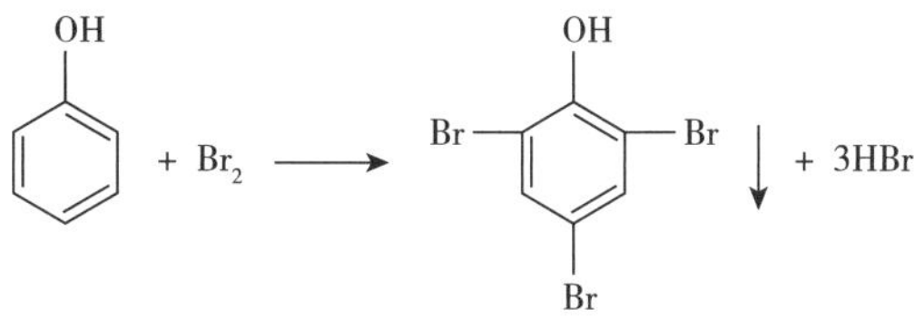

苯酚　　　　　　　　　　2，4，6-三溴苯酚（白色）

（2）硝化反应　苯酚在室温下即可与稀硝酸发生取代反应，生成邻硝基苯酚和对硝基苯酚的混合物。

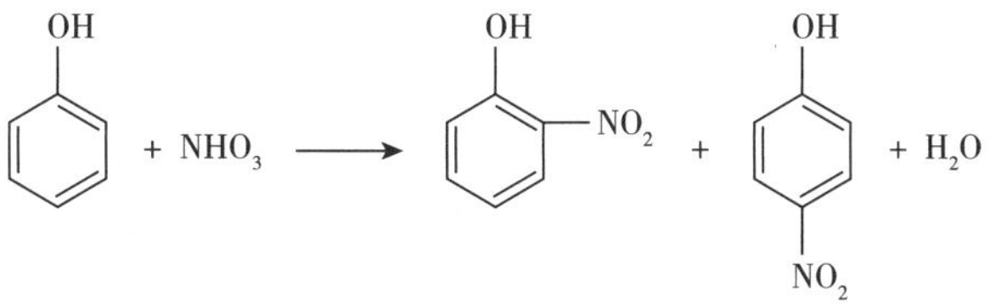

邻硝基苯酚　　对硝基苯酚

邻硝基苯酚可形成分子内氢键，水溶性低、沸点低，易挥发，可随水蒸气蒸馏出来；而对硝基苯酚因形成分子间氢键而形成缔合物，沸点较高，难挥发，不容能随水蒸气蒸出。因此可用水蒸气蒸馏法可将其混合产物分离。

（3）磺化反应　磺化产物与反应温度密切相关。25℃时主要生成邻羟基苯磺酸，100℃时主要生成对羟基苯磺酸。

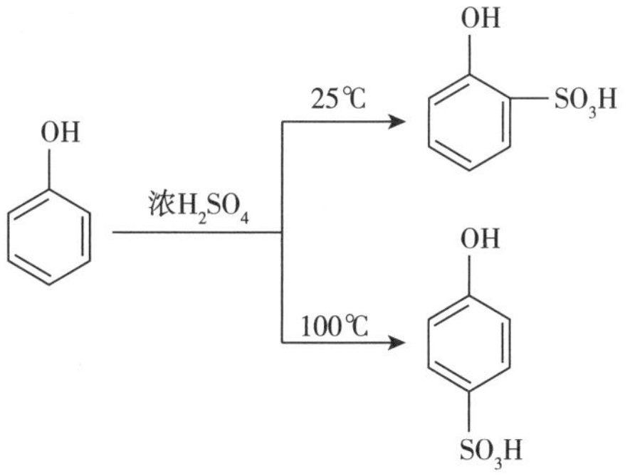

4. 氧化反应　酚类化合物很容易被氧化，不但能与重铬酸钾、高锰酸钾等强氧化剂发生氧化反应，而且与空气长时间接触，也可以被空气中的氧所氧化，而显红色或暗红色，产物很复杂。多元酚更容易被氧化，在室温下也能被弱氧化剂氧化。因此保存酚类药物时，应避免与空气接触，避光保存，必要时需加抗氧剂。

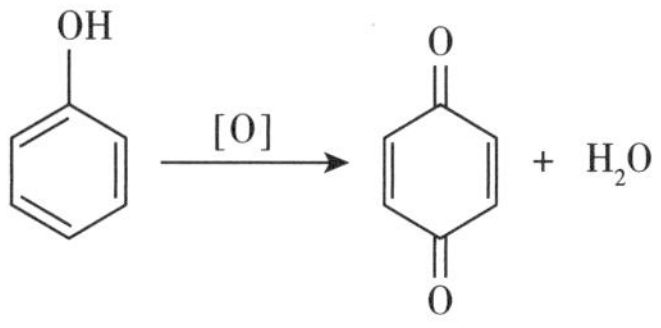

三、常见的酚在医学上的应用

（一）苯酚

苯酚（ —OH）简称酚，最初是从煤焦油中分离得到，有弱酸性，俗称石炭酸。苯酚为无色针状结晶，熔点 43℃，沸点 182℃，具有特殊气味。常温下微溶于水，温度高于 65℃ 时能和水以任意比例混溶。苯酚可溶于乙醇、乙醚、苯等有机溶剂中。

苯酚有毒，对皮肤、眼睛有腐蚀性，当不小心把苯酚沾到皮肤上时，可以用消毒酒精洗去。苯酚能凝固蛋白质，使蛋白质变性，具有杀菌作用，是外科手术中使用最早的消毒剂。3%~5% 的苯酚溶液可用于消毒外科器械，1% 的苯酚可用于皮肤止痒。

苯酚是重要的化工原料，用于制造塑料、染料、药物等。

（二）甲苯酚

简称甲酚，因其来源于煤焦油，又称为煤酚。它有邻、间、对三种异构体，由于它们的沸点接近，不易分离，故实际常用其混合物。因其难溶于水，能溶于肥皂溶液，常配成 50% 的肥皂溶液，称为煤酚皂溶液（俗称"来苏儿"）。甲酚的杀菌能力比苯酚强，常用作器械和环境消毒。

（三）维生素 E

维生素 E 是一种天然存在的酚，由于它与动物生殖功能有关，故又称为生育酚。自然界中有 $\alpha-$，$\beta-$，$\gamma-$ 等多种异构体，其中 $\alpha-$ 生育酚活性最高。临床上常用于先兆流产和习惯性流产的治疗。近年来用于治疗心血管疾病，具有提高机体免疫功能、防癌、抗癌以及抗衰老作用。

（四）苯二酚

苯二酚有邻、间、对三种同分异构体，均为无色结晶。邻苯二酚和间苯二酚易溶于水，而对苯二酚由于结构对称，它的熔点最高，在水中溶解度最小。

邻苯二酚具有升高血压和止喘的作用。人体内一些代谢中间产物和医药上常用的肾上腺素中均有邻苯二酚的结构。

间苯二酚具有抗细菌和真菌作用，刺激性小，临床上用含 2%~10% 的间苯二酚油膏或洗液治疗皮肤病，如湿疹、癣症等。

对苯二酚常以苷的形式存在于植物体内，常用作还原剂、抗氧剂。

第三节　醚

一、醚的结构、分类和命名

（一）醚的结构

醚（ether）可看作是醇或酚的羟基上的氢原子被烃基取代形成的化合物。醚的结构通式是（Ar）R

—O—R′(Ar′)，醚的官能团是醚键（$-\overset{|}{\underset{|}{C}}-O-\overset{|}{\underset{|}{C}}-$），分子中的两个烃基可以相同，也可以不同。例如：

$$CH_3-O-CH_3 \qquad CH_3-O-CH_2-CH_3 \qquad \langle\text{苯基}\rangle O-CH_3$$

甲醚　　　　　　　　　甲乙醚　　　　　　　　　苯甲醚

（二）醚的分类和命名

1. 醚的分类　根据与氧原子相连烃基的结构或方式不同，可将醚分为单醚、混醚和环醚。与氧原子相连的 2 个烃基相同的称为单醚；2 个烃基不相同的称为混醚；具有环状结构的醚称为环醚。根据与氧原子相连接的烃基种类不同，可将醚分为脂肪醚和芳香醚。2 个烃基都是脂肪烃基的称为脂肪醚；1 个或 2 个烃基是芳烃基的称为芳香醚。

2. 醚的命名　结构简单的醚采用普通命名法。单醚命名时，先写出烃基名称，在前面加"二"字，把"基"字改为醚字，称为"某醚"，若烃基是烷基时，把"二"字省略，若是芳香烃基保留"二"字。例如：

$$CH_3-O-CH_3 \qquad\qquad C_6H_5-O-C_6H_5$$

甲醚　　　　　　　　　二苯醚

脂肪混醚命名时，一般将较简单的烃基名称写在前面；命名芳香混醚时，则将芳香烃基的名称放在烷基的前面。例如：

$$CH_3OCH_2CH_3 \qquad\qquad CH_3OCH(CH_3)_2 \qquad\qquad \langle\text{苯基}\rangle OCH_3$$

甲乙醚　　　　　　　　甲异丙醚　　　　　　　　苯甲醚

二、醚的性质

（一）醚的物理性质

大多数醚为无色的液体，易挥发、易燃烧，有特殊气味，沸点与相对分子质量相近的烷烃接近。醚可与水形成氢键，所以在水中的溶解度比烷烃大，醚能溶解许多有机物，因此常用作有机溶剂。

（二）醚的化学性质

醚的化学性质不活泼，在常温下不易与稀酸、稀碱、氧化剂和还原剂发生反应，但在一定条件下也能发生某些反应。

1. 盐的生成　醚中氧原子有孤对电子，能接受质子，所以醚能与强酸作用生成盐。

$$R-O-R + HCl \longrightarrow [R-\overset{+}{O}H-R]^+Cl^-$$

醚形成的盐不稳定，遇水分解，恢复成原来的醚。由于这种盐能溶于强酸中，而烷烃不能，因此可利用此反应区别醚与烷烃。

2. 过氧化物的生成　醚与空气长期接触，$\alpha-C$ 上的氢可被氧化形成过氧化物。过氧化物不稳定，受热容易分解而发生爆炸。储存过久的醚在使用前，应检查是否含有过氧化物存在。常用的检查方法是用淀粉碘化钾试纸测试，若试纸呈蓝色变化，表明有过氧化物存在。

三、乙醚在医学上的应用

乙醚（$CH_3-CH_2-O-CH_2-CH_3$）是具有特殊气味的无色液体，沸点 34.5℃，有特殊气味，易挥发，易燃，微溶于水，比水轻，会浮在水面上。乙醚的蒸气与空气混合达到一定比例时，遇火即可爆炸。因此在制备和使用乙醚时，要避免明火，并采取必要的安全措施。乙醚能溶解多种有机化合物，是常用的溶剂和萃取剂。乙醚有麻醉作用，曾用作吸入型麻醉剂，由于可引起恶心、呕吐等副作用，现已被更高效、安全的麻醉剂异氟醚和七氟醚等代替。

目标检测

答案解析

一、选择题

（一）单项选择题

1. 可用来鉴别 1 - 丁醇、2 - 丁醇和叔丁醇的试剂是 （ ）

    A. $KMnO_4/H^+$ B. 溴水   C. Lucas 试剂

    D. $AgNO_3$ 的醇溶液   E. NaOH

2. 下列化合物能形成分子间氢键的是 （ ）

    A. 甲醚   B. 乙醇   C. 丁烷

    D. 甲苯   E. 乙烯

3. 下列化合物能与溴水反应生成白色沉淀的是 （ ）

    A. 苯酚   B. 甲苯   C. 乙醚

    D. 乙烯   E. 乙醇

4. 能与三氯化铁发生显色反应是 （ ）

    A. 乙醇   B. 乙醚   C. 苯甲醇

    D. 苯酚   E. H_2O

（二）多项选择题

5. 下列物质能与金属钠反应放出氢气的是 （ ）

    A. 乙醇   B. 苯   C. 苯酚

    D. 乙二醇   E. 丁烷

6. 下列化合物能与 $Cu(OH)_2$ 溶液反应的是 （ ）

    A. 乙二醇   B. 丙三醇   C. 丙醇

    D. 1，2 - 丙二醇   E. 苯酚

二、思考题

1. 临床上用作外用消毒剂的酒精浓度是多少？消毒酒精为什么能起到消毒作用？

2. 向试管中加入少量苯酚晶体，加入适量蒸馏水，震荡试管，溶液变浑浊。再向浑浊溶液中加入 NaOH 溶液，震荡试管，浑浊液变得澄清，为什么？

（李鸿斌）

书网融合……

本章小结   微课   题库

第九章 醛和酮

学习目标

1. 通过本章学习，重点掌握醛、酮的概念、分类、命名和主要化学性质；熟悉醛、酮的结构特点。

2. 学会鉴别醛、酮类化合物的方法；具备在临床医学中正确应用醛、酮类化合物的能力。

醛和酮是烃的含氧衍生物，其分子中都含有羰基（ $-\overset{\text{O}}{\underset{\|}{\text{C}}}-$ ），因此醛和酮又称为羰基化合物。醛和酮类化合物广泛存在于自然界中，部分还具有一定的药用价值，在医药领域有广泛应用。

》情境导入

情境描述　进入解剖实验室，同学们可看到用福尔马林溶液保存的解剖标本。

讨论　1. 福尔马林的成分是什么？它属于哪一类有机化合物？

2. 福尔马林的浓度是多少？它为什么可以浸泡标本？

第一节　醛和酮的结构、分类和命名

一、醛和酮的结构

醛（aldehyde）是羰基与一个氢原子、一个烃基相连的化合物（甲醛除外），官能团是醛基（—CHO）；酮（ketone）是羰基与两个烃基相连的化合物，其官能团是酮基（—CO—）。

$$\text{(Ar) R}-\overset{\text{O}}{\underset{\|}{\text{C}}}-\text{H} \qquad\qquad \text{(Ar}_1\text{) R}_1-\overset{\text{O}}{\underset{\|}{\text{C}}}-\text{R}_2\text{ (Ar}_2\text{)}$$

$$\qquad\qquad\text{醛} \qquad\qquad\qquad\qquad\qquad\quad \text{酮}$$

二、醛和酮的分类和命名

（一）醛和酮的分类

1. 根据羰基所连接的烃基结构不同，醛和酮分为脂肪醛或酮、芳香醛或酮和脂环酮。

$$\text{R}-\overset{\text{O}}{\underset{\|}{\text{C}}}-\text{H (R')} \qquad \text{(Ar)}-\overset{\text{O}}{\underset{\|}{\text{C}}}-\text{H (Ar')} \qquad \overset{\text{R}}{\underset{}{}}\overset{\text{CH}_2}{\underset{\text{CH}_2}{}}\text{C}=\text{O}$$

$$\text{脂肪醛或酮} \qquad\qquad \text{芳香醛或酮} \qquad\qquad \text{脂环酮}$$

2. 根据烃基的饱和程度不同，脂肪醛酮又可分为饱和醛酮和不饱和醛酮。

$$\text{CH}_3\text{CHO} \qquad \text{CH}_3\overset{\text{O}}{\underset{\|}{\text{C}}}\text{CH}_3 \qquad \text{CH}_3\text{CH}=\text{CHCHO} \qquad \text{CH}_3\text{CH}=\text{CHC}\overset{\text{O}}{\underset{\|}{\text{C}}}\text{CH}_2\text{CH}_3$$

$$\text{饱和醛} \qquad\quad \text{饱和酮} \qquad\qquad \text{不饱和醛} \qquad\qquad\qquad \text{不饱和酮}$$

3. 根据分子中羰基的数目不同，分为一元、二元或多元醛或酮。

$$HCHO \qquad CH_3\overset{\overset{\displaystyle O}{\|}}{C}CH_3 \qquad OHCCH_2CH_2CHO \qquad CH_3\overset{\overset{\displaystyle O}{\|}}{C}CH_2\overset{\overset{\displaystyle O}{\|}}{C}CH_3$$

一元醛　　　　　一元酮　　　　　二元醛　　　　　　　二元酮

（二）醛和酮的命名

1. 普通命名法

（1）醛的命名　简单醛采用普通命名法，即脂肪醛按含碳原子数的多少称为某醛；芳香醛命名时，把芳烃基作为取代基，放在名称前面。

$$CH_3CH_2CHO \qquad\qquad \overset{\displaystyle \bigcirc}{} CHO \qquad\qquad CH_2=CHCHO$$

丙醛　　　　　　　　　苯甲醛　　　　　　　烯丙醛

（2）酮的命名　简单醛采用普通命名法，即脂肪酮根据羰基两侧烃基的名称命名。芳香酮命名时，把芳烃基作为取代基，放在名称前面。

$$CH_3\overset{\overset{\displaystyle O}{\|}}{C}CH_3 \qquad\qquad CH_3CH_2\overset{\overset{\displaystyle O}{\|}}{C}CH_3 \qquad\qquad \overset{\displaystyle\bigcirc}{}\overset{\overset{\displaystyle O}{\|}}{C}CH_3$$

丙酮（二甲基酮）　　丁酮（甲基乙基酮）　　苯乙酮

2. 系统命名法

（1）选主链　选择含有羰基碳原子的最长碳链作为主链，称为某醛或某酮。

（2）标位次　从醛基或靠近羰基的一端开始编号，编号也可以用希腊字母表示，与羰基碳相连的碳原子编为 α 位，然后依次为 β、γ 位等。

（3）定名称　表示羰基位次的数字写在其名称前，并在母体醛酮名称前标明支链或取代基的位次、数目和名称。

命名不饱和醛和酮时，羰基的编号应尽可能小并标明不饱和键的位置；脂环酮的命名类似于脂肪酮，编号从羰基碳原子开始，在名称前加"环"字；芳香醛酮是以脂肪醛酮作为母体，芳烃基作为取代基来命名；多元醛酮命名时要标明羰基的位置和数目。

$$CH_3CH_2\overset{\overset{\displaystyle CH_3}{|}}{C}HCHO \qquad CH_3\overset{\overset{\displaystyle CH_3}{|}}{C}=CHCHO \qquad CH_3\overset{\overset{\displaystyle CH_3}{|}}{C}H-\overset{\overset{\displaystyle O}{\|}}{C}-CH_3$$

2-甲基丁醛　　　　3-甲基-2-丁烯醛　　　　3-甲基-2-丁酮

3-甲基环己酮　　　　3-苯基丙烯醛（肉桂醛）　　　　1-苯基丁-2-酮

$$OHCCH_2CH_2CHO \qquad\qquad CH_3\overset{\overset{\displaystyle O}{\|}}{C}CH_2\overset{\overset{\displaystyle O}{\|}}{C}CH_2$$

丁二醛　　　　　　　　　戊-2,4-二酮

此外，醛、酮也可根据其来源或性质的俗名来命名。例如，3-苯基丙烯醛、4-羟基-3-甲氧基苯甲醛、3-甲基环十五烷酮分别又称肉桂醛、香草醛、麝香酮等。

第二节 醛和酮的性质

一、物理性质

室温下甲醛是气体，12 个碳原子以下的脂肪醛、酮是无色液体，高级脂肪醛、酮和芳香醛、酮多为固体。低级醛具有刺激性气味，某些中级醛、酮和芳香醛具有特殊的香味，可用在化妆品和食品工业。

羰基的极化造成醛、酮的分子之间产生偶极作用，因此比分子量相近的低极性化合物沸点高。醛、酮分子彼此间不能形成分子间氢键，因此它们的沸点比相对分子质量相近的醇低。

醛、酮分子的羰基氧能与水分子形成氢键，因此低级醛、酮易溶于水，但随着醛、酮分子中碳原子数目的增加，其水溶性迅速降低，如含有 6 个碳原子以上的醛、酮几乎不溶于水。醛、酮一般易溶于苯、乙醚等有机溶剂，本身也是一种良好的溶剂，如丙酮、丁酮。

二、主要化学性质 ⓔ微课

醛、酮都含有羰基，具有相似的化学性质，性质主要由羰基决定。羰基氧的电负性大于碳，使 π 电子云偏向氧原子一方，羰基氧原子带部分负电荷，而碳原子带部分正电荷，因此醛和酮有较高的化学活性。它们的化学性质主要表现在羰基的亲核加成反应、α–H 反应和还原反应等。但醛、酮结构上的差异，导致它们在反应性能上表现出不同。

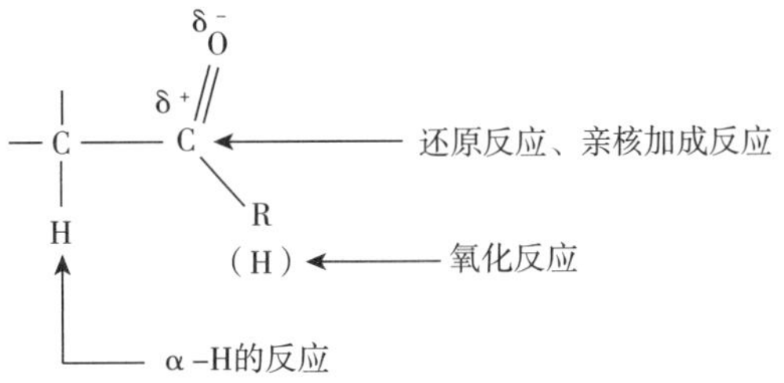

（一）亲核加成反应

醛、酮易与亲核试剂发生亲核加成反应。亲核试剂进攻带正电荷的羰基碳而引起的加成反应称为亲核加成反应。

反应分两步进行：首先是亲核试剂中带负电荷的部分 Nu^- 加到羰基碳原子上，然后试剂中带正电荷部分再加到羰基氧原子上。

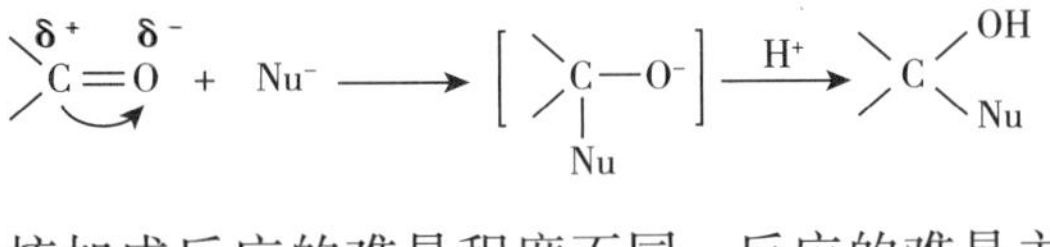

不同结构的醛、酮进行亲核加成反应的难易程度不同，反应的难易主要与电子效应及空间效应有关，即羰基碳原子上的正电荷密度越大，越有利于亲核试剂的进攻，反应越快；与羰基相连的基团体积越小，个数越少，空间阻碍作用就越小，加成反应越快。不同醛、酮的反应活性如下：

甲醛 > 醛 > 脂肪族甲基酮 > 芳香甲基酮

与羰基发生加成反应的亲核试剂很多。例如，氢氰酸（HCN）、醇（ROH）、亚硫酸氢钠（$NaHSO_3$）、格氏试剂（RMgX）、氨的衍生物（NH_2—R）等。加成时亲核试剂中带负电荷的部分 Nu^- 加到羰基碳原子上，带正电荷的部分加到羰基氧原子上，形成新的化合物。

1. 与氢氰酸的加成　碱存在下，醛、脂肪族甲基酮和八个碳原子以下的环酮与氢氰酸作用生成相应的 α – 羟基腈。

$$\begin{array}{c} R \\ \diagdown \\ H \diagup C=O \\ (CH_3) \end{array} + HCN \rightleftharpoons \begin{array}{c} R \quad OH \\ \diagdown \ \diagup \\ C \\ \diagup \ \diagdown \\ H \quad CN \\ (CH_3) \end{array}$$

醛或脂肪族甲基酮　　　　　　　　　α – 羟基腈

由于氢氰酸极易挥发，且毒性很大，实验室中一般将醛、酮和氰化钾的水溶液混合，再逐滴加入无机酸，使之一边产生氢氰酸，一边进行反应。醛、酮与氢氰酸的加成反应在药物合成中是一种常用的增长碳链的方法，生成的 α – 羟基腈是活泼的化合物，在酸性条件下可水解生成 α – 羟基酸。

$$CH_3CH_2\overset{O}{\overset{\|}{C}}CH_3 \xrightarrow{HCN} CH_3CH_2\overset{OH}{\underset{CH_3}{\overset{|}{C}}}CN \xrightarrow[H_2O]{HCl} CH_3CH_2\overset{OH}{\underset{CH_3}{\overset{|}{C}}}COOH$$

2. 与醇的加成　醇是较弱的亲核试剂，在干燥氯化氢的催化下，1 分子醛能与 1 分子醇发生亲核加成反应，生成半缩醛。半缩醛分子中新生成的羟基称为半缩醛羟基，活性较高，可以继续与另一分子醇作用，失去一分子水，生成稳定的缩醛。

$$R-\overset{O}{\overset{\|}{C}}-H + HOR_1 \xrightarrow{干燥HCl} R-\overset{\overset{OH}{|}}{\underset{OR_1}{\overset{|}{C}}}-H \xrightleftharpoons[R_2OH]{干燥HCl} R-\overset{\overset{OR_2}{|}}{\underset{OR_1}{\overset{|}{C}}}-H + H_2O$$

半缩醛羟基　　　　　半缩醛　　　　　　　　　缩醛

酮也可以发生类似的反应，生成缩酮，但比醛困难。一般酮与一元醇不反应，与某些二元醇反应，生成环状缩酮，如乙二醇。

$$\begin{array}{c} CH_3 \\ \diagdown \\ CH_3 \diagup C=O \end{array} + HOCH_2CH_2OH \xrightarrow{干燥HCl} \begin{array}{c} CH_3 \\ \diagdown \\ CH_3 \diagup C \\ \end{array}\overset{O}{\underset{O}{\diagdown\diagup}}\rceil$$

缩醛和缩酮在碱性溶液中比较稳定，对氧化剂和还原剂也不敏感，因此在有机合成中常将醛、酮转变成缩醛和缩酮来保护羰基，反之也可利用醛、酮保护羟基。缩醛和缩酮在稀酸中能水解成原来的醛或酮，因此可以利用此方法来分离纯化醛、酮。

3. 与亚硫酸氢钠加成　醛、脂肪族甲基酮及 8 个碳以下的环酮在室温下可与饱和亚硫酸氢钠溶液发生加成反应，生成 α – 羟基磺酸钠，该化合物溶于水，为白色晶体。因此可利用此反应来鉴别醛及某些酮。

$$\begin{array}{c} R \\ \diagdown \\ H \diagup C=O \\ (CH_3) \end{array} + NaHSO_3 \rightleftharpoons \begin{array}{c} R \quad OH \\ \diagdown \ \diagup \\ C \\ \diagup \ \diagdown \\ H \quad SO_3Na \\ (CH_3) \end{array}$$

α – 羟基磺酸钠

该反应为可逆反应，酸和碱都能同亚硫酸氢钠反应，因此加酸或碱可使反应体系中微量的亚硫酸氢钠用酸或碱不断地除去，反应逆向移动，加成产物 α – 羟基磺酸钠又分解为原来的醛、酮。因此常可利用此可逆反应来纯化醛和酮。

$$\begin{array}{c} R \\ \diagdown \\ H' \diagup C=O \\ (R') \end{array} \xrightarrow{NaHSO_3} \begin{array}{c} R \quad OH \\ \diagdown \ \diagup \\ C \\ \diagup \ \diagdown \\ H' \quad SO_3Na \\ (R') \end{array} \left\{ \begin{array}{l} \xrightarrow{稀NHCO_3} RCHO + Na_2SO_3 + CO_2 + H_2O \\ \\ \xrightarrow{稀HCl} RCHO + NaCl + SO_2 + H_2O \end{array} \right.$$

4. 与格氏试剂加成 格氏试剂是一个比较常用的亲核试剂，其亲核性非常强，它与醛、酮发生的亲核加成反应是不可逆的，加成产物不经分离直接进行水解就可得到醇类，是合成反应中增长碳链的方法之一。

$$\begin{array}{c}>\!C=O\end{array} + R-MgX \longrightarrow \begin{array}{c}>\!C\!<^{OMgX}_{R}\end{array} \xrightarrow{H_3O^+} \begin{array}{c}>\!C\!<^{OH}_{R}\end{array}$$

格氏试剂与甲醛反应时可制得伯醇，与其他醛反应可制得仲醇，与酮反应可制得叔醇。

5. 与氨及其衍生物加成 氨及其衍生物分子中的氮原子上都带有未共用电子对，具有亲核性，可与醛、酮发生亲核加成反应，然后再脱去一分子水，缩合得到含碳氮双键（—C＝N—）的化合物。

$$\begin{array}{c}{}^R_{(R')}\!\!>\!C=O\end{array} + \begin{array}{c}H-N-R''\\|\\H\end{array} \longrightarrow \begin{array}{c}{}^R_{(R')}\!\!>\!C-N-R''\\|\ \ |\\\underline{OH\ \ H}\end{array} \xrightarrow{-H_2O} \begin{array}{c}{}^R_{(R')}\!\!>\!C=N-R''\end{array}$$

与醛、酮发生加成反应的氨的衍生物有羟胺、肼、苯肼、2，4–二硝基苯肼以及氨基脲等。

NH_2OH	$>\!C=NOH$	肟
NH_2NH_2	$>\!C=NNH_2$	腙
$>\!C=O$ + $NH_2NH-\bigcirc$ ⟶	$>\!C=NNH-\bigcirc$	苯腙
$NH_2NH-\bigcirc^{O_2N}_{NO_2}$	$>\!C=NNH-\bigcirc^{O_2N}_{NO_2}$	2，4–二硝基苯腙
$NH_2NH-\overset{O}{\overset{\|}{C}}-NH_2$	$>\!C=NNHCONH_2$	缩氨脲

醛、酮与氨的衍生物的反应产物大多是晶体，具有固定的熔点，测定其熔点可以初步推断它是由哪一种醛或酮所生成的。特别是2，4–二硝基苯肼，它几乎能与所有的醛、酮迅速发生反应，生成橙黄色或橙红色的2，4–二硝基苯腙晶体，易于观察，常用它来鉴别醛、酮。

$$\begin{array}{c}{}^R_{(R')H}\!\!>\!C=O\end{array} + H_2NHN-\bigcirc^{NO_2}_{NO_2} \longrightarrow \begin{array}{c}{}^R_{(R')H}\!\!>\!C=N-NH-\bigcirc^{NO_2}_{NO_2}\end{array}$$

2，4–二硝基苯肼　　　　　　　　　2，4–二硝基苯腙（橙黄或橙红色晶体）

（二）α–H 的反应

羰基氧原子的电负性较大，从吸电子诱导效应与 σ–π 超共轭效应两方面来看，α 碳原子上的碳氢键极性增强，使 α–H 的活性增强，有成为质子离去的趋向，而具有一定的酸性。具有 α–H 的醛、酮能发生卤代反应和羟醛缩合反应。

1. 卤代和卤仿反应 稀酸或碱的催化下，醛和酮的 α–H 能被卤素取代，生成 α–卤代醛（酮）。

$$\begin{array}{c}\overset{O}{\overset{\|}{-C}}-\overset{\|}{\underset{H}{C}}-\end{array} + X_2 \xrightarrow{\text{碱或酸}} \begin{array}{c}\overset{O}{\overset{\|}{-C}}-\overset{\|}{\underset{X}{C}}-\end{array} + HX$$

在碱性条件下，甲基醛和酮中的三个 α–H 都能被卤素取代，生成三卤代物，该化合物极不稳定，发生碳碳键断裂，生成三卤甲烷和羧酸盐，此反应称为卤仿反应。次氯酸盐是一种氧化剂，可将醇氧化成醛或酮。因此含有 $CH_3CH(OH)$—结构的醇会先被氧化成乙醛或甲基酮，再进行卤仿反应。反应中如使用的是碘，生成碘仿，是一种难溶于水，具有特殊气味的黄色结晶，故常用该反应鉴别含活泼甲基的醛或酮。

$$R-\overset{O}{\underset{||}{C}}-CH_3 + NaOH + X_2 \longrightarrow R-\overset{O}{\underset{||}{C}}-CX_3 \xrightarrow{OH^-} CHX_3 + RCOONa$$

2. 醇醛缩合反应　在稀碱溶液中，含有 $\alpha-H$ 的醛，能和另一分子醛发生加成反应。醛的 $\alpha-H$ 加到另一分子醛的羰基氧原子上，余下的部分加到羰基碳原子上，生成 $\beta-$ 羟基醛的反应称为醇醛缩合或羟醛缩合反应。这是有机合成中增长碳链的一种重要方法。由于 $\alpha-H$ 同时被羰基和 $\beta-C$ 上的羟基所活化，因此只需稍微受热或酸的作用即发生分子内脱水而生成 $\alpha, \beta-$ 不饱和醛。

$$CH_3-\overset{O}{\underset{||}{C}}-H + H-\overset{\alpha}{C}H_2CHO \xrightarrow{稀碱} \overset{\beta}{C}H_3CH-\overset{\alpha}{C}HCHO \xrightarrow{\triangle} CH_3CH=CHCHO + H_2O$$

$\beta-$羟基丁醛　　　　丁-2-烯醛

相同醛之间发生缩合反应时只能得到一种产物，是有机合成中增长碳链的一种重要方法。两种不同醛在稀碱性条件下发生缩合，称为交叉缩合反应，如两种不同的醛都含有 $\alpha-H$，缩合时可能得到 4 种产物的混合物，分离困难，应用意义不大。如果将含有 $\alpha-H$ 的醛缓慢滴加到不含 $\alpha-H$ 的醛中，由于混合物中含有 $\alpha-H$ 的醛的浓度低，发生自身缩合的概率小，绝大部分以碳负离子的形式与不含 $\alpha-H$ 的醛发生缩合，则生成一种主要产物。

$$H-\overset{O}{\underset{||}{C}}-H + H-CH_2CHO \xrightarrow{稀碱} \underset{OH}{CH_3CH_2CHO} \xrightarrow{\triangle} CH_2=CHCHO$$

在碱性条件下，具有 $\alpha-H$ 的酮也能发生缩合反应，但是比醛困难，产率低。二元羰基化合物能发生分子内的缩合反应，生成环状化合物，可用于 5~7 元环化合物的合成。

$$\text{（苯基）}CHO + H-CH_2CHO \xrightarrow{稀碱} \text{（苯基）}CH=CHCHO$$

（三）还原反应

醛、酮一般都易发生还原反应，在不同的还原剂下，既可以被还原成醇，也可以被还原成烃。

1. 催化氢化　醛、酮在镍或铂的催化作用下，被氢气还原为伯醇或仲醇。

$$CH_3\overset{O}{\underset{||}{C}}-CH_3 + H_2 \xrightarrow{Ni} CH_3\overset{OH}{\underset{|}{C}H}-CH_3$$

若分子中还有其他不饱和官能团（双键、三键、氰基、硝基等），在此反应条件下也可被还原。

$$\text{（苯基）}CH=CHCHO + H_2 \xrightarrow{Ni} \text{（苯基）}CH_2CH_2CH_2OH$$

2. 金属氢化物还原　醛、酮用金属氢化物，如硼氢化钠（$NaBH_4$）、氢化锂铝（$LiAlH_4$）还原时，可以将醛还原为伯醇，酮还原为仲醇。

$$\text{（苯基）}CH=CHCHO \xrightarrow[CH_3CH_2OH]{NaBH_4} \text{（苯基）}CH=CHCH_2OH$$

金属氢化物具有较高的反应选择性，氢化锂铝的还原性比硼氢化钠要强，不但能还原醛、酮，而且能还原—CN、—NO₂、—COOH 等许多不饱和基团。硼氢化钠可在水或醇溶液中进行，氢化锂铝必须在无水条件下进行。但是它们都不能还原醛或酮分子中所含的碳碳双键和碳碳三键。

3. 克莱门森还原　醛、酮与锌汞齐和浓盐酸共热回流，将羰基还原为亚甲基的反应称为克莱门森还原。

$$\text{（苯基）}-\overset{\overset{\text{O}}{\|}}{\text{C}}-\text{CH}_3 \xrightarrow{\text{Zn-Hg, HCl}} \text{（苯基）}-\text{CH}_2\text{CH}_3$$

芳香族酮较容易发生克莱门森还原反应，收率较高。对酸敏感的羰基化合物不可使用该方法还原。

（四）氧化反应

醛、酮都可以被氧化剂氧化，但醛基上的氢原子比较活泼，更易被氧化。醛不但能被强氧化剂如高锰酸钾、重铬酸钾或硝酸等氧化，还能够被弱的氧化剂所氧化，但酮不能被弱氧化剂氧化，常用的弱氧化剂有托伦试剂（Tollen reagent）、斐林试剂（Fehling reagent）。

1. 醛的氧化

（1）与托伦试剂的反应　托伦试剂是硝酸银的氨溶液，是 AgNO₃ 溶于过量氨水配置的一种无色试剂，又称银氨溶液。托伦试剂与醛共热，醛被氧化成羧酸，银离子被还原为金属银，附着在试管壁上，形成银镜，因此又称银镜反应。托伦试剂可用来检验有机物是否含有的醛基。

$$\text{CH}_3\text{CHO} + [\text{Ag(NH}_3)_2]^+ \xrightarrow{\triangle} \text{CH}_3\text{COONH}_4 + \text{H}_2\text{O} + \text{Ag}\downarrow$$

（2）与斐林试剂的反应　斐林试剂是由硫酸铜和酒石酸钾钠的氢氧化钠溶液配制而成的深蓝色二价铜配合物。斐林试剂与甲醛作用可被还原成红色单质铜，在试管壁上形成光亮的铜镜，此反应又称铜镜反应；与其他脂肪醛共热可被还原成砖红色的氧化亚铜沉淀，与芳香醛不反应，因此可用斐林试剂区分甲醛、其他脂肪醛和芳香醛。

$$\text{CH}_3\text{CHO} + \text{Cu}^{2+}\text{（配离子）} \xrightarrow{\triangle} \text{CH}_3\text{COO}^- + \text{H}_2\text{O} + \text{Cu}_2\text{O}\downarrow$$

$$\text{HCHO} + \text{Cu}^{2+}\text{（配离子）} \xrightarrow{\triangle} \text{HCOONa} + \text{Cu}\downarrow + \text{H}_2\text{O}$$

2. 酮的氧化　强氧化剂如硝酸在较高的温度下，可使酮氧化，即酮羰基和 α‐C 之间发生碳碳键断裂生成羧酸等产物，产物复杂，分离困难，合成意义不大。但某些对称的环酮，氧化后得到二元酸，可以用于合成制备。酮可被过氧化氢或有机过氧化物氧化，在酮羰基和 α‐C 之间插入 1 个氧原子，生成酯。

$$\text{CH}_3\text{CH}_2\text{CH}_2\overset{\overset{\text{O}}{\|}}{\text{C}}\text{CH}_2\text{CH}_3 \begin{cases} \longrightarrow 2\text{CH}_3\text{CH}_2\text{COOH} & \text{（1）} \\ \longrightarrow \text{CH}_3\text{CH}_2\text{CH}_2\text{COOH} + \text{CH}_3\text{COOH} & \text{（2）} \end{cases}$$

$$\text{（1）（2）}$$

（五）其他反应

1. 康尼查罗（Cannizzaro）反应　当两种不含 α‐H 的醛在浓碱的作用下，一分子醛被氧化成羧酸，另一分子醛被还原为醇，此反应称为康尼查罗反应，又称为歧化反应。

$$2\text{（苯基）}-\text{CHO} \xrightarrow{40\%\text{NaOH}} \text{（苯基）}-\text{COONa} + \text{（苯基）}-\text{CH}_2\text{OH}$$

如果两种醛其中一种是甲醛，由于甲醛的还原性强，反应总是甲醛被氧化成甲酸，而另一种醛被还原成醇。

$$HCHO + \underset{}{\bigcirc}—CHO \xrightarrow{40\%NaOH} HCOONa + \underset{}{\bigcirc}—CH_2OH$$

这一特性常用于药物合成中，如血管扩张药季戊醇四硝酸酯的中间体季戊四醇的合成。

$$HCHO + HOCH_2—\overset{CH_2OH}{\underset{CH_2OH}{C}}—CHO \xrightarrow{浓NaOH} HCOONa + HOCH_2—\overset{CH_2OH}{\underset{CH_2OH}{C}}—CH_2OH$$

季戊四醇

2. 魏替希（Witting）反应 魏替希试剂是由亲核性的三苯基膦 $(C_6H_5)_3P$ 与卤代烷进行亲核取代反应制得的膦盐，再用强碱处理除去 $\alpha-H$ 而制得。

醛、酮与魏替希试剂作用脱去一分子氧化三苯基膦生成烯烃，称为魏替希反应。

$$\underset{}{\bigcirc}—CH_2CH=P(C_6H_5)_3 + O=C\overset{CH_2CH_3}{\underset{CH_3}{}} \longrightarrow \underset{}{\bigcirc}—CH_2CH=C\overset{CH_2CH_3}{\underset{CH_3}{}}$$

应用魏替希反应制备烯烃条件温和、双键位置确定，因此在合成中广泛应用。

3. 与品红亚硫酸试剂的显色反应 品红亚硫酸试剂是将二氧化硫通入品红水溶液中，品红的红色褪去，得到的无色溶液，又称为希夫试剂（Schiff reagent）。品红亚硫酸试剂与甲醛作用呈紫红色，加入硫酸后不消失；与其他醛作用呈紫红色，加入硫酸后消失；与酮作用不显色。因此，可用品红亚硫酸试剂鉴别甲醛、其他醛和酮。

三、常见的醛和酮在医学上的应用

（一）甲醛

俗称蚁醛，无色气体，具有刺激性气味，熔点 $-92℃$，沸点 $-21℃$，易溶于水和乙醇。甲醛能与蛋白结合，可使蛋白质凝固，具有广谱杀菌作用；35%～40%的甲醛水溶液，俗称福尔马林，具有杀灭细菌并且不让细菌侵入腐化的作用，可用作保存标本的防腐剂和外科器械、手套和污染物的消毒剂。甲醛是原浆毒物，吸入高浓度甲醛后，会出现呼吸道的严重刺激和水肿、眼刺痛、头痛，也可发生支气管哮喘。尤其家庭装饰材料会缓慢释放甲醛，成为室内污染的重要来源。

甲醛与氨作用，生成六亚甲基四胺，俗称乌洛托品（urotropine），是溶于水的无色晶体，熔点 $263℃$，具有甜味，在医药上用作利尿剂和尿道杀菌剂。

（二）乙醛

乙醛是一种有刺激性气味的液体，沸点 $20.8℃$，易溶于水和乙醇、乙醚等有机溶剂中。乙醛的沸点很低，且易被氧化。常以三聚乙醛的形式保存乙醛，使用前可将三聚乙醛在稀硫酸中加热解聚而放出乙醛。

乙醛可与氯反应生成三氯乙醛。三氯乙醛为无色液体，沸点 $98℃$。三氯乙醛的水合物俗称水合氯醛，为无色晶体，有刺激性臭味，能溶于水、乙醇、乙醚，具有快速催眠的作用，临床上用于治疗失眠、烦躁不安及惊厥。在工业上，三氯乙醛是制备药物等的重要原料。

（三）丙酮

丙酮在常温常压下为易挥发的无色透明液体，具有特殊芳香气味，易燃烧，其蒸气能与空气形成爆炸性混合物。丙酮比水轻，能与水、酒精、乙醚、三氯甲烷、乙炔、油类及碳氢化合物相互溶解，能溶解油脂和橡胶，是良好的溶剂。在生物体内，丙酮是糖类物质的分解产物之一，正常人的血液中丙酮的含量很低，但当人体代谢出现紊乱时（如糖尿病患者），体内丙酮含量增加，并随呼吸或尿液排出。临床上检查患者尿液中是否含有丙酮，常用亚硝酰铁氰化钠溶液和氨水，若有丙酮存在，即呈紫红色。丙酮蒸气具有麻醉作用。

💡 素质提升

正确处理甲醛废水，保护环境守护健康

甲醛对人和恒温动物的毒性很强，能刺激皮肤，易引起皮炎，易产生呼吸道刺激、过敏、肺功能异常、肝功能异常、免疫功能异常等。如果长期饮用被甲醛污染的水源，会引起头昏、贫血以及各种神经系统疾病。国家标准《污水综合排放标准》（GB 8978 – 1996）规定，二级排放标准的甲醛含量不得高于 2mg/L。当水中甲醛浓度为 100mg/L 时，能抑制微生物对有机物的氧化；当水中甲醛含量为 500mg/L 时，生物耗氧过程全部终止，水中微生物被杀死，故高浓度甲醛不适合生物法处理。国内外研究者对甲醛废水的处理技术进行了大量的研究，处理方法主要有：氧化法、生物处理法、吹脱法、缩合法、石灰法等。

作为医学生，应该正确认识甲醛废水对环境和人类健康的危害，在学习阶段和进入职场后按规定处理甲醛废水，并积极向他人介绍甲醛废水的危害和处理方式，为保护环境和人类健康做贡献。

答案解析

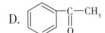

目标检测

一、选择题

（一）单项选择题

1. 下列化合物中最容易和 HCN 加成的是（　　）

　　A. 甲醛　　　　　　　　　B. 丙酮　　　　　　　　　C. 环己酮

　　D. 乙醛　　　　　　　　　E. 丙醛

2. 下列化合物中能与 HCN 发生加成反应的是（　　）

　　A. $CH_3CH_2OCH_2CH_3$　　　　B. CH_3CH_2OH　　　　　C. CH_3CHO

　　D.

　　E. $CH_3CH_2OCH_2CH_2CH_3$

3. 下列化合物中，与格氏试剂作用后生成伯醇的是（　　）

　　A. 甲醛　　　　　　　　　B. 环己酮　　　　　　　　C. 丙酮

　　D. 丙醛　　　　　　　　　E. 丁醛

4. 下列各组化合物中，可用 2，4 – 二硝基苯肼鉴别的是（　　）

　　A. 甲醛和乙醛　　　　　　B. 乙醇和乙醛　　　　　　C. 丙醛和丙酮

　　D. 苯甲醛和苯乙酮　　　　E. 丁醛和丁酮

5. 下列化合物中能发生碘仿反应的是（　　）

　　A. CH_3CH_2CHO　　　　　　B. $CH_3CH_2COCH_2CH_3$　　　　C. $CH_3CH_2CH_2OH$

D. $\overset{\overset{\displaystyle OH}{|}}{CH_3CHCH_3}$ E. $CH_3CH_2OCH_2CH_2CH_3$

6. 下列化合物既能与 Na_2CO_3 反应，又能发生银镜反应的是（　）

    A. $HCOOH$ B. CH_3COOH C. $HCHO$

    D. CH_3CHO E. $CH_3CH_2OCH_2CH_2CH_3$

（二）多项选择题

7. 下列物质能与醛发生亲核加成反应的是（　）

    A. 氢氰酸   B. 醇   C. 格氏试剂

    D. 氨及氨的衍生物   E. 亚硫酸氢钠

8. 以下哪些物质可以发生碘仿反应生成黄色固体（　）

    A. 乙醛   B. 甲基酮   C. 乙醇

    D. 甲基仲醇   E. 甲醛

二、思考题

1. 保存标本用的福尔马林中甲醛的浓度是多少？为什么能起到保存标本的作用？

2. 丙酮中含有少量的丙醇，如何提纯丙酮？

（王华丽）

书网融合……

本章小结

微课

题库

第十章　羧酸和取代羧酸

PPT

学习目标

1. 通过本章学习，重点掌握羧酸、羟基酸、酮酸的概念、分类、命名及主要化学性质。
2. 学会用化学方法鉴别羧酸和羟基酸；具有正确使用羧酸类消毒剂、防腐剂、pH 调节剂的能力。

羧酸是许多有机化合物氧化的最终产物，常以盐和酯的形式广泛存在于自然界中。临床上常用药物有的本身就是羧酸或取代羧酸，如解热镇痛药布洛芬、抗菌消炎药头孢氨苄、纠正酸中毒药乳酸钠等。羧酸及取代羧酸大多具有生物活性，广泛用作药物合成的原料或中间体，与人类生活及医药有着密切的关系。

情境导入

情境描述　2021 年 8 月 8 日清晨，东京奥运会男子马拉松比赛在札幌大通公园举行。3 名参赛的中国选手均顺利完成了比赛，其中杨绍辉获得了第 19 名，创造了中国男选手参加奥运会马拉松比赛的最好名次，这是中国人的骄傲和自豪。虽然跑步人人都会，但一次跑完 42.195 公里，对很多人来说都是巨大的挑战。在马拉松比赛中，糖等能量物质消耗殆尽，乳酸等致疲劳物质积累过多，都会影响运动能力的发挥，甚至可能会导致无法完成比赛。

讨论　1. 人体内的乳酸是如何产生的？乳酸属于哪类有机化合物？

2. 乳酸显酸性，它的累积会导致体内 pH 下降，当 pH 降至多少时，人体会出现"酸中毒"现象？

第一节　羧　酸

一、羧酸的结构、分类和命名

（一）羧酸的结构

羧酸（carboxylic acid）是烃分子中的氢原子被羧基取代的化合物，其官能团是羧基（—COOH），分子通式为 RCOOH（脂肪酸，甲酸例外）和 ArCOOH（芳香酸）。例如：

HCOOH　　　　　　　　　　—COOH　　　　　　　　　—COOH

甲酸　　　　　　　　　　环己基甲酸　　　　　　　　苯甲酸

（二）羧酸的分类

1. 根据羧酸分子中烃基 R 的种类不同　分为脂肪酸、脂环酸和芳香酸。脂肪酸根据烃基 R 是否饱和，又分为饱和酸、不饱和酸。

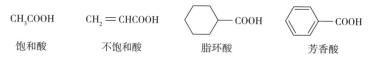

饱和酸   不饱和酸   脂环酸   芳香酸

2. 根据羧酸分子中所含羧基的数目不同 分为一元酸、二元酸和多元酸。

一元酸   二元酸   多元酸

（三）羧酸的命名

1. 系统命名 羧酸的系统命名原则与醛相似。

（1）饱和一元脂肪酸的命名 选择含羧基在内的最长碳链为主链，根据主链碳原子数目称为"某酸"，从羧基碳原子开始用阿拉伯数字或希腊字母（α、β、γ……）给主链编号。例如：

$$\overset{4}{C}H_3 - \overset{3}{C}H - \overset{2}{C}H_2 - \overset{1}{C}OOH$$
$$\quad\quad\quad |$$
$$\quad\quad\quad CH_3$$

3-甲基丁酸（β-甲基丁酸）

$$\overset{5}{C}H_3 - \overset{4}{C}H - \overset{3}{C}H - \overset{2}{C}H_2 - \overset{1}{C}OOH$$
$$\quad\quad\quad |\quad\quad |$$
$$\quad\quad\quad CH_3 \quad CH_3$$

3，4-二甲基戊酸（β，γ-二甲基戊酸）

（2）不饱和一元脂肪酸的命名 选择含羧基及不饱和键在内的最长碳链为主链，根据主链碳原子数目称为"某烯酸"或"某炔酸"。尽量使取代基、不饱和键的位次最小，将取代基的位次、数目、名称及不饱和键的位次写在母体名称的前面。例如：

$$\overset{5}{C}H_3 - \overset{4}{C}H - \overset{3}{C}H = \overset{2}{C}H - \overset{1}{C}OOH$$
$$\quad\quad\quad |$$
$$\quad\quad\quad CH_3$$

4-甲基-2-戊烯酸

$$\text{—} CH = CH - COOH$$

3-苯基丙烯酸（肉桂酸）

（3）脂环酸及芳香酸的命名 以脂肪酸为母体，脂环或芳环为取代基。若环上又有基团时，从与羧基相连的环碳原子开始编号，使环上基团的位次尽量最小。例如：

$$\overset{3}{C}H - \overset{2}{C}H_2 - \overset{1}{C}OOH$$
$$| $$
$$CH_3$$

3-环己基丁酸

2-甲基苯乙酸

（4）二元酸的命名 选择含有两个羧基在内的最长碳链为主链，称为某二酸。例如：

$$HOOC - CH - COOH$$
$$\quad\quad |$$
$$\quad\quad CH_3$$

2-甲基丙二酸   1，2-环己基二甲酸   1，4-苯二甲酸（对苯二甲酸）

2. 俗名 许多羧酸是从天然产物中提取的，根据其来源可以用俗名。例如：

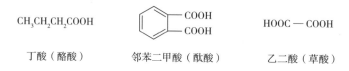

$$CH_3CH_2CH_2COOH$$

丁酸（酪酸）   邻苯二甲酸（酞酸）   乙二酸（草酸）

3. 酰基的命名 从羧酸分子中去掉羧基上的羟基后，剩下的部分称为酰基。酰基的名称是由原来的羧酸而得名，即将"酸"字换成"酰基"。例如：

甲酰基 乙酰基 草酰基 苯甲酰基

二、羧酸的性质

（一）物理性质

一元饱和羧酸中，低级脂肪酸（甲酸、乙酸、丙酸）是有强烈刺激性气味的液体，中级脂肪酸（含 4~9 个碳原子）是有腐败气味的油状液体，高级脂肪酸（含 10 个及以上碳原子）是无味蜡状固体。二元脂肪酸和芳香酸均为固体。

羧酸的沸点比相对分子质量相近的烷烃、醇、醛、酮都高，并随分子量的增大而逐渐升高。这是因为 2 个羧酸分子间可以通过氢键彼此缔合形成二聚体，且这种氢键缔合作用要比醇分子间的更加牢固。如甲酸、乙酸在气态时均以双分子缔合体的形式存在。

羧酸二聚体 羧酸与水的分子间氢键

低级脂肪酸易溶于水，如甲酸、乙酸、丙酸、丁酸可与水混溶。羧酸在水中的溶解度随着相对分子质量的增大而迅速减小。高级脂肪酸难溶或不溶于水，而易溶于乙醇、乙醚等有机溶剂。

（二）化学性质 📱微课

羧酸的官能团是羧基（—COOH）。羧酸的化学反应主要发生在羧基及受羧基影响的 $\alpha-H$ 原子上，表现为酸性、取代反应和脱羧反应等，特殊羧酸还能发生氧化反应。

1. 酸性 羧酸分子中氧氢键的极性较大，在水溶液中易解离出 H^+，表现出明显的酸性，故能与碱作用生成羧酸盐和水。例如：

$$CH_3COOH + H_2O \longrightarrow CH_3COO^- + H_3O^+$$
$$CH_3COOH + NaOH \longrightarrow CH_3COONa + H_2O$$

一元饱和羧酸的 pK_a 一般为 3~5，其酸性弱于盐酸等无机强酸，强于碳酸（$pK_a = 6.38$）和苯酚（$pK_a = 9.89$），所以羧酸还能与 Na_2CO_3、$NaHCO_3$ 反应放出 CO_2。例如：

$$CH_3COOH + Na_2CO_3 \longrightarrow CH_3COONa + CO_2\uparrow + H_2O$$
$$CH_3COOH + NaHCO_3 \longrightarrow CH_3COONa + CO_2\uparrow + H_2O$$

羧酸与其他化合物的酸性强弱顺序为：

$$H_2SO_4、HCl > RCOOH > H_2CO_3 > ArOH > H_2O > ROH$$

有些羧酸类药物的水溶解性较差，不易被人体吸收且作用缓慢，临床上常将其制成羧酸盐使用，如青霉素 G 就是含羧基的钠盐或钾盐。

一元羧酸中，甲酸的酸性最强。其他羧酸的酸性相近，且比乙酸略弱。

$$HCOOH > CH_3COOH > CH_3CH_2COOH > (CH_3)_2CHCOOH$$

$$pK_a \qquad 3.77 \qquad 4.76 \qquad 4.86 \qquad 4.87$$

二元羧酸中，草酸的酸性最强。低级二元酸的酸性强于一元酸，并随两个羧基间距离的增大而逐渐减弱。

$$乙二酸 > 丙二酸 > 丁二酸 > 戊二酸 > 己二酸$$

$$pK_a \quad 1.27 \quad\quad 2.85 \quad\quad 4.16 \quad\quad 4.33 \quad\quad 4.43$$

2. 羧酸中羟基的取代反应 羧酸在特定条件下可以被卤原子、酰氧基、烃氧基及氨基取代，生成一系列羧酸衍生物。

（1）酰卤的生成 羧酸中的—OH能被卤原子取代生成酰卤，其中酰氯最常用，它可由羧酸与 PCl_3、PCl_5、$SOCl_2$（氯化亚砜）反应制得。例如：

$$3CH_3-\overset{O}{\overset{\|}{C}}-OH + PCl_3 \longrightarrow 3CH_3-\overset{O}{\overset{\|}{C}}-Cl + H_3PO_3$$

$$CH_3-\overset{O}{\overset{\|}{C}}-OH + PCl_5 \longrightarrow CH_3-\overset{O}{\overset{\|}{C}}-Cl + POCl_3 + HCl\uparrow$$

$$CH_3-\overset{O}{\overset{\|}{C}}-OH + SOCl_2 \longrightarrow CH_3-\overset{O}{\overset{\|}{C}}-Cl + SO_2\uparrow + HCl\uparrow$$

酰氯很活泼，遇水极易水解，在药物合成中被广泛使用。

（2）酯的生成 羧酸与醇在浓酸催化下，脱水生成酯的反应，称为酯化反应。常用的催化剂有浓硫酸、磷酸和苯磺酸等。酯化反应是可逆的，在相同条件下酯又可以水解为原来的羧酸和醇。

$$CH_3-\overset{O}{\overset{\|}{C}}-OH + CH_3CH_2OH \underset{\triangle}{\overset{H_2SO_4}{\rightleftharpoons}} CH_3-\overset{O}{\overset{\|}{C}}-OC_2H_5 + H_2O$$

酯化反应常用于修饰一些药物的结构，对药物的稳定性及在体内的吸收、代谢等方面均有显著改善。如氯霉素味道极苦，而其棕榈酸酯（又称无味氯霉素）的水溶性较差，既无苦味，也无抗菌作用，但它经肠黏膜吸收进入血液后，会被酯酶水解为有杀菌作用的氯霉素而发挥药效。

（3）酸酐的生成 在脱水剂作用下，两分子羧酸间受热脱水生成酸酐。甲酸例外，受热则分解为一氧化碳和水。常用的脱水剂有乙酸酐、P_2O_5等。例如：

$$CH_3-\overset{O}{\overset{\|}{C}}-OH + CH_3-\overset{O}{\overset{\|}{C}}-OH \underset{\triangle}{\overset{P_2O_5}{\longrightarrow}} CH_3-\overset{O}{\overset{\|}{C}}-O-\overset{O}{\overset{\|}{C}}-CH_3 + H_2O$$

$$HCOOH \underset{\triangle}{\overset{H_2SO_4}{\longrightarrow}} CO\uparrow + H_2O$$

（4）酰胺的生成 室温下，羧酸与氨或胺反应生成羧酸铵盐，受热后又发生分子内脱水反应得到酰胺。例如：

$$CH_3-\overset{O}{\overset{\|}{C}}-OH + NH_3 \longrightarrow CH_3-\overset{O}{\overset{\|}{C}}-ONH_4 \overset{\triangle}{\longrightarrow} CH_3-\overset{O}{\overset{\|}{C}}-NH_2 + H_2O$$

3. 脱羧反应 羧酸分子中脱去羧基放出 CO_2 的反应称为脱羧反应。饱和一元羧酸对热稳定，一般不易脱羧；但在特殊条件下，烃基与羧基间的碳碳单键可以发生断裂而脱羧。如实验室制备甲烷就是利用无水乙酸钠与碱石灰（NaOH，CaO）共热脱羧来完成的。

$$CH_3COONa \underset{\triangle}{\overset{NaOH, CaO}{\longrightarrow}} CH_4\uparrow + Na_2CO_3$$

羧基的 α 位上连有硝基、卤素、酰基、氰基及不饱和键等时，脱羧反应比较容易发生。例如：

$$Cl_3C—\overset{\overset{\displaystyle O}{\|}}{C}—OH \xrightarrow{\triangle} CHCl_3 + CO_2\uparrow$$

$$CH_2=CHCH_2—\overset{\overset{\displaystyle O}{\|}}{C}—OH \xrightarrow{\triangle} CH_2=CHCH_3 + CO_2\uparrow$$

二元羧酸对热一般不稳定，受热或在脱水剂作用下，会发生脱羧、脱水反应。如乙二酸、丙二酸受热易脱羧生成一元羧酸。

$$HOOC—COOH \xrightarrow{\triangle} HCOOH + CO_2\uparrow$$

$$HOOC—CH_2—COOH \xrightarrow{\triangle} CH_3COOH + CO_2\uparrow$$

脱羧反应是人体内重要的生物化学反应，呼吸作用所产生的二氧化碳就在脱羧酶的作用下生成的。例如：

$$CH_3COOH \xrightarrow{脱羧酶} CH_4\uparrow + CO_2\uparrow$$

三、常见的羧酸在医学上的应用

（一）甲酸

甲酸（HCOOH）俗称"蚁酸"，是无色有刺激性臭味的液体，沸点100.5℃，能与水、乙醇、乙醚混溶。

甲酸存在于蚁类、蜂类、毛虫、蜈蚣等动物和荨麻、松叶等植物中，腐蚀性很强，能刺激皮肤引起肿痛，可用作消毒防腐剂。

甲酸分子结构中既有醛基又有羧基，既能使高锰酸钾、重铬酸钾等强氧化剂褪色，也能与托伦试剂（弱氧化剂）发生银镜反应，是一元羧酸中唯一的酸性还原剂。

$$H—\overset{\overset{\displaystyle O}{\|}}{C}—OH \xrightarrow[\triangle]{[O]} CO_2\uparrow + H_2O$$

（二）乙酸

乙酸（CH_3COOH）俗称"醋酸"，能与水、乙醇、乙醚混溶。纯的无水乙酸（冰醋酸）是无色吸湿性固体，熔点16.6℃，沸点118℃，应密闭保存。

乙酸的稀溶液（5~20g/L）在医药上广泛用于烫伤或灼伤感染的创面洗涤和消毒。此外，乙酸还有消肿治癣、预防感冒等作用。在家庭中乙酸的稀溶液常用作除垢剂。

（三）苯甲酸

苯甲酸（⬡—COOH）俗称"安息香酸"，是无色晶体，熔点122.4℃，微溶于水，受热易升华。

苯甲酸能抑制真菌、细菌、霉菌的生长繁殖，药用时一般涂在皮肤上，用以治疗癣类皮肤性疾病。

（四）乙二酸

乙二酸（HOOC—COOH）俗称"草酸"，是无色柱状晶体，一般含有两个结晶水（$H_2C_2O_4 \cdot 2H_2O$），加热至100℃时失去结晶水变为无水草酸。乙二酸易溶于水或乙醇，不溶于乙醚等有机溶剂。

乙二酸是有机中强酸之一，具有很强的还原性，能使高锰酸钾、重铬酸钾等强氧化剂褪色，还可用于去除铁锈或蓝墨水的痕迹。在分析化学中常用草酸来标定高锰酸钾溶液的浓度。例如：

$$5HOOCCOOH + 2KMnO_4 + 3H_2SO_4 \longrightarrow K_2SO_4 + 2MnSO_4 + 10CO_2\uparrow + 8H_2O$$

（五）丁二酸

丁二酸（$HOOCCH_2CH_2COOH$）俗称"琥珀酸"，是无色晶体，熔点185℃，溶于水，微溶于乙醇、乙醚、丙酮等有机溶剂，是人体内糖代谢过程的中间产物。丁二酸在医药上用于生产磺胺药、维生素A、维生素B等。

（六）丁烯二酸

丁烯二酸存在顺丁烯二酸（$\overset{COOH}{\underset{H}{}}C{=}C\overset{COOH}{\underset{H}{}}$）和反丁烯二酸（$\overset{COOH}{\underset{H}{}}C{=}C\overset{H}{\underset{COOH}{}}$）两种异构体。顺丁烯二酸为无色晶体，易溶于水，医药上用于合成抗过敏药马来酸氯苯钠敏片、治高血压药马来酸氨氯地平片、改善胃肠道功能的马来酸曲美布汀片等。

反丁烯二酸为白色结晶性粉末，微溶于冷水，极易溶于热水，可用作酸度调节剂、抗氧化助剂、腌制促进剂等。

第二节　取代羧酸

羧酸分子中烃基上的氢原子被其他原子或基团取代后的化合物称为取代羧酸。取代羧酸主要有卤代酸、羟基酸、羰基酸和氨基酸，本节只讨论羟基酸和酮酸。

一、羟基酸

羟基酸（hydroxy acid）是分子中既含有羟基又含有羧基的化合物，它们广泛存在于动植物体内，在生物体的生命活动中起着重要的作用。如人体代谢产生的乳酸，水果中的苹果酸、柠檬酸等均为羟基酸。

（一）羟基酸的分类和命名

1. 羟基酸的分类　羟基酸包括醇酸和酚酸两大类，其中羟基与脂肪烃基直接相连的是醇酸，羟基与芳环直接相连的是酚酸。依据羟基与羧基的相对位置不同，醇酸又分为 $\alpha-$、$\beta-$、$\gamma-$ 醇酸等。例如：

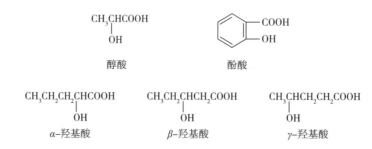

2. 羟基酸的命名　醇酸的系统名称是以羧酸为母体，羟基为取代基，用阿拉伯数字或希腊字母标明取代基的位次。酚酸是以芳香酸为母体，标明羟基在芳环上的位置。许多羟基酸是天然产物，常根据其来源而采用俗名。例如：

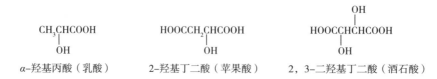

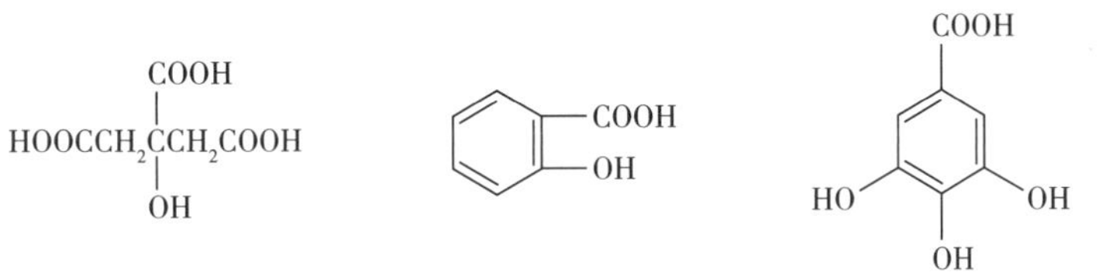

3-羟基-3-羧基戊二酸　　邻羟基苯甲酸　　　3，4，5-三羟基苯甲酸
（柠檬酸）　　　　　　（水杨酸）　　　　　　（没食子酸）

（二）羟基酸的性质

羟基酸一般为结晶固体或黏稠液体，由于分子中的羟基和羧基均能与水形成氢键，所以较相应的羧酸或醇更易溶于水。羟基酸的熔点通常高于同碳原子数的羧酸。

羟基酸除具有羟基和羧基的典型性质外，由于二者的相互影响，也使其表现出一些特殊性。

1. 酸性　醇酸的酸性强于对应的羧酸，且羟基与羧基间的距离越近，酸性越强。例如：

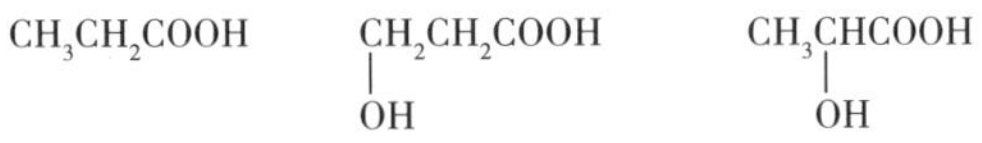

pK_a　　　　　4.88　　　　　　4.51　　　　　　3.87

酚酸的酸性也因羟基与芳环间的距离而不同。例如：

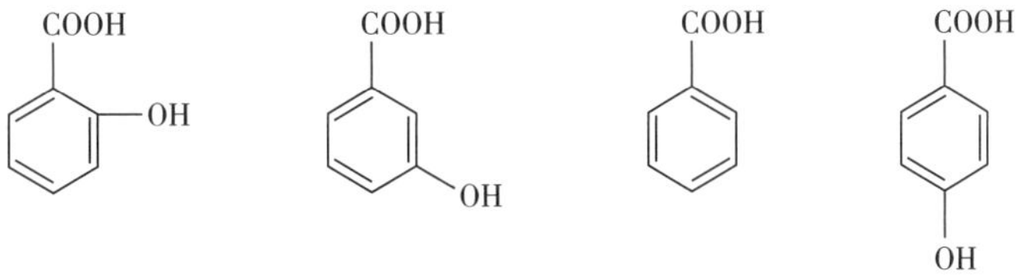

pK_a　　　　　3.00　　　　　　4.12　　　　　　4.17　　　　　　4.54

2. 醇酸的还原性　α-醇酸比醇更容易被氧化，与稀硝酸、托伦试剂等弱氧化剂即可反应。例如：

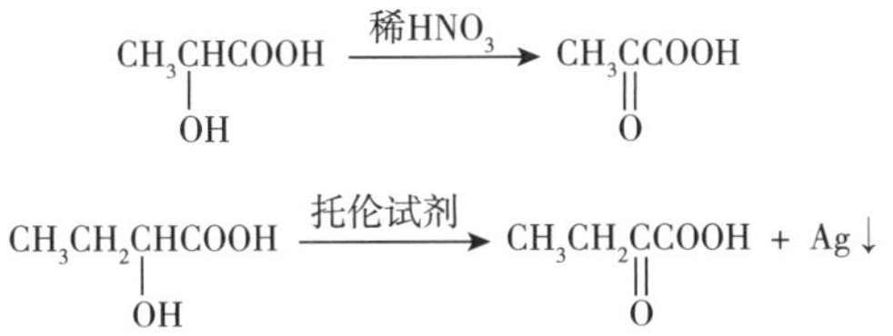

人体内的糖、油脂和蛋白质等物质在代谢过程中会产生羟基酸，其在酶的催化下会被氧化为酮酸。

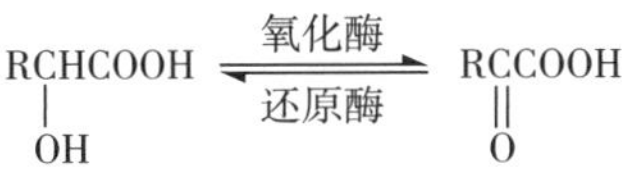

3. 醇酸的脱水反应　醇酸对热不稳定，容易发生脱水反应，且脱水方式及产物因羟基与羧基间距离的不同而存在一定的差异。

α-醇酸受热时发生分子间交叉脱水，生成六元环交酯。例如：

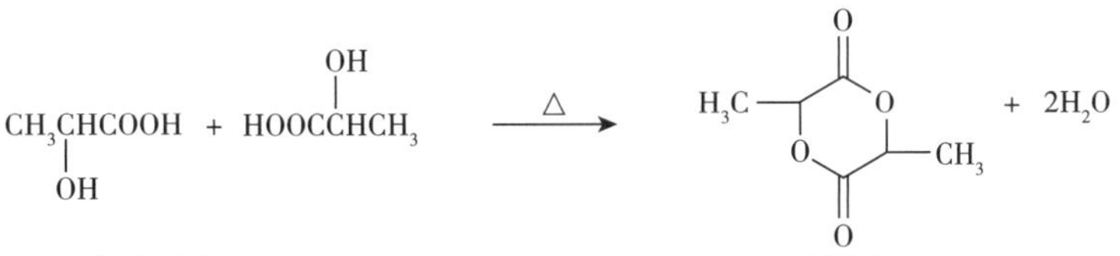

α-羟基丙酸　　　　　　　　　　　　　　　　丙交酯

β-醇酸受热时发生分子内脱水，生成 α，β-不饱和酸。例如：

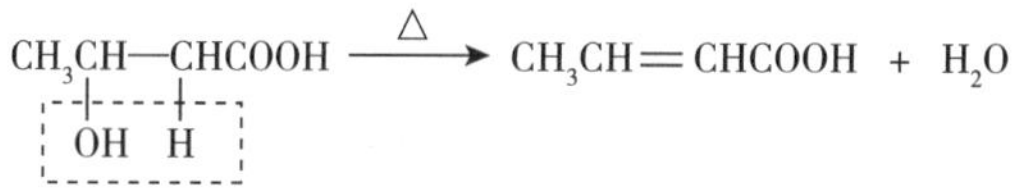

$$CH_3CH-CHCOOH \xrightarrow{\triangle} CH_3CH=CHCOOH + H_2O$$
$$\boxed{OH \quad H}$$

β-羟基丁酸　　　　　　2-丁烯酸

γ-醇酸或δ-醇酸发生分子内脱水，生成环内酯。例如：

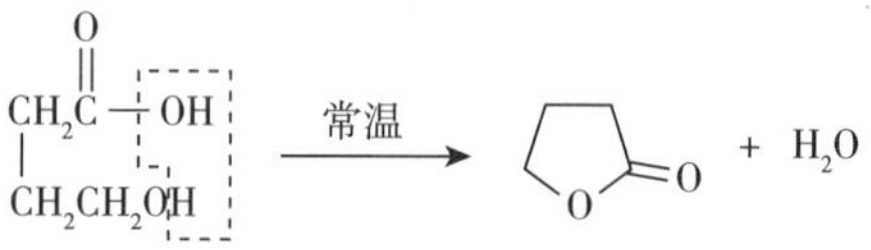

γ-羟基丁酸　　　　　γ-丁内酯

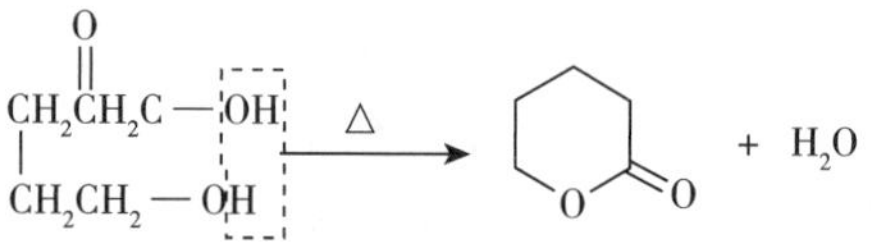

δ-羟基戊酸　　　　　δ-戊内酯

一些中草药中常含有内酯结构，如天然植物穿心莲中含有抗菌消炎作用的穿心莲内酯，菊科植物茼蒿的花中含有驱蛔虫作用的山道年。内酯难溶于水，在碱性条件下可水解为醇酸盐。因此，内酯类药物在使用和存放时，应防止水解以免药性减效或失效。例如：

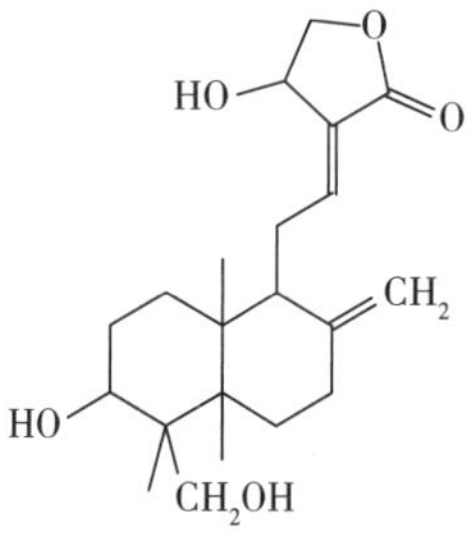

抗菌消炎药穿心莲内酯 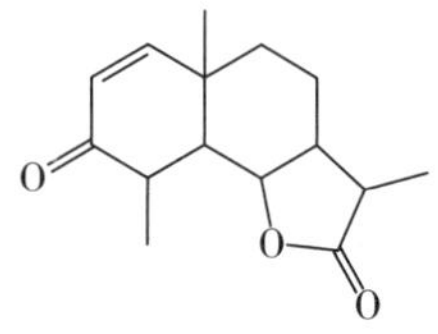　　　　　　驱蛔药山道年

4. 酚酸的脱羧反应　邻、对位的酚酸加热至熔点以上时，容易脱羧生成相应的酚。例如：

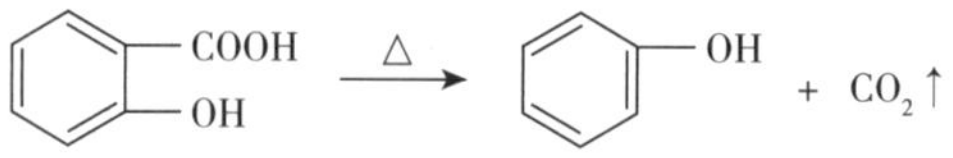

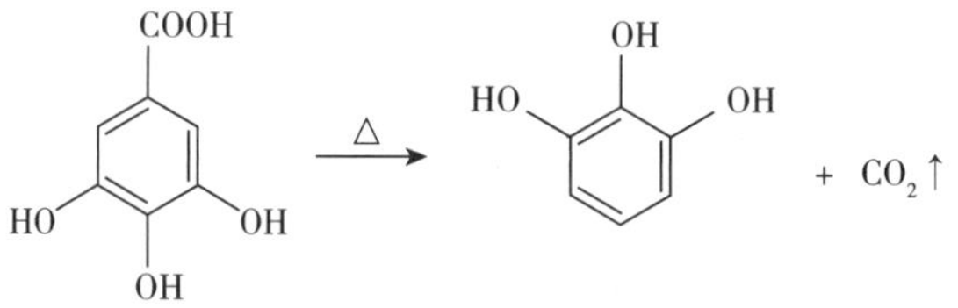

二、酮酸

酮酸（ketonic acid）是分子中既含有酮基又含有羧基的化合物。

（一）酮酸的分类和命名

1. 酮酸的分类　根据酮基和羧基的相对位置不同，将酮酸分为 α-、β-、γ-酮酸等。例如：

α-酮酸　　　　　　　β-酮酸　　　　　　　γ-酮酸

2. 酮酸的命名 酮酸的系统名称是以羧酸为母体，酮基为取代基，用阿拉伯数字或希腊字母标明酮基的位次。酮酸也可以看作是羧酸的酰化物。例如：

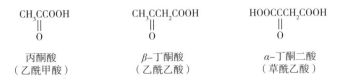

丙酮酸	β-丁酮酸	α-丁酮二酸
（乙酰甲酸）	（乙酰乙酸）	（草酰乙酸）

（二）酮酸的性质

1. α-酮酸的性质 α-酮酸分子中，由于羰基与羧基直接相连，使二者间的碳碳键极性增大，容易发生脱羧或脱羰反应。

（1）脱羧反应 在稀硫酸作用下，α-酮酸受热发生脱羧反应生成少 1 个碳原子的醛。例如：

$$CH_3\overset{\overset{O}{\|}}{C}COOH \xrightarrow[\triangle]{稀H_2SO_4} CH_3CHO + CO_2\uparrow$$

生物体内的丙酮酸在缺氧时，发生脱羧反应转变成乙醛，再还原为乙醇。

（2）脱羰反应 在浓硫酸作用下，α-酮酸受热发生脱羰反应生成少 1 个碳原子的羧酸。例如：

$$CH_3\overset{\overset{O}{\|}}{C}COOH \xrightarrow[\triangle]{浓H_2SO_4} CH_3COOH + CO\uparrow$$

2. β-酮酸的性质 在不同条件下，β-酮酸可以发生酮式分解或酸式分解。

（1）酮式分解（脱羧反应） β-酮酸只在低温下稳定，微热即发生脱羧反应生成少 1 个碳原子的酮。例如：

$$CH_3\overset{\overset{O}{\|}}{C}CH_2COOH \xrightarrow{\triangle} CH_3\overset{\overset{O}{\|}}{C}CH_3 + CO_2\uparrow$$

（2）酸式分解 β-酮酸与浓碱共热时，α-C 和 β-C 之间的 σ 键发生断裂，生成两分子羧酸盐。例如：

$$CH_3\overset{\overset{O}{\|}}{C}CH_2COOH \xrightarrow[\triangle]{浓NaOH} CH_3COONa + CH_3COONa + H_2O$$

三、常见羟基酸和酮酸在医学上的应用

1. 乳酸 α-羟基丙酸（$CH_3\underset{\underset{OH}{|}}{C}HCOOH$）俗称乳酸，为无色或淡黄色黏状液体，熔点 18℃，酸性和吸湿性较强，能溶于水、乙醇、乙醚，不溶于三氯甲烷和油脂。

乳酸在医药上被广泛用作消毒剂、防腐剂、助溶剂、pH 调节剂等。乳酸聚合得到的聚乳酸，是医用手术缝合线的材料，缝口愈合后不需拆线即可自动降解为二氧化碳和水而被人体吸收。

2. 酒石酸 2，3-二羟基丁二酸（$HOOC\underset{\underset{OH}{|}}{C}H\overset{\overset{OH}{|}}{C}HCOOH$）俗称酒石酸。天然酒石酸是透明结晶，熔点 170℃，易溶于水。

酒石酸是生产谷维素的 pH 调节剂。酒石酸钾钠用于配制斐林试剂，医药上也用作缓泻剂和利尿剂。酒石酸锑钾有催吐作用，又称为吐酒石，是治疗血吸虫病的特效药。

3. 柠檬酸 3-羟基-3-羧基戊二酸（$HOOCCH_2\overset{\overset{\displaystyle COOH}{|}}{\underset{\underset{\displaystyle OH}{|}}{C}}CH_2COOH$）俗称柠檬酸（又名枸橼酸），为无色无臭结晶，有强酸味，易溶于水和醇。

枸橼酸可用作色谱分析试剂、掩蔽剂、螯合剂等。枸橼酸钠有防止血液凝固及利尿的作用，其镁盐是温和的泻药。枸橼酸铁铵用作补血剂。枸橼酸哌嗪是驱虫药。

4. 水杨酸 邻羟基苯甲酸（图）俗称水杨酸（又称柳酸），为白色晶体，熔点 159℃，微溶于水，能溶于乙醇和乙醚。

水杨酸有杀菌防腐作用，可用于治疗因霉菌感染而引起的皮肤病（如痤疮、癣等）；还有解热镇痛和抗风湿作用，因其酸性较强，会引起胃溃疡、胃出血，甚至胃穿孔，故不能直接内服，医药上常用其钠盐治疗活动性风湿关节炎。

5. 没食子酸 3，4，5-三羟基苯甲酸俗称没食子酸（又称棓酸或五倍子酸），为白色固体，熔点 253℃，易溶于水、醇和醚。

没食子酸具有抗菌作用，可以治疗菌痢；有止血收敛作用，也是温和的局部刺激剂。

6. 丙酮酸 又名乙酰甲酸，为无色有刺激性气味的液体，沸点 165℃，易溶于水、乙醇和乙醚。

丙酮酸（$CH_3\overset{}{\underset{\underset{\displaystyle O}{\|}}{C}}COOH$）是最简单的 α-酮酸，为生物体内糖、脂肪、蛋白质代谢过程的中间产物，在体内酶催化下能与乳酸相互转化，也能转变为氨基酸和柠檬酸等。血浆中丙酮酸浓度的测定，对维生素 B_1 缺乏、糖尿病酮症酸中毒的诊断和治疗有着重要的临床意义。

7. β-丁酮酸 又名乙酰乙酸，是最简单的 β-酮酸，是一种无色黏稠液体，为人体内脂肪代谢的中间产物。

β-丁酮酸在体内还原酶的作用下，可转变为 β-羟基丁酸；在脱羧酶的作用下，生成丙酮。

$$CH_3\overset{\overset{\displaystyle OH}{|}}{\underset{}{C}}HCH_2COOH \overset{[H]}{\longleftarrow} CH_3\overset{\overset{\displaystyle O}{\|}}{C}CH_2COOH \overset{脱羧}{\longrightarrow} CH_3\overset{\overset{\displaystyle O}{\|}}{C}CH_3 + CO_2\uparrow$$

β-丁酮酸、β-羟基丁酸和丙酮三者在医学上合称为酮体。正常人血液中酮体含量一般低于 $10mg \cdot L^{-1}$，而糖尿病患者因糖代谢异常，酮体含量高达 $3\sim4g \cdot L^{-1}$ 以上。临床上诊断患者是否患有糖尿病，可以检查患者尿液中的葡萄糖含量和酮体的存在。晚期糖尿病患者呼出的气体中常伴有丙酮的气味，因血液中酮体含量增加易发生酸中毒，出现昏迷甚至死亡。

💡 **素质提升**

世纪神药阿司匹林

阿司匹林与青霉素、地西泮（安定）共同被认为是医药史上的三大经典杰作。阿司匹林的化学名称为乙酰水杨酸，是由水杨酸和乙酸酐在冰醋酸中共热生成的产物。

$$\text{（水杨酸）} + (CH_3CO)_2O \xrightarrow[\triangle]{冰CH_3COOH} \text{（乙酰水杨酸）} + CH_3COOH$$

阿司匹林具有较强的解热镇痛、抗炎抗风湿、抑制血小板聚集的作用，不仅能治疗感冒、发热、头痛、牙痛、关节痛、风湿病等；也能预防缺血性心脏病、心绞痛、心肺梗死、脑血栓的形成。

1828 年科学家从柳树皮中提取出活性成分，并命名为水杨酸，从此其被广泛用于退烧止痛。为了克服水杨酸钠对胃肠道的不良反应，1897 年德国化学家霍夫曼对水杨酸盐进行了改造，合成了毒性较小且解热镇痛作用更强的乙酰水杨酸。至此，世界上伟大的灵丹妙药——阿司匹林诞生了。

阿司匹林自被发现以来，从最初的镇痛、解热、抗炎抗风湿作用，到抗血小板聚集；从川崎病、糖尿病、阿尔茨海默病及肿瘤防御，再到预防老年性白内障及衰老相关的心脑血管疾病，该药已为人类健康贡献出了巨大的力量。

当然"是药三分毒"，任何一种药物都存在一定的副作用，长期或大量服用阿司匹林会出现反酸、食欲差、腹胀、腹痛等症状。所以，无论如何神话阿司匹林的优点，我们都要正确认识药物的两面性，一定要遵从医嘱，做到安全用药，切不可乱吃！

目标检测

答案解析

一、选择题

（一）单项选择题

1. 甲酸的俗名是（　　）

    A. 醋酸　　　　　　　　B. 福尔马林　　　　　　　C. 蚁酸

    D. 石炭酸　　　　　　　E. 酪酸

2. 羧酸分子中去掉羧基中的羟基后，剩下的部分称为（　　）

    A. 醛基　　　　　　　　B. 羧基　　　　　　　　　C. 酯基

    D. 酰基　　　　　　　　E. 羰基

3. 下列物质中，既能溶于氢氧化钠又能溶于碳酸氢钠的是（　　）

    A. 醋酸　　　　　　　　B. 苯酚　　　　　　　　　C. 乙醇

    D. 甲苯　　　　　　　　E. 甲醛

4. 下列物质中，酸性最强的是（　　）

    A. H_2CO_3　　　　　　　B. CH_3COOH　　　　　　C. C_6H_5OH

    D. $HOOC—COOH$　　　E. H_2O

（二）多项选择题

5. 下列物质中，能溶于氢氧化钠溶液的是（　　）

    A. 苯甲酸　　　　　　　B. 苯甲醇　　　　　　　　C. 苯酚

    D. 苯甲醚　　　　　　　E. 苯甲醛

6. 下列物质属于酮体的是（　　）

    A. 丙酮　　　　　　　　B. 丙酮酸　　　　　　　　C. β – 羟基丁酸

    D. β – 丁酮酸　　　　　E. 苯乙酮

二、思考题

1. 某试剂与托伦试剂共热，有银镜产生。将该试剂加入饱和碳酸钠溶液中，再通入澄清的石灰水后，石灰水变浑浊。请分析此试剂可能是什么物质？

2. 人在剧烈运动后，贮存于肌肉中的糖会分解为乳酸，同时释放热量，提供肌体活动所需的能量。若肌肉中乳酸含量过多，会感觉肌肉酸胀，经休息后，酸胀感消失，这是为什么？

（李伟娜）

书网融合……

本章小结

微课

题库

第十一章　脂和脂类

PPT

≫ 情境导入

　　情境描述　一位二十几岁的小伙子平常特别喜欢吃火锅、炸鸡、烧烤等油腻食品，近期去医院体检显示甘油三酯超标，经进一步检查，医生诊断其患有高脂血症。

　　讨论　1. 什么是血脂？

　　　　　　2. 油脂的组成是什么？

　　脂类又称脂质，是油脂和类脂的总称，广泛存在于动植物体内。脂类是人体的重要营养物质，也是人体细胞组织的组成成分。油脂是甘油和高级脂肪酸生成的酯，如油、脂肪等；类脂是在结构和性质上与油脂类似的化合物，主要有磷脂、糖脂、甾醇、甾类激素等。人体中的一些重要激素，如性激素、肾上腺皮质激素都是甾体化合物，其含量虽少，但对生命活动起着十分重要的作用，与医药联系十分紧密。本章主要讨论油脂、磷脂以及甾体化合物的组成、结构和性质，并介绍一些代表化合物的结构及其在生物体内的生理作用。

第一节　油　脂

　　油脂是油和脂肪的总称。常温下呈液态的油脂称为油，如大豆油、花生油、菜油等，大多来源于植物；常温下呈固态或半固态的油脂称为脂肪，如猪油、牛油等，大多来源于动物。

一、油脂的组成和结构 📱微课

　　从化学结构和组成上来看，油脂是酯类化合物，是一分子甘油和三分子高级脂肪酸形成的酯，医学上称为甘油三酯或三脂酰甘油，其结构通式如下：

$$
\begin{array}{l}
CH_2-O-\overset{\displaystyle O}{\overset{\|}{C}}-R \\
CH-O-\overset{\displaystyle O}{\overset{\|}{C}}-R' \\
CH_2-O-\overset{\displaystyle O}{\overset{\|}{C}}-R''
\end{array}
$$

　　若组成油脂的三个脂肪酸（R、R′、R″）相同，称为单甘油酯（或单三酰甘油）；若三个脂肪酸不完全相同，则称为混甘油酯（混三酰甘油）。天然的油脂多为混甘油酯，并含有少量游离脂肪酸、维生素和色素等物质，因此天然油脂是混甘油酯为主的复杂混合物。

油脂命名时，通常将脂肪酸的名称在前，甘油的名称在后，称为某酸甘油酯或某脂酰甘油，如三硬脂酸甘油酯。混甘油酯用 α、α'、β 或 1、2、3 标明脂肪酸的位次，如 α - 硬脂酸 - β - 软脂酸 - α' - 油酰甘油酯。

$$
\begin{array}{l}
CH_2 - O - \overset{\overset{O}{\|}}{C} - (CH_2)_{16}CH_3 \\
CH - O - \overset{\overset{O}{\|}}{C} - (CH_2)_{16}CH_3 \\
CH_2 - O - \overset{\overset{O}{\|}}{C} - (CH_2)_{16}CH_3
\end{array}
\qquad
\begin{array}{l}
CH_2 - O - \overset{\overset{O}{\|}}{C} - (CH_2)_{16}CH_3 \\
CH - O - \overset{\overset{O}{\|}}{C} - (CH_2)_{14}CH_3 \\
CH_2 - O - \overset{\overset{O}{\|}}{C} - (CH_2)_7 CH = CH(CH_2)_7CH_3
\end{array}
$$

三硬脂酸甘油酯　　　　　　　　　　α–硬脂酸–β–软脂酸–α'–油酰甘油酯

二、脂肪酸的分类

组成油脂的高级脂肪酸的种类很多，绝大多数都是含偶数碳原子的直链羧酸，约有 50 多种，其中以 16 个碳原子和 18 个碳原子的高级脂肪酸含量最高。这些高级脂肪酸有饱和的，也有不饱和的。通常情况下，饱和脂肪酸含量较高的油脂熔点较高，常温下呈固态；不饱和脂肪酸含量较高的油脂熔点较低，常温下呈液态。组成油脂的脂肪酸常使用俗名，常见的脂肪酸见表 11 - 1。

表 11 - 1　油脂中常见脂肪酸的结构和名称

类别	名称	结构式
饱和脂肪酸	月桂酸（十二碳酸）	$CH_3(CH_2)_{10}COOH$
	肉豆蔻酸（十四碳酸）	$CH_3(CH_2)_{12}COOH$
	硬脂酸（十八碳酸）	$CH_3(CH_2)_{16}COOH$
	花生酸（二十碳酸）	$CH_3(CH_2)_{18}COOH$
不饱和脂肪酸	油酸（9 - 十八碳烯酸）	$CH_3(CH_2)_7CH = CH(CH_2)_7COOH$
	亚油酸（9，12 - 十八碳二烯酸）	$CH_3(CH_2)_4CH = CHCH_2CH = CH(CH_2)_7COOH$
	亚麻酸（9，12，15 - 十八碳三烯酸）	$CH_3CH_2(CH = CHCH_2)_3(CH_2)_6COOH$
	桐油酸（9，11，13 - 十八碳三烯酸）	$CH_3(CH_2)_3(CH = CH)_3(CH_2)_7COOH$
	花生四烯酸（5，8，11，14 - 二十碳四烯酸）	$CH_3(CH_2)_4(CH = CHCH_2)_4(CH_2)_2COOH$

大多数组成油脂的脂肪酸在人体内可以合成，而亚油酸和亚麻酸、花生四烯酸等多烯脂肪酸在体内不能合成，这些必须通过食物供给，称为必需脂肪酸。必需脂肪酸在机体内代谢能合成前列腺素、前列环素、凝血恶烷和白三烯等重要生理活性物质，这些物质几乎参与了所有细胞代谢活动，并且与炎症、免疫、过敏及心血管疾病等病理过程相关。

三、油脂的性质

（一）物理性质

纯净的油脂是无色、无味的物质。天然油脂因含有脂溶性色素和其他杂质而具有一定的色泽和气味。由于油脂是混合物，所以油脂没有固定的熔点和沸点，但有一定的凝固温度范围，如花生油为 28 ~ 32℃；猪油为 36 ~ 46℃。油脂比水轻，植物油脂的相对密度一般在 0.9 ~ 0.95 之间，动物油脂常在 0.86 左右。油脂不溶于水，易溶于乙醚、石油醚、三氯甲烷、丙酮、苯和四氯化碳等有机溶剂。

（二）化学性质

从化学结构看，油脂为高级脂肪酸甘油酯，因而具有酯的典型水解反应；此外，由于不饱和脂肪酸甘油酯中含有双键结构，所以能发生加成、氧化、聚合等反应。

1. 水解　油脂在酸、碱或酶的催化下易发生水解反应，生成一分子甘油和三分子脂肪酸或其盐。若油脂在碱性溶液中（如 NaOH 或 KOH）水解时，得到甘油和高级脂肪酸的钠盐或钾盐。高级脂肪酸的钠盐就是日常使用的肥皂，因此油脂在碱性条件水解又称皂化反应，它是工业上制造肥皂和甘油的重要方法。

$$\begin{array}{l} CH_2-O-\overset{\overset{O}{\|}}{C}-R \\ | \\ CH-O-\overset{\overset{O}{\|}}{C}-R' \\ | \\ CH_2-O-\overset{\overset{O}{\|}}{C}-R'' \end{array} + 3NaOH \xrightarrow{\triangle} \begin{array}{l} CH_2-OH \\ | \\ CH-OH \\ | \\ CH_2-OH \end{array} + \begin{array}{l} R-\overset{\overset{O}{\|}}{C}-ONa \\ R'-\overset{\overset{O}{\|}}{C}-ONa \\ R''-\overset{\overset{O}{\|}}{C}-ONa \end{array}$$

由于不同油脂中甘油酯的类型和数目不同，因此油脂发生皂化反应时所需碱的量也不同，1g 油脂完全皂化时所需氢氧化钾的毫克数称为油脂的皂化值。根据皂化值的大小可判断油脂的平均相对分子质量。油脂中甘油酯的平均相对分子质量越大，则 1g 油脂所含甘油酯的物质的量越少，皂化时所需碱的量也越少，即皂化值越小。反之，皂化值越大，表示甘油酯的平均相对分子质量越小，即 1g 油脂所含甘油酯的物质的量越多。

人体食进的油脂主要在小肠催化水解，此过程称为油脂的消化。水解产物透过肠壁被吸收，进一步合成人体自身的脂肪。这种吸收后的脂肪除一部分氧化供给能量外，大部分储存在皮下、肠系膜处的组织中。

2. 加成　油脂分子中不饱和脂肪酸的碳碳双键能与氢气、碘等发生加成反应。

含不饱和脂肪酸的油脂可发生催化氢化反应制得氢化油。由于氢化后油脂的饱和度提高，原来的液态油转化为固态或半固态的氢化油（又称硬化油），所以油脂的氢化又称油脂的硬化。硬化油饱和度提高，熔点升高，化学性质稳定，便于贮存、运输和使用。氢化程度较高的油脂常用于制造肥皂，而氢化程度较低的油脂则用于生产人造奶油、黄油等。

碘也能与油脂中的碳碳双键发生加成反应，常用于测定油脂的不饱和度。100g 油脂所能吸收碘的克数称为碘值。碘值越大，说明油脂的不饱和程度越高；碘值越小，表明油脂的不饱和程度越低。

3. 酸败　油脂在空气中放置过久或储存不当，会逐渐变质，产生难闻的气味，其酸度也明显增大，这种现象称为油脂的酸败。油脂酸败的化学过程比较复杂，一是油脂中不饱和脂肪酸被空气氧化，生成低级醛、酮和羧酸等混合物；二是微生物分泌的酶使油脂水解产生脂肪酸。

油脂中游离脂肪酸的含量常用酸值来表示，1g 油脂中游离脂肪酸所需氢氧化钾的毫克数叫作酸值，酸值是衡量油脂品质的主要参数之一，一般酸值大于 6 的油脂不宜食用。为了防止油脂酸败，应将油脂保存在密闭容器里，并置于阴凉、干燥和避光处，或者加入少量抗氧化剂，如维生素 E、芝麻酚等。

常见油脂的皂化值、碘值、酸值见表 11－2。国家对不同油脂的皂化值、碘值和酸值有一定的要求，符合国家规定标准的油脂才可供药用和食用。

表 11－2　一些常见油脂的皂化值、碘值和酸值

油脂	皂化值	碘值	酸值
猪油	193～200	46～66	1.56
蓖麻油	176～187	81～90	0.12～0.8
棉籽油	191～196	103～115	0.6～0.9
大豆油	189～194	124～136	
亚麻油	189～196	170～204	1～3.5
花生油	185～195	83～93	
桐油	190～197	160～180	

四、油脂的生理意义

油脂广泛存在于动植物体内，是维持正常生命活动不可或缺的物质，具有非常重要的生理意义。油脂是机体重要的能源物质，1g 油脂在体内完全氧化时，可产生 $3.891 \times 10^4 J$ 的热量，提供的能量是相同质量糖类的 2 倍，油脂作为体内能源的储备物，是机体所必需的营养物质。油脂占人体体重的 10% ~ 20%，分布于脏器周围的脂肪具有保护作用，皮下脂肪具有保温作用。油脂还是维生素 A、D、E 和 K 等许多活性物质的良好溶剂。

第二节　类　脂

类脂主要是指在结构或性质上与油脂相似的天然化合物，种类较多，主要包括有磷脂、糖脂、甾醇、甾类激素等，本节重点介绍磷脂和甾体化合物。

一、磷脂

磷脂结构上与油脂相似，是一类含磷的类脂化合物。磷脂是构成人体细胞和组织的成分之一，存在于脑、肝脏和神经等组织中。植物的种子及胚芽、大豆及蛋黄中也含有丰富的磷脂。根据磷酸酯组分的不同磷脂可分为甘油磷脂和鞘磷脂两类。

（一）甘油磷脂

甘油磷脂又称磷酸甘油酯，是磷脂酸的衍生物。甘油磷脂是由一分子甘油与两分子高级脂肪酸、一分子磷酸通过酯键形成的含磷有机化合物。若磷脂酸的磷酸部分与胆碱、胆胺、肌醇、丝氨酸等通过酯键结合，生成的化合物就称为磷脂，不同含氮化合物生成不同的磷脂。磷脂酸和甘油磷脂的结构如下：

磷脂酸　　　　甘油磷脂

磷脂中最重要的为卵磷脂和脑磷脂，因其在卵黄和脑组织中含量最多而得名。卵磷脂是磷脂酸分子中磷酸部分上的羟基与胆碱经酯化反应所形成的化合物，又称磷脂酰胆碱。卵磷脂被誉为与蛋白质、维生素并列的第三营养素。在脑、肝脏、神经组织、肾上腺及红细胞中含量较多，蛋黄中含量较丰富（占 8% ~ 10%）。卵磷脂在脂肪的吸收和代谢过程中发挥着极为重要的作用，是体内花生四烯酸的主要来源，有助于油脂的转运、消化和吸收，具有抗脂肪肝的作用，可分解体内毒素，消除疲劳，用于防治脂肪肝，预防老年痴呆。美国食品药品监督管理局规定：在婴幼儿奶粉里，必须添加卵磷脂。

脑磷脂是磷脂酸分子中磷酸的羟基与胆胺经酯化反应所形成的化合物，又称磷脂酰乙醇胺或磷脂酰胆胺。脑磷脂与血液凝固有关。凝血激酶是由脑磷脂与蛋白质组成的，它存在于血小板内，能促使血液凝固。

（二）鞘磷脂

鞘磷脂又称神经磷脂，是由鞘氨醇、高级脂肪酸、磷酸和胆碱组成，与甘油磷脂最主要的区别在于不含甘油结构。高级脂肪酸通过酰胺键与鞘氨醇的氨基相连，胆碱与磷酸相连，而磷酸又通过酯键与鞘氨醇的羟基相连。鞘氨醇和鞘磷脂的结构如下：

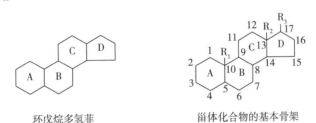

鞘氨醇   鞘磷脂

鞘磷脂是白色晶体，鞘磷脂多存在于动植物细胞膜中，在脑和神经组织中的含量尤为丰富。鞘磷脂是围绕着神经纤维鞘样结构的一种成分，在传递神经冲动时起到绝缘作用。

二、甾体化合物

甾族化合物又称类固醇化合物，结构类型及数目繁多，广泛存在于动植物体内，具有多种生理活性，包括维生素D、甾醇、胆汁酸、肾上腺皮质激素和性激素等，对动植物的生命活动起着十分重要的作用。

（一）甾体化合物的基本结构

甾体化合物的结构特征是含环戊烷多氢菲（常称为甾烷）母核和三个侧链。四个环一般用 A、B、C、D 表示，环中 C_{10} 和 C_{13} 上各连有一个甲基，称为角甲基。甾体化合物的基本骨架如下：

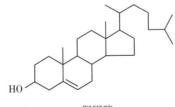

环戊烷多氢菲   甾体化合物的基本骨架

（二）重要的甾体化合物

1. 胆固醇　又称胆甾醇，是最早发现的固醇类化合物之一，因其最初从人体胆结石中获得而得名。

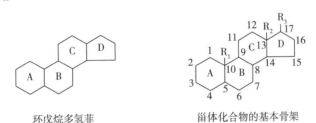

胆固醇

胆固醇存在于人和动物的血液、脂肪、脑髓和胆汁中，蛋黄中的含量也较高。室温下为无色或淡黄色晶体，微溶于水，易溶于乙醚、三氯甲烷和热乙醇等有机溶剂中。胆固醇是动物维持正常生命活动所必需的物质，摄入不足会引起免疫力下降，影响婴幼儿和青少年的生长发育；摄入过多会引起动脉粥样硬化、高血压、冠心病、脑卒中、胆结石等疾病。

2. 胆甾酸类　人和动物的胆汁中含有几种结构与胆固醇相似的酸，如胆酸、脱氧胆酸和石胆酸等，统称为胆甾酸。其中最重要的是胆酸。

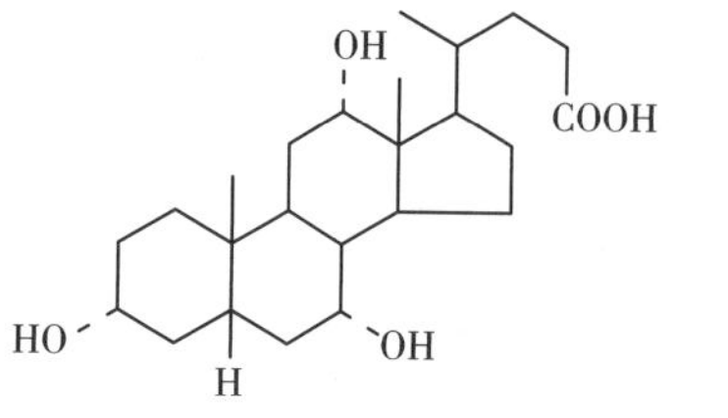

胆酸

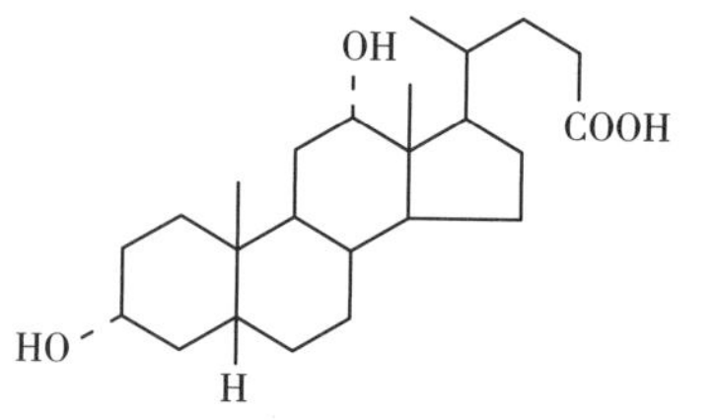

脱氧胆酸

在胆汁中游离状态的天然胆酸含量较低，多数与甘氨酸或牛磺酸中的氨基通过酰胺键结合形成结合胆酸（如甘氨胆酸或牛磺胆酸等），这些结合胆酸总称胆汁酸。

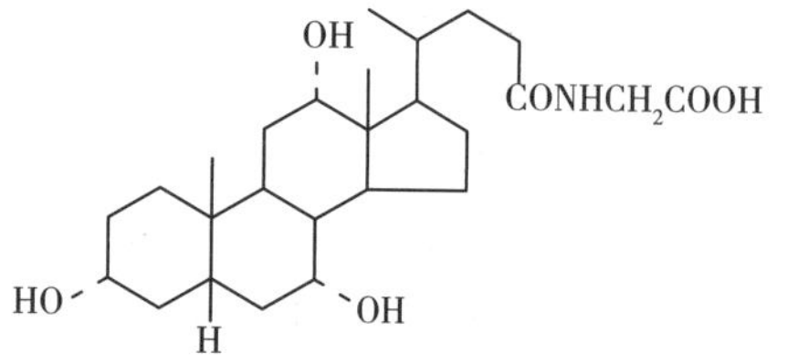

甘氨胆酸

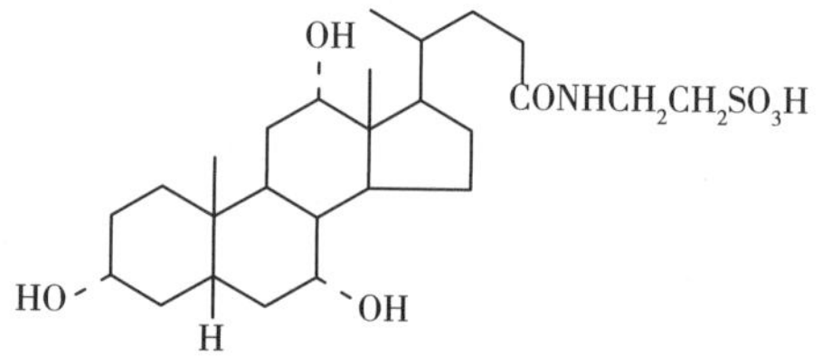

牛磺胆酸

3. 甾体激素 甾体激素又称类固醇激素，由肾上腺皮质和性腺分泌，在维持生命、调节性功能、免疫调节和生殖过程中发挥着重要的作用。根据其来源和生理功能的不同，分为性激素和肾上腺皮质激素两类。

性激素是性腺所分泌的物质，对动物的生育和第二性征有重要的作用。性激素包括雄激素、雌激素和孕激素，结构中分别含有雄甾烷、雌甾烷和孕甾烷。

雄性激素的基本骨架为雄甾烷，其中以睾丸素（睾丸酮）为代表，主要由睾丸间质细胞所分泌。由于睾丸素在体内及消化道中易被破坏，因此目前临床上应用广泛的是睾丸素的衍生物甲睾酮。甲睾酮性质稳定，作用与睾丸素类似，可用于男性睾丸素缺乏引起的疾病。

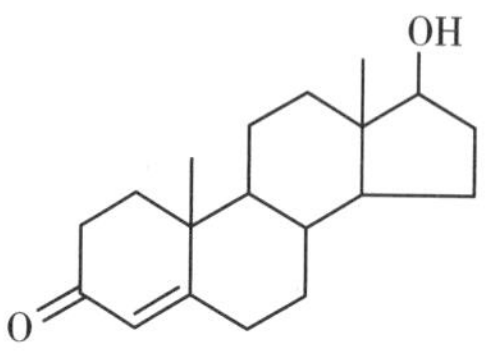

睾丸酮

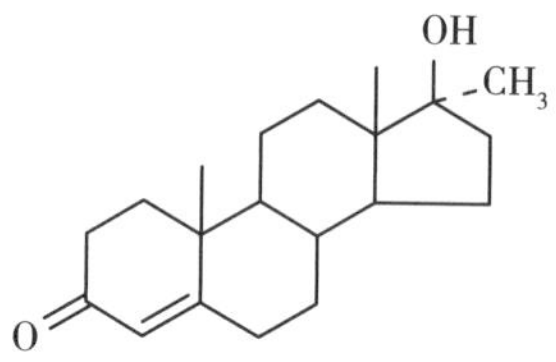

甲睾酮

雌激素是由成熟的卵泡所分泌，在临床上用于治疗女性更年期综合征、卵巢功能不全及晚期乳腺癌等疾病，如雌二醇等。

孕激素是由卵泡排卵后形成的黄体所分泌，临床上可用于先兆性流产和习惯性流产的治疗，如黄体酮等。

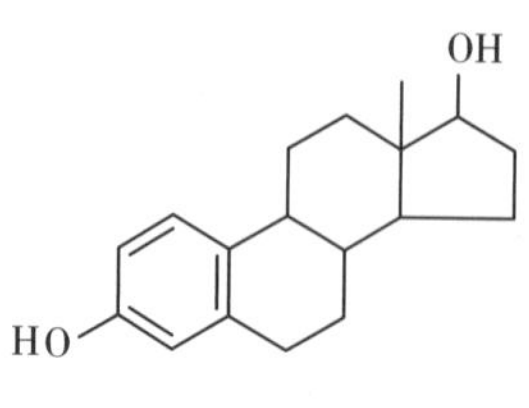

雌二醇

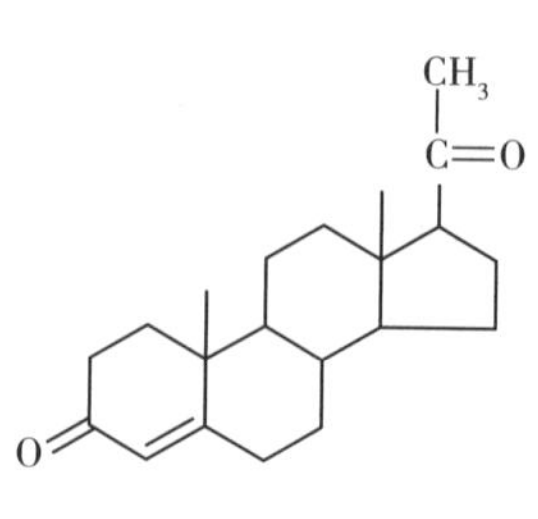

黄体酮

肾上腺皮质激素是由肾上腺皮质分泌的甾体激素的总称，按其生理作用可分为糖皮质激素和盐皮质激素，对维持生物体正常生命活动发挥着重要作用。

糖皮质激素能调节体内糖、蛋白质和脂肪的代谢，大剂量应用时，可产生抗炎、抗内毒素、抗休克、免疫抑制和抗过敏等药理作用，故又称为甾体抗炎激素，代表性药物有可的松、氢化可的松、地塞米松等。

可的松

氢化可的松

盐皮质激素有储钠排钾作用，代表药物有醛固酮、11-脱氢皮质酮等。

醛固酮

11-脱氢皮质酮

💡 素质提升

规范使用糖皮质激素类药物

糖皮质激素（以下简称激素）类药物具抗毒、抗炎、抗休克、免疫抑制及影响糖、蛋白质、脂肪、水、电解质等物质代谢的药理作用，对许多疾病有较快、较明显的缓解作用。因此，临床常用于严重感染、休克、器官移植、哮喘、肾病、皮肤病、颈椎病、骨质增生、眼病等疾病的治疗。但是，激素滥用现象广泛存在，危害患者的身体健康和生命安全。为此，医务工作者要认真学习和宣传《糖皮质激素类药物临床应用指导原则》，在使用激素时必须严格掌握用药适应证、药物种类、剂型、剂量、使用方法及不良反应的预防等，规范使用不滥用激素，以保障患者用药安全性和有效性。

目标检测

答案解析

一、选择题

（一）单项选择题

1. 油脂水解后一种共同的产物是（　　）

    A. 硬脂酸   B. 甘油   C. 软脂酸

    D. 油酸   E. 乙酸

2. 下列脂肪酸中属于必需脂肪酸是（　　）

    A. 软脂酸   B. 亚油酸   C. 油酸

    D. 豆蔻酸   E. 硬脂酸

3. 在油的贮藏中最好选用下列哪种质地的容器（　　）

  A. 塑料瓶   B. 玻璃瓶   C. 铁罐

  D. 不锈钢罐   E. 塑料袋

4. 测定油脂的不饱和度，通常采用的方法是（　　）

  A. 加氢   B. 加溴   C. 加碘

  D. 加溴化氢   E. 加氢氧化钠

5. 氢化可的松属于（　　）类甾体化合物

  A. 甾醇   B. 胆酸   C. 糖皮质激素

  D. 性激素   E. 盐皮质激素

（二）多项选择题

6. 关于油和脂肪的比较中，正确的是（　　）

  A. 油的熔点较低，脂肪的熔点较高

  B. 油含有不饱和烃基的相对量比脂肪少

  C. 油和脂肪都不易溶于水，而易溶于汽油、乙醇、苯等有机溶剂

  D. 油经过氢化反应可以转化为脂肪

  E. 油和脂肪都易溶于水

7. 下列结构中是甾体化合物的是（　　）

A. 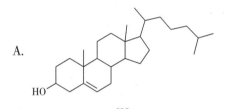   B.

C. 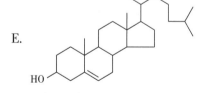   D.

E.

二、思考题

1. 简述油脂有哪些的重要化学性质。

2. 简述甾体化合物的结构特点。

（李靖柯）

书网融合……

   本章小结   微课   题库

第十二章　含氮有机化合物

◎⦁ 学习目标

　　1. 通过本章学习，重点掌握胺、酰胺等含氮有机物的结构、分类、命名及性质；了解重要的胺、酰胺及其衍生物。

　　2. 学会鉴别胺类、酰胺类化合物的方法；具有正确使用胺、酰胺类消毒剂、麻醉剂的能力。

　　含氮有机化合物是分子中含有氮原子的有机化合物的统称。氮是空气中含量最高的元素，也是构成生命体的基本元素。许多有机化合物如胺、酰胺、生物碱、氨基酸、蛋白质、重氮化合物、硝基化合物、含氮杂环化合物等均含有氮。不同类型的含氮有机物具有不同的性质和用途。本章主要介绍胺和酰胺。

≫ 情境导入

情境描述　小王到医院拔除智齿，医生在拔牙之前在他的牙龈处注射了利多卡因。

讨论　1. 注射利多卡因有何用途？

　　　2. 利多卡因属于哪类物质，在结构上有何特点？

第一节　胺

一、胺的结构、分类和命名

（一）胺的结构

　　胺（amine）是氨分子（NH_3）中的氢原子被烃基（表示为 R）取代后生成的化合物。氮原子的电子构型是 $1s^2 2s^2 2p^3$，氨和胺分子中的氮原子采用 sp^3 不等性杂化。氮原子连有烃基的种类和数目不同，键角也不同。氨、甲胺和三甲胺的空间结构见图 12-1。

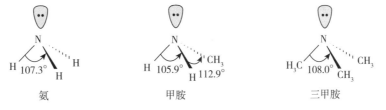

图 12-1　氨、甲胺和三甲胺的空间结构

（二）胺的分类

　　1. 根据氮原子上所连烃基的数目不同　胺可分为伯胺（又称为一级胺、第一胺）、仲胺（又称为二级胺，第二胺）和叔胺（又称为三级胺，第三胺），所含官能团分别为氨基、亚氨基和次氨基。例如：

$$CH_3CH_2—NH_2 \qquad CH_3CH_2—NH—CH_3 \qquad CH_3CH_2—\overset{\displaystyle CH_3}{\underset{\displaystyle CH_3}{N}}—CH_3$$

伯胺　　　　　　　　仲胺　　　　　　　　　　叔胺

2. 根据氮原子上所连烃基的种类不同 胺可分为脂肪胺、芳香胺与脂环胺。氮原子与脂肪烃基相连的化合物称为脂肪胺，氮原子与芳环相连的化合物称为芳香胺，氮原子与脂环烃基相连的化合物称为脂环胺。例如：

$$CH_3CH_2—NH_2$$

脂肪胺　　　　　　　　芳香胺　　　　　　　　脂环胺

3. 根据分子中含有氨基的数目不同 胺可分为一元胺、二元胺和多元胺。例如：

$$CH_3CH_2—NH_2 \qquad H_2N—CH_2—CH_2—NH_2$$

一元胺　　　　　　　　二元胺　　　　　　　　多元胺

（三）胺的命名

1. 简单胺的命名 以胺为母体，烃基为取代基，称为"某胺"。

（1）**伯胺的命名** 在烃基的名称后加"胺"字。例如：

$$CH_3—NH_2 \qquad CH_3CH_2—NH_2 \qquad CH_3—\underset{\displaystyle CH_3}{CH}—NH_2$$

甲胺　　　　　　　　乙胺　　　　　　　　异丙胺

（2）**仲胺与叔胺的命名** 当氮原子上连接多个相同的烃基时，用"二""三"来表示烃基的数目。当氮原子上连接多个不同的烃基时，按照由小到大的次序排列烃基。例如：

$$CH_3—NH—CH_3 \qquad CH_3—NH—CH_2CH_3 \qquad CH_3CH_2\underset{\displaystyle CH_2CH_3}{NCH_2CH_3} \qquad CH_3CH_2CH_2\underset{\displaystyle CH_3}{NCH_2CH_3}$$

二甲胺　　　　　　甲乙胺　　　　　　三乙胺　　　　　　甲乙丙胺

（3）**芳香胺的命名** 芳香仲胺和叔胺命名时，以芳香胺为母体，脂肪烃基为取代基，并在其名称前冠以"*N*-"或"*N*，*N*-"，表示这些基团与氮原子直接相连，而不是连在芳环上。例如：

苯胺　　　　　　　　　　　　　　*N*-乙基苯胺

N-甲基-*N*-乙基苯胺　　　　　　3-乙基-*N*-甲基苯胺

（4）**多元胺的命名** 类似多元醇的命名，用阿拉伯数字标识氨基的位置，并在胺字前写出氨基的数目。例如：

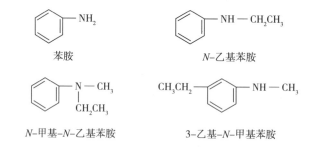

$$H_2NCH_2CH_2NH_2$$

乙二胺　　　　　　　　1，2-苯二胺（邻苯二胺）

2. 复杂胺的命名 以烃为母体，氨基或烃氨基作取代基。例如：

$$
\begin{array}{ccc}
\underset{\underset{NH_2}{|}}{CH_3CH_2CH} - CH_2 - \underset{\underset{CH_3}{|}}{CHCH_3} & & CH_3CH_2\underset{\underset{NH_2}{|}}{CHCH_2CH_3} \\
\text{2-甲基-4-氨基己烷} & & \text{3-氨基戊烷}
\end{array}
$$

二、胺的性质

胺及其衍生物广泛存在于生物界，具有重要的生理活性和生物活性，蛋白质、核酸和生物碱等都是胺的衍生物，临床上使用的许多药物如某些抗生素和激素也是胺或胺的衍生物。掌握胺的性质，有助于研究这些复杂的天然产物及药物，更好地维护人类健康。

（一）物理性质

低级脂肪胺如甲胺、二甲胺、三甲胺和乙胺等是无色气体，丙胺以上为易挥发的液体，能溶于水。随着低级脂肪胺相对分子质量的增加，其溶解度会降低。十二胺以上的高级胺为固体，难溶于水。多数低级胺有不愉快或很难闻的特殊臭味，如蛋白质腐败发臭就是因为有低级胺类的生成。

芳香胺为高沸点的液体或低熔点的固体，难溶于水。芳香胺毒性大且易渗入皮肤，如苯胺可通过消化道、呼吸道或经皮肤吸收进入人体而引起中毒。某些芳香胺及其衍生物有强烈的致癌作用，如联苯胺、β-萘胺等。

除叔胺外，胺可与其他极性物质形成分子间氢键，所以它们的沸点比相对分子质量相近的烷烃要高。

（二）化学性质

氮原子的电负性较大，$N-H$ 键表现出强极性，易断裂，能发生特殊的化学反应。

1. 碱性 胺分子中氮原子上的孤对电子可接受质子，所以胺在水溶液中呈碱性，能与酸反应生成胺盐。例如：

$$CH_3NH_2 + H_2O \rightleftharpoons CH_3NH_3^+ + OH^-$$

$$
\text{苯}-NH_2 + HCl \longrightarrow \text{苯}-\overset{+}{N}H_3\overset{-}{Cl}
$$

医药上常将难溶于水的胺类药物制成可溶的盐酸盐或硫酸盐以供药用，如局部麻醉药普鲁卡因在水中溶解度较小，将其制成水溶性的盐酸普鲁卡因使用。

$$H_2N-\text{苯}-COOCH_2CH_2N(C_2H_5)_2 \cdot HCl$$

盐酸普鲁卡因

各类胺和季铵碱的碱性强弱顺序为：

季铵碱 > 脂肪仲胺 > 脂肪伯胺 > 脂肪叔胺 > 氨 > 芳香胺

2. 与亚硝酸的反应 胺易与亚硝酸反应，不同的胺与亚硝酸反应的现象和产物各不相同，据此可用来鉴别脂肪族或芳香族伯、仲、叔胺。由于亚硝酸不稳定，反应过程中只能由亚硝酸钠和盐酸反应制得。

（1）伯胺与亚硝酸的反应 脂肪伯胺与亚硝酸反应，可定量生成氮气并生成醇、烯或卤代烃等化合物。例如：

$$CH_3CH_2NH_2 + HNO_2 \longrightarrow CH_3CH_2OH + N_2\uparrow + H_2O$$

芳香伯胺与亚硝酸在低温及强酸性溶液中可反应生成重氮盐，该反应称为重氮化反应。温度升高时，重氮盐可分解放出氮气并生成苯酚。例如：

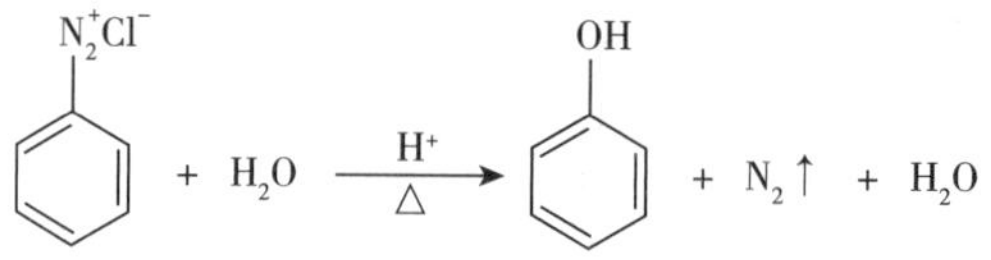

$$\underset{\text{(图)}}{\boxed{\text{N}_2^+\text{Cl}^-}} + \text{H}_2\text{O} \xrightarrow[\triangle]{\text{H}^+} \underset{\text{(图)}}{\boxed{\text{OH}}} + \text{N}_2\uparrow + \text{H}_2\text{O}$$

（2）仲胺与亚硝酸的反应　　仲胺与亚硝酸作用生成 N-亚硝基胺。例如：

N-亚硝基胺为中性黄色油状液体或固体，大多数不溶于水而溶于有机溶剂。N-亚硝基胺具有强烈的致癌作用，可引起多种组织和器官的肿瘤。亚硝酸盐在胃肠道能与体内代谢产生的仲胺反应生成 N-亚硝基胺，为保证身体健康，应限制亚硝酸盐的摄入。

（3）叔胺与亚硝酸的反应　　脂肪叔胺与亚硝酸作用生成水溶性的亚硝酸盐。亚硝酸盐与强碱作用，可得到游离的脂肪叔胺。

$$(\text{CH}_3)_3\text{N} + \text{HNO}_2 \longrightarrow (\text{CH}_3)_3\text{N}^+\text{HNO}_2^-$$

芳香叔胺与亚硝酸反应时，芳环上的氢原子可被亚硝基取代，生成苯氨基对位或邻位的亚硝基化合物。亚硝基芳香族叔胺在碱性溶液中呈翠绿色，在酸性溶液中互变成醌式盐而呈橘黄色。

3. 酰化反应　　能提供酰基的试剂称为酰化试剂，如酰卤和酸酐等。伯胺和仲胺能发生酰化反应，叔胺的氮原子上没有氢，不能发生酰化反应。例如：

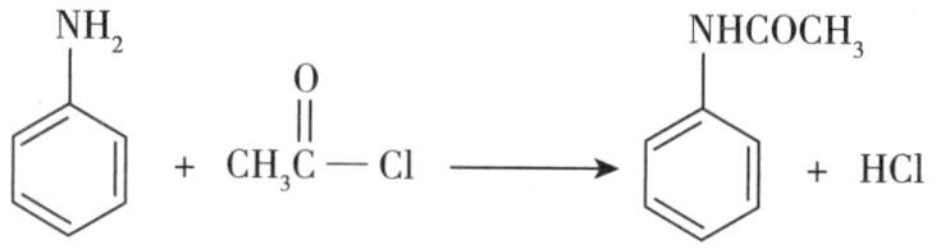

$$\underset{\text{(图)}}{\boxed{\text{NH}_2}} + \text{CH}_3\overset{\text{O}}{\overset{\|}{\text{C}}}-\text{Cl} \longrightarrow \underset{\text{(图)}}{\boxed{\text{NHCOCH}_3}} + \text{HCl}$$

酰化反应在医药上具有重要意义。在胺类药物的分子中引入酰基后可增加药物的脂溶性，有利于机体的吸收、提高或延长疗效、降低药物的毒性等。如对羟基苯胺具有解热镇痛作用，但其毒副作用强，不宜内服，通过酰化反应可以获得毒副作用低、可口服的对羟基乙酰苯胺（也称扑热息痛）。

三、季铵盐和季铵碱

季铵类化合物是指氮上连接了四个烃基的化合物，包括季铵碱和季铵盐。季铵盐与季胺碱结构中，四个烃基可以相同，也可以不同，X^- 为卤素负离子或其他酸根离子。

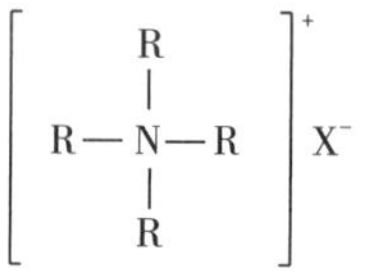

$$\left[\begin{array}{c} \text{R} \\ | \\ \text{R}-\text{N}-\text{R} \\ | \\ \text{R} \end{array}\right]^+ X^- \qquad \left[\begin{array}{c} \text{R} \\ | \\ \text{R}-\text{N}-\text{R} \\ | \\ \text{R} \end{array}\right]^+ \text{OH}^-$$

$$\qquad\qquad\text{季铵盐}\qquad\qquad\qquad\qquad\text{季铵碱}$$

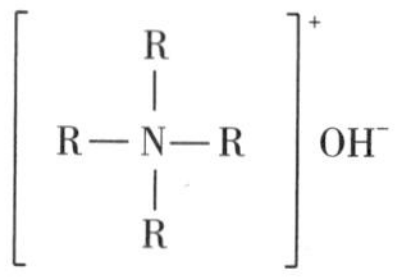

季铵类化合物为结晶性固体，易溶于水，不溶于乙醚等非极性溶剂。长链的季铵盐常用作表面活性剂，具有去污、清洁、抑菌和杀菌、抗静电等作用，多数毒性较胺低，临床上也常用作消毒剂和防腐剂。季铵碱的碱性与氢氧化钠和氢氧化钾的碱性相近，属于强碱，易吸收水分和空气中的 CO_2。

四、常见的胺

（一）盐酸多巴胺

盐酸多巴胺是一种多巴胺受体激动药。化学名称为 4-（2-氨基乙基）-1,2-苯二酚盐酸盐。其结构式为：

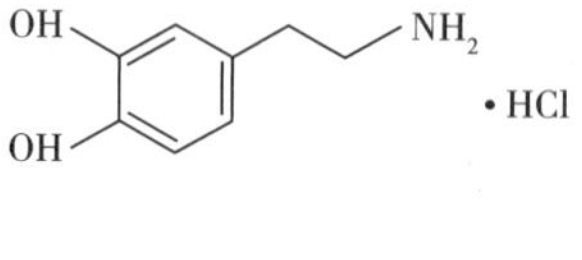

$$\underset{\text{(图)}}{\boxed{\begin{array}{l}\text{OH}\\\text{OH}\end{array}\quad\text{NH}_2}} \cdot \text{HCl}$$

盐酸多巴胺为白色或类白色有光泽的结晶或结晶性粉末，无臭，露置于空气中及遇光颜色逐渐变深。在水中易溶，在无水乙醇中微溶，在三氯甲烷或乙醚中溶解极弱。多巴胺是去甲肾上腺素生物合成的前体，为中枢性递质之一，具有兴奋 β - 受体、α - 受体和多巴胺受体的作用。盐酸多巴胺的使用可使肾的血流量增加，肾小球滤过率增加，从而促使尿量及尿钠排泄增加。临床上用于各种类型的休克，尤其适用于休克伴有心收缩力减弱、肾功能不全者。

（二）苯扎溴铵

苯扎溴铵是一种季铵盐阳离子表面活性剂，化学名称为溴化二甲基十二烷基苄铵，又称新洁尔灭，结构式如下：

$$\left[C_{12}H_{25} - \overset{\overset{\displaystyle CH_3}{|}}{\underset{\underset{\displaystyle CH_3}{|}}{N}} - CH_2 - \text{（苯环）} \right]^+ Br^-$$

苯扎溴铵常温下为微黄色黏稠状液体，芳香而味苦，易溶于水，吸湿性强，无刺激性，有较强的杀菌和去垢作用。临床上常用于手术前洗手、皮肤和外科器械的消毒。

（三）胆碱和乙酰胆碱

胆碱是存在于生物体内的一种季铵碱，是卵磷脂的组成部分。化学名称为氢氧化三甲基 - 2 - 羟基乙铵。因其最初是在胆汁中被发现，故名胆碱。其结构式为：

$$[HOCH_2CH_2\overset{\overset{\displaystyle CH_3}{|}}{\underset{\underset{\displaystyle CH_3}{|}}{N}}CH_3]^+OH^-$$

胆碱是易吸湿的白色结晶，易溶于水和醇，可从食物中获得，也可在体内合成。胆碱能调节肝中脂肪代谢，防止脂肪在肝内大量存积，具有抗脂肪肝的作用，临床上用来治疗肝炎、肝中毒等疾病。

胆碱分子中羟基氢被乙酰基取代生成的酯，称为乙酸胆碱，其结构式为：

$$[CH_3COOCH_2CH_2\overset{\overset{\displaystyle CH_3}{|}}{\underset{\underset{\displaystyle CH_3}{|}}{N}}CH_3]^+OH^-$$

乙酰胆碱由神经细胞合成，是一种重要的神经递质，当乙酰胆碱在体内的合成和分解遭到破坏时，可引起神经系统紊乱。

第二节 酰 胺

一、酰胺的结构和命名

（一）酰胺的结构

酰基与氮原子相连的化合物称为酰胺（amide）。酰胺可看作是羧酸分子中羧基上的羟基被氨基或烃氨基取代而成的化合物，也可看作是氨或胺分子中的氢原子被酰基取代而成的化合物。结构如下：

$$(Ar)R - \overset{\overset{\displaystyle O}{\|}}{C} - NH_2 \qquad (Ar)R - \overset{\overset{\displaystyle O}{\|}}{C} - NH - R(Ar) \qquad (Ar)R - \overset{\overset{\displaystyle O}{\|}}{C} - N \overset{R'}{\underset{R''}{}}$$

氨分子中两个氢原子被酰基取代生成的亚氨基化合物，称为酰亚胺（imide）。例如：

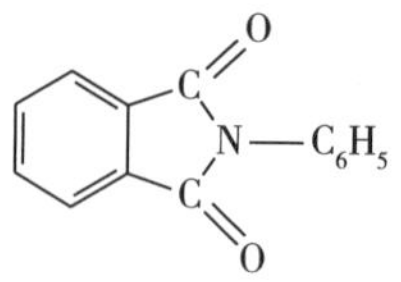

N-苯基邻苯二甲酰亚胺

（二）酰胺的命名

1. 简单酰胺的命名　氮原子不连烃基的酰胺，称为“某酰胺”。例如：

$$CH_3-\overset{\overset{O}{\|}}{C}-NH_2$$

乙酰胺

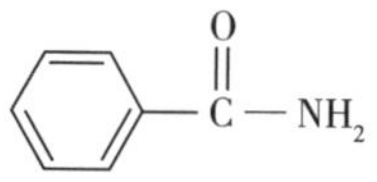

苯甲酰胺

2. 复杂酰胺的命名　氮原子上连有取代基时，将取代基放在酰胺名称前面，冠以“*N*－”或“*N*，*N*－”以表示取代基与氮原子直接相连。例如：

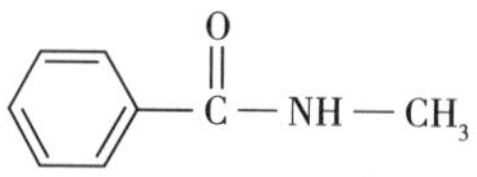

N-甲基苯甲酰胺

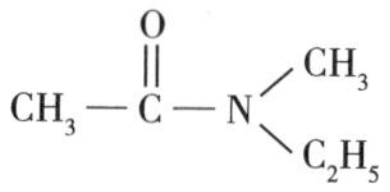

N-甲基-*N*-乙基乙酰胺

二、酰胺的性质

（一）物理性质

甲酰胺在常温下为液体，其他酰胺多为白色结晶。低级酰胺易溶于水，随相对分子质量的增大，溶解度逐渐减弱。

（二）化学性质

1. 酸碱性　酰胺的水溶液接近中性，只能与强酸作用成盐。酰亚胺分子中与氮原子连接的氢原子能以质子的形式离去，故酰亚胺具有弱酸性。例如：

$$CH_3-\overset{\overset{O}{\|}}{C}-NH_2 + HCl \longrightarrow CH_3-\overset{\overset{O}{\|}}{C}-NH_2 \cdot HCl$$

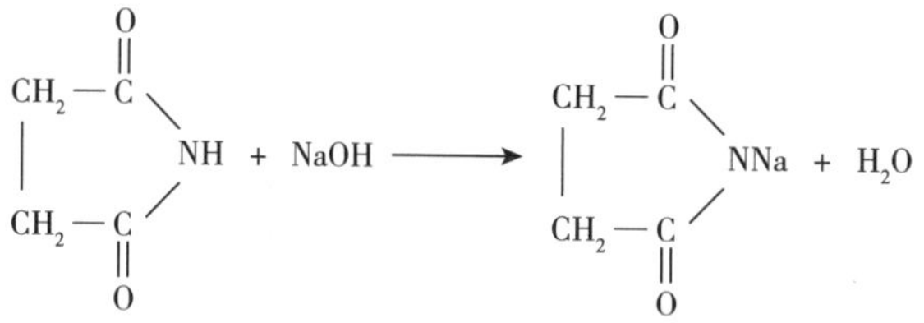

2. 水解反应　酰胺能发生水解反应，但反应速率缓慢，需要酸或碱催化并在加热的条件下才能发生。酰胺在酸性溶液中水解，得到羧酸和铵盐；在碱性溶液中水解，得到羧酸盐并放出氨。

$$R-\overset{\overset{O}{\|}}{C}-NH_2 + H_2O \xrightarrow{\text{酶}} R-\overset{\overset{O}{\|}}{C}-OH + NH_3$$

$$R-\overset{\overset{O}{\|}}{C}-NH_2 \xrightarrow[\triangle]{HCl+H_2O} R-\overset{\overset{O}{\|}}{C}-OH + NH_4Cl$$

$$R-\overset{\overset{O}{\|}}{C}-NH_2 \xrightarrow[\triangle]{NaOH(H_2O)} R-\overset{\overset{O}{\|}}{C}-ONa + NH_3\uparrow$$

3. 与亚硝酸反应　伯酰胺与亚硝酸作用，生成相应的羧酸，并放出氮气。

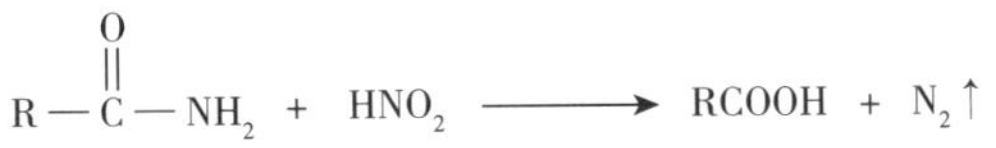

$$R - \overset{\overset{\displaystyle O}{\|}}{C} - NH_2 + HNO_2 \longrightarrow RCOOH + N_2\uparrow$$

4. 霍夫曼（Hoffmann）降级反应　酰胺与溴或氯在碱溶液中作用，脱去羰基生成伯胺，使碳链减少一个碳原子的反应，称为霍夫曼降级反应。例如：

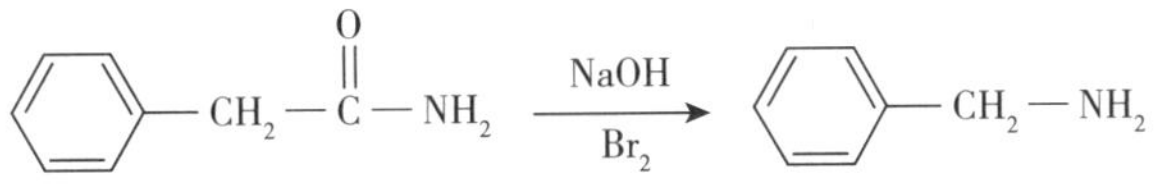

$$\text{苯乙酰胺} \quad \xrightarrow[\text{Br}_2]{\text{NaOH}} \quad \text{苄胺}$$

三、常见的酰胺

含有酰胺结构的物质很多，许多天然的物质如蛋白质、多肽、某些生物碱等均含有酰胺结构。某些合成纤维（尼龙 6、尼龙 66、尼龙 1010 等）、酰胺类除草剂，酰胺类局麻药和巴比妥类药物等也含有酰胺结构。

（一）尿素　🅔 微课

尿素（urea）也称脲，化学名称为碳酰二胺。其结构式如下：

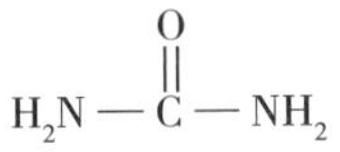

$$H_2N - \overset{\overset{\displaystyle O}{\|}}{C} - NH_2$$

尿素是哺乳动物体内蛋白质代谢的最终产物，存在于动物的尿液中。正常成人每天排泄的尿中约含尿素 30g。临床上尿素可配成注射液使用，对降低颅内压及眼内压有显著的疗效，并可用于治疗急性青光眼和脑外伤引起的脑水肿等。尿素显弱碱性，能与强酸反应生成盐，其硝酸盐和草酸盐均难溶于水且易结晶，利用此性质可以鉴别尿素或从尿液中提取尿素。尿素广泛应用于工农业，既是含氮量很高的氮肥，又是合成塑料和一些药物的原料。

（二）利多卡因

利多卡因是一种酰胺类局部麻醉药和抗心律失常药，又称赛罗卡因，化学名称为 N-（2,6-二甲苯基）-2-（二乙氨基）乙酰胺。其结构式如下：

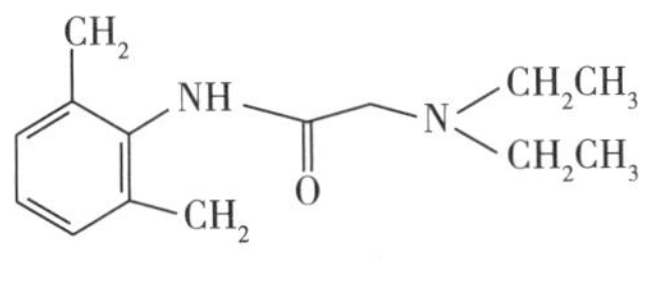

利多卡因通过抑制神经细胞膜的钠离子通道而起到阻断神经兴奋与传导的作用，其脂溶性、蛋白结合率均高于普鲁卡因，穿透细胞能力强，起效快，作用时间长，作用强度是普鲁卡因的 4 倍，在临床上主要用于浸润麻醉、硬膜外麻醉、表面麻醉及神经传导阻滞。利多卡因在低剂量时，可促进心肌细胞内 K^+ 外流，降低心肌的自律性，具有抗室性心律失常作用；在治疗剂量时，对心肌细胞的电活动、房室传导和心肌的收缩无明显影响。

（三）N，N-二甲基甲酰胺

N，N-二甲基甲酰胺又称 DMF，结构式如下：

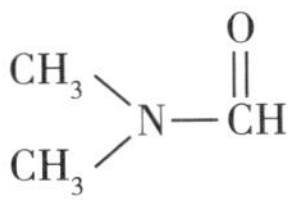

　　$N，N$ – 二甲基甲酰胺为无色透明液体，沸点为 149～156℃，既是一种用途极广的化工原料，也是一种性能优良的溶剂。除卤代烃外，$N，N$ – 二甲基甲酰胺能与水及多数有机溶剂任意混合，对多种化合物均有良好的溶解能力，被誉为"万能溶剂"。

 素质提升

慎用麻醉药物，确保用药安全

　　麻醉药物可以减轻疼痛，在一些手术中使用麻醉药物是手术顺利安全进行的保证。但"是药三分毒"，尤其是麻醉与精神类的国家实行特殊管理的药品，使用与保管不当，均可能造成严重的后果。

　　作为医学生，应该掌握药品的特性，根据疾病的类型与患者的身体情况正确选择与使用麻醉药物，严格把控用量，同时做好麻醉药品使用过程中的各项支持措施，确保用药安全与人民的身体健康。

目标检测

答案解析

一、选择题

（一）单项选择题

1. 下列胺中，不可与其他极性物质形成分子间氢键的是（　　）

　　A. 甲胺　　　　　　　　B. 乙胺　　　　　　　　C. 异丙胺

　　D. 三乙胺　　　　　　　E. 苯胺

2. 下列各类物质的碱性强弱顺序为（　　）

　　A. 季铵碱 > 脂肪仲胺 > 脂肪伯胺 > 脂肪叔胺 > 氨 > 芳香胺

　　B. 芳香胺 > 脂肪仲胺 > 脂肪伯胺 > 脂肪叔胺 > 氨 > 季铵碱

　　C. 脂肪仲胺 > 脂肪伯胺 > 脂肪叔胺 > 氨 > 季铵碱 > 芳香胺

　　D. 脂肪伯胺 > 脂肪叔胺 > 脂肪仲胺 > 季铵碱 > 芳香胺 > 氨

　　E. 芳香胺 > 脂肪叔胺 > 脂肪仲胺 > 脂肪伯胺 > 氨 > 季铵碱

3. 关于季铵盐与季铵碱的描述，以下说法错误的是（　　）

　　A. 氮上所连接的 4 个烃基可以相同，也可以不同

　　B. 属于离子型化合物

　　C. 季铵碱的碱性极弱

　　D. 易溶于水

　　E. 季铵盐结构中的 X 多是卤素负离子，也可是其他酸根离子

4. 下列物质的结构中，不含有酰胺键的是（　　）

　　A. 利多卡因　　　　　　B. DMF　　　　　　　　C. 尿素

　　D. 苯巴比妥　　　　　　E. 胆碱

5. 关于酰胺酸碱性的描述，以下说法正确的是（　　）

　　A. 强酸性　　　　　　　B. 强碱性　　　　　　　C. 不能与酸作用成盐

　　D. 水溶液接近中性　　　E. 酰亚胺具有弱碱性

6. 下列物质命名错误的是（　　）

A.

N-甲基-N-乙基苯胺

B.

邻二苯胺

C. CH₃CH₂NCH₂CH₃
　　　　｜
　　　CH₂CH₃

三乙胺

D.

乙酰胺

E.

对甲基苯甲酰胺

（二）多项选择题

7. 下列物质中，属于胺类物质的是（　　）

　　A. 胆碱　　　　　　　B. 乙酰胆碱　　　　　　C. 盐酸多巴胺

　　D. 新洁尔灭　　　　　E. 邻苯二胺

8. 下列物质中，属于酰胺类物质的是（　　）

　　A. 利多卡因　　　　　B. DMF　　　　　　　　C. 尿素

　　D. 碳酰胺　　　　　　E. 乙酰胆碱

二、思考题

1. 胺的酰化反应在医药上有何意义？

2. 酰胺具有哪些物理性质？

（叶桦珍）

书网融合……

本章小结

微课

题库

第十三章　杂环化合物和生物碱

PPT

学习目标

1. 通过本章学习，重点掌握杂环化合物的分类、结构特点及生物碱的一般性质。
2. 学会识别杂环化合物和生物碱，能够判别芳香杂环和非芳香杂环；具有辩证思维。

杂环化合物是由碳原子和非碳原子共同组成环状骨架结构的一类有机化合物。环中非碳原子统称为杂原子，常见的杂原子有氮、氧、硫等。杂环化合物的种类繁多，数量庞大，到目前为止，已注册的2000多万个化合物中大约有一半含有杂环结构。许多天然杂环化合物在动、植物体内起着重要的生理作用，在现有的药物中杂环化合物也占了相当大的比例。因此，杂环化合物在医药上中占有重要地位。

前面已学过的环醚、内酯、内酰胺、环状酸酐等化合物也含有杂原子，都是杂环化合物，但是这些化合物的性质与同类的开链化合物类似，因此并入相应的章节中讨论。本章重点讨论的是环系稳定，具有一定程度芳香性的杂环化合物，即芳杂环化合物。生物碱分子中大多含有杂环，是一类重要的天然有机化合物，本章一并进行讨论。

情境导入

情境描述　人类与慢性粒细胞白血病（CML）作斗争，已经有半个多世纪的历史。格列卫（gleevec，imatinib）是人类在慢性白血病的治疗上取得的巨大成功，被誉为是人类抗癌史上的一大突破。

讨论　1. 请你查一查格列卫的化学结构。

2. 格列卫的结构中有几个杂环？

第一节　杂环化合物

一、杂环化合物的结构、分类和命名 ⓔ微课

芳杂环化合物可分为单杂环和稠杂环，单杂环根据环的大小可分为五元杂环和六元杂环等。稠杂环根据稠合环的类型不同可分为苯稠杂环和杂稠杂环等。常见的母体杂环见表13-1。

表13-1　常见的杂环化合物母环的结构、类别和名称

类别	杂环母环结构及名称
五元杂环	吡咯　　呋喃　　噻吩 吡唑　咪唑　噁唑　异噁唑　噻唑

续表

类别	杂环母环结构及名称
六元杂环	
稠杂环	

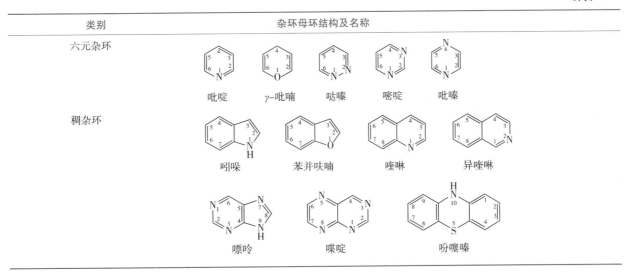

我国采用音译法来命名杂环母环，即按照杂环化合物英文名称的读音，选用同音汉字加口旁组成音译名，其中口代表环的结构。常见的杂环母环名称见表13-1。

当杂环上连有取代基时，为了标明取代基的位置，需对杂环母环编号。编号的主要原则如下。

1. 含一个杂原子的杂环 从杂原子开始，依次用阿拉伯数字或从与杂原子相邻的碳原子开始，依次用希腊字母 α、β、γ…编号。例如：

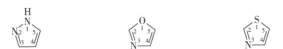

2. 含两个或多个杂原子的杂环 编号时应尽可能使杂原子的编号最小，然后按 O、S、NH、N 的优先顺序对杂原子进行编号。例如：

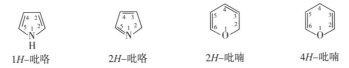

3. 有特定名称的稠杂环 有的按其相应的稠环芳烃的母环编号，如喹啉、异喹啉等；有的从一端开始编号，共用碳原子一般不编号，编号时遵守杂原子的优先顺序，如吩噻嗪；还有些结构有特定的编号，如嘌呤等。

4. 标氢 当杂环满足了杂环中拥有最多数目的非聚集双键后，环中仍有饱和的碳原子或氮原子，则这个饱和原子上所连接的氢原子称为标氢或指示氢，用其编号加 *H*（大写斜体）标注。例如：

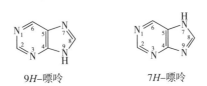

1*H*-吡咯　　2*H*-吡咯　　2*H*-吡喃　　4*H*-吡喃

另外，当含活泼氢的杂环化合物及其衍生物存在着互变异构体，命名时需按上述标氢的方式进行标注。例如：

9*H*-嘌呤　　　　7*H*-嘌呤

5. 取代杂环化合物　先确定杂环母体的名称和编号，使杂原子编号尽可能小，然后将取代基的位次、数目、名称写在母体名称前。例如：

2-溴噻吩
（α-溴噻吩）

3-氨基吡啶
（β-氨基吡啶）

2-甲氧基嘧啶
（α-甲氧基嘧啶）

3-甲基吲哚

4-硝基-6-氯喹啉

2，6-二羟基嘌呤

当杂环上连有—CHO 、—COOH、—SO₃H 等基团时，则将杂环作为取代基，以侧链官能团为母体命名。例如：

2-呋喃甲醛
（α-呋喃甲醛）

3-吡啶甲酰胺
β-吡啶甲酰胺

3-喹啉磺酸)
（β-喹啉磺酸）

二、五元杂环和六元杂环化合物

（一）五元杂环化合物

五元杂环化合物中常见的有呋喃、吡咯、噻吩以及它们的衍生物。在这些杂环化合物中，构成环的四个碳原子和杂原子（N、S、O）均采用 sp² 杂化，它们以 σ 键相连形成一个环面。每个碳原子及杂原子都有一个未参与杂化的 p 轨道，碳原子的 p 轨道上有一个电子，杂原子（N、S、O）的 p 轨道上有一对未共用电子对，彼此肩并肩重叠，形成一个含五个原子和六个电子的环状闭合 π 电子共轭体系。因此，它们都具有一定的芳香性。

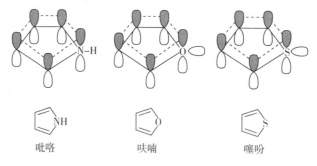

吡咯　　　　呋喃　　　　噻吩

在五元杂环化合物中，由于共轭体系中的 6 个 π 电子分散在 5 个原子上，使环上碳原子的 π 电子云密度较苯环上碳原子的电子云密度大，因此比苯更容易发生亲电取代反应。但是，由于杂原子电负性大于碳原子，电子云密度分布不完全平均化，环上电子云偏向杂原子，α 碳上的电子云密度较大，亲电取代反应一般发生在 α 碳上，如果 α 位已有取代基，则发生在 β 位。同时，杂原子电负性 O ＞ N ＞ S 造成电子云离域有差异，使杂环化合物的芳香性和稳定性不如苯环。它们的芳香稳定性顺序为：苯 ＞ 噻吩 ＞ 吡咯 ＞ 呋喃。

（二）六元杂环化合物

最常见的六元杂环为吡啶，吡啶环上的碳原子和氮原子均以 sp^2 杂化轨道相互重叠形成 σ 键，构成一个平面六元环。每个原子上有一个 p 轨道垂直于环平面，每个 p 轨道中有一个电子，这些 p 轨道侧面重叠形成一个封闭的大 π 键，π 电子数目为 6，符合 $4n+2$ 规则，与苯环类似。因此，吡啶具有一定的芳香性。

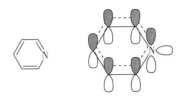

吡啶分子结构

氮原子上还有一个 sp^2 杂化轨道没有参与成键，被一对孤对电子所占据，使吡啶具有碱性。吡啶环上的氮原子的电负性较大，对环上电子云密度分布有很大影响，使 π 电子云向氮原子上偏移，在氮原子周围电子云密度高，而环的其他部分电子云密度降低，尤其是邻、对位上降低显著。所以吡啶的芳香性比苯差，在化学性质上是亲电取代反应变难，亲核取代反应变易，氧化反应变难，还原反应变易。

吡啶环上氮原子的一对孤对电子未参与环的共轭，可与质子结合，其碱性（$pK_b = 8.8$）较吡咯（$pK_b = 13.6$）强，能与强酸作用生成较稳定的盐。但吡啶环上未参与共轭体系的这一对未成键电子对处于 sp^2 杂化轨道上，其 s 成分较 sp^3 杂化轨道多，受原子核束缚强，较难与质子结合，所以吡啶比氨的碱性（$pK_b = 4.75$）弱。

吡啶与水能以任意比例混溶，同时又能溶解大多数极性及非极性有机化合物，它是一个良好的两性溶剂。吡啶具有高水溶性的原因，除了属于极性分子外，还由于其氮原子上一对未参与环共轭体系的孤对电子与水分子易形成氢键。而吡咯、呋喃和噻吩杂原子上的孤对电子是 6 电子闭合共轭体系的组成部分，失去形成氢键的条件，因此难溶于水。

三、常见的杂环化合物及其衍生物

（一）嘧啶衍生物

嘧啶本身在自然界中并不存在，但嘧啶衍生物广泛存在于生物体内，有些具有重要的生理活性，例如胞嘧啶、尿嘧啶、胸腺嘧啶是组成核酸的重要碱基。

胞嘧啶（C）　　　尿嘧啶（U）　　　胸腺嘧啶（T）

许多药物中也含有嘧啶环结构，例如抗菌药物磺胺嘧啶、抗肿瘤药物氟尿嘧啶、镇静催眠药苯巴比妥等。嘧啶环还是维生素 B_1、维生素 B_2 的重要结构部分。

磺胺嘧啶（抗菌药）　　　　苯巴比妥（镇静催眠药）

（二）嘌呤及其衍生物

嘌呤是由咪唑环和嘧啶环稠合而成，嘌呤分子中存在着以下互变异构：

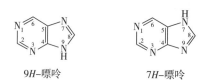

9H-嘌呤   7H-嘌呤

嘌呤为无色晶体，熔点217℃，易溶于水，难溶于有机溶剂。分子中有三个氮原子含有未参与共轭的孤对电子，嘌呤既显弱酸性，又显弱碱性，其酸性（$pK_a = 8.9$）比咪唑强，碱性（$pK_b = 11.7$）比嘧啶强。

嘌呤本身在自然界中并不存在，但其衍生物却广泛存在于动植物体内，并具有重要的生理作用和药理作用。如腺嘌呤、鸟嘌呤等都是核酸的组成成分。次黄嘌呤、黄嘌呤和尿酸是腺嘌呤和鸟嘌呤在体内的代谢产物，存在于哺乳动物的尿和血中。尿酸为无色晶体，极难溶于水，有弱酸性。健康的人每天尿酸的排泄量为 0.5～1g。如代谢紊乱而致尿酸含量过高时，可能沉积形成尿结石。当血中的尿酸含量过高时，可能沉积在关节等处，引起痛风。嘌呤类化合物还具有抗肿瘤、抗过敏、降低胆固醇、扩张支气管、强心等作用。因此，嘌呤衍生物在生命活动过程中起着非常重要的作用。

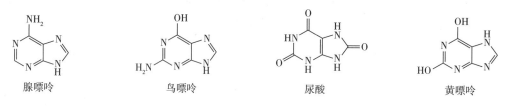

腺嘌呤   鸟嘌呤   尿酸   黄嘌呤

（三）吲哚及其衍生物

苯并吡咯有吲哚和异吲哚两种异构体。吲哚为无色或浅黄色片状结晶，浓时具有强烈的粪臭味，扩散力强而持久，高度稀释的溶液有香味，可作为香料使用。

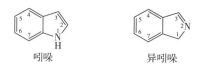

吲哚   异吲哚

吲哚具有芳香性，其稳定性比吡咯强，一般不与酸、碱及氧化剂反应，在特殊的条件下，可进行亲电取代反应，反应主要发生在 β 位上。吲哚及其衍生物在自然界广泛分布，主要存在于天然花油中（如茉莉花、水仙花、苦橙花、香罗兰等），也存在于煤焦油中。许多吲哚衍生物具有生理和药理活性，如：必需氨基酸色氨酸是吲哚的衍生物，某些生物碱、植物生长素是吲哚的衍生物，5 - 羟色胺（5 - HT）、利血平、褪黑素、毒扁豆碱等药物也都是吲哚衍生物。

5-HT   褪黑素

（四）喋啶及其衍生物

喋啶由嘧啶环和吡嗪环稠合而成，因最早发现于蝴蝶翅膀色素中而得名。

喋啶为黄色片状结晶，熔点 140℃。喋啶环广泛存在于动植物体内，是天然药物的有效成分。如叶酸及维生素 B_2 的分子中都有喋啶环结构。

叶酸

维生素 B_2（核黄素）

第二节　生物碱

一、生物碱的定义

　　生物碱是一类存在于生物体内具有明显生理活性的碱性含氮有机化合物，由于生物碱主要存在于植物中，所以又称为植物碱。生物碱大都与有机酸或无机酸结合成盐存在于植物体内，但也有少数以游离碱、苷或酯的形式存在。从各种植物中分离提取的已知生物碱约有 10000 种，许多生物碱是极有价值的药物，如鸦片中的吗啡有镇痛作用，黄连中的小檗碱有抗菌消炎作用，麻黄中的麻黄碱有平喘作用等。目前，中草药中生物碱的研究正获得更多的关注，为生命科学开拓了广阔的应用前景。

　　生物碱的分类方法很多，常按照生物碱的基本结构分类，如：有机胺类、吡啶衍生物类、嘌呤衍生物类。生物碱大多根据其来源命名，例如从麻黄中提取的生物碱叫麻黄碱，从长春花中分离出的一种生物碱叫长春碱等。

二、生物碱的性质

　　生物碱的种类繁多，结构复杂，相互间性质存在差异，但大多数生物碱都具有一些相似的性质，称为生物碱的一般性质。

（一）物理性质

　　大多数生物碱为无色或白色的味苦的结晶固体，少数为非结晶体和液体。大多数生物碱分子中含有手性碳原子，具有旋光性，多为左旋体；多数不溶或难溶于水，易溶于乙醇、乙醚、丙酮、三氯甲烷和苯等有机溶剂中，少数如黄麻碱、烟碱、咖啡因等可溶于水。

（二）化学性质

　　1. 碱性　绝大多数生物碱具有胺类或含氮杂环结构，一般呈弱碱性，能与无机酸或有机酸结合成盐，这些盐一般易溶于水。利用此性质，临床上常将生物碱类药物制成易溶于水的盐类应用，如磷酸可待因、硫酸阿托品、盐酸吗啡等。

　　2. 生物碱的沉淀反应　大多数生物碱能与一些试剂生成难溶于水的有色的盐或配合物而沉淀。这些能使生物碱发生沉淀反应的试剂统称为生物碱沉淀剂。利用生物碱的沉淀反应可以检验生物碱的存在或鉴别生物碱。生物碱沉淀试剂的种类较多，多数为重金属盐类或分子较大的复盐，例如碘化铋钾（$BiI_3 \cdot KI$）、碘化汞钾（K_2HgI_4）、磷钨酸（$H_3PO_4 \cdot 12WO_3 \cdot 2H_2O$）、磷钼酸（$H_3PO_4 \cdot 12MoO_3$）等，其中最灵敏的是碘化铋钾。

3. 生物碱的显色反应 生物碱还可以与一些试剂发生显色反应，并且结构不同显示的颜色也不同，这些能使生物碱发生显色反应的试剂统称为生物碱显色剂。利用生物碱的显色反应可以鉴别生物碱。例如，1%的钒酸铵－浓硫酸试剂遇吗啡显棕色，遇莨菪碱显红色，遇马钱子碱显血红色，遇奎宁显淡橙色，遇番木鳖碱显蓝紫色；甲醛－浓硫酸试剂遇可待因显蓝色，遇吗啡显紫红色。

三、常见的生物碱

（一）烟碱

又称尼古丁，为无色油状液体，味辛辣，沸点 247℃，天然存在的烟碱为左旋体，易溶于水、乙醇、乙醚等溶剂，随水蒸气挥发而不分解。烟碱有剧毒，会使人上瘾或产生依赖性，少量能兴奋中枢神经，大量使用会抑制中枢神经，引起头痛、呕吐、恶心，严重时导致心脏麻痹而死亡。烟碱不能作药用，可用作农用杀虫剂。

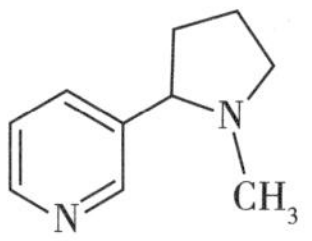

烟碱

（二）茶碱、可可碱和咖啡碱

茶碱、可可碱和咖啡碱分别存在于茶叶、可可豆和咖啡中，也可以用人工合成。它们都是无色的针状结晶，味微苦，易溶于热水，难溶于冷水。茶碱、可可碱和咖啡碱都是黄嘌呤的衍生物。茶碱有利尿作用和松弛平滑肌作用；咖啡碱又称咖啡因，有兴奋中枢神经、止痛、利尿作用；可可碱有抑制胃小管再吸收和利尿作用。

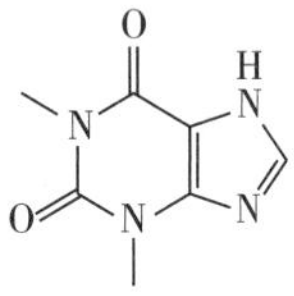

茶碱	可可碱	咖啡碱
（1，3-二甲基黄嘌呤）	（3，7-二甲基黄嘌呤）	（1，3，7-三甲基黄嘌呤）

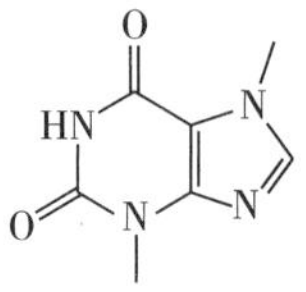

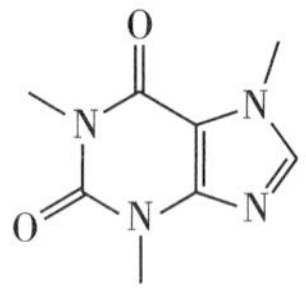

（三）吗啡、可待因和海洛因

罂粟科植物鸦片中含有 20 多种生物碱，其中比较重要的有吗啡、可待因等。这两种生物碱属于异喹啉衍生物类，可看作为六氢吡啶环（哌啶环）与菲环相稠合而成的基本结构。

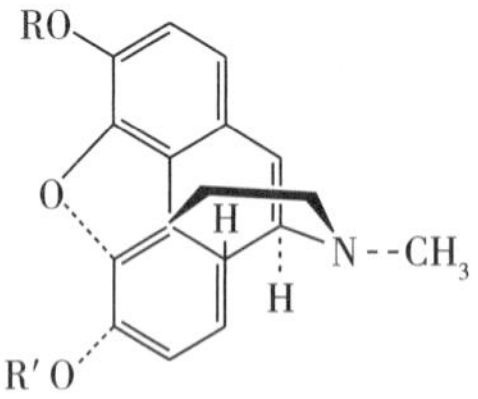

吗啡　　R＝R′＝H
可待因　R＝CH₃，R′＝H
海洛因　R＝R′＝CH₃C—
　　　　　　　　　　‖
　　　　　　　　　　O

吗啡对中枢神经有麻醉作用，有极快的镇痛效力，但易成瘾，必须严格控制使用。可待因是吗啡的甲基醚（甲基取代吗啡分子中酚羟基的氢原子）。可待因与吗啡有相似的生理作用，镇痛作用比吗啡弱也能成瘾，主要用作镇咳药。麻醉剂海洛因是吗啡的二乙酰基衍生物，即二乙酰基吗啡（两个乙酰基分别取代吗啡分子中两个羟基的氢原子）。海洛因镇痛作用较大，并产生欣快和幸福的虚假感觉，但毒性和成瘾性极大，过量能致死。海洛因被列为禁止制造和出售的毒品。

素质提升

令人心动的氯苯唑酸——"淀粉人"不再无药可医

"淀粉人"是转甲状腺素蛋白淀粉样变性心肌病 ATTR－CM 患者的别称，是一种罕见致死病。这种病因淀粉样蛋白团块在患者心脏中异样沉积，影响到心脏正常功能，从而导致发病。发病症状与其他心脏疾病类似，因此在国内的诊断率很低，并且时常发生误诊、漏诊。

2020 年，全球首款、也是唯一治疗转甲状腺素蛋白淀粉样变性心肌病的口服药物氯苯唑酸在国内获批上市。它作为治疗转甲状腺素蛋白淀粉样变性心肌病的特效药，价格非常昂贵，一盒的价格高达五万元，患者面临着巨大的经济压力。

2021 年 12 月，该药与其他六款罕见病新药一起纳入新版医保目录，从此改变"淀粉人""买不到药，买不起药"的困境。天价药进入医保后，很多患者及家人喜极而泣，医保方谈判代表那句"每一个小群体都不该被放弃"更是让无数国人破防。罕见病药入医保，展现了我国医保制度"全民健康，公平医保"的追求和目标。罕见病群体并不孤单，也从未被放弃。

目标检测

答案解析

一、选择题

（一）单项选择题

1. 下列含有两个氮原子的杂环化合物是（　　）

　　A. 呋喃　　　　　　　　　B. 喹啉　　　　　　　　　C. 嘧啶

　　D. 噻唑　　　　　　　　　E. 吡啶

2. 下列含有 S 原子的杂环化合物是（　　）

　　A. 吡喃　　　　　　　　　B. 噻吩　　　　　　　　　C. 嘌呤

　　D. 吡咯　　　　　　　　　E. 嘧啶

3. 下列化合物芳香性强弱顺序正确的是（　　）

　　A. 苯＞吡咯＞呋喃＞噻吩　　　　　　　　B. 苯＞噻吩＞吡咯＞呋喃

　　C. 呋喃＞吡咯＞苯＞噻吩　　　　　　　　D. 吡咯＞呋喃＞噻吩＞苯

　　E. 噻吩＞苯＞吡咯＞呋喃

4. 下列化合物不属于生物碱的是（　　）

　　A. 茶碱　　　　　　　　　B. 吗啡　　　　　　　　　C. 肾上腺素

　　D. 吡啶　　　　　　　　　E. 烟碱

（二）多项选择题

5. 下列化合物属于稠杂环的是（　　）

　　A. 喹啉　　　　　　　　　B. 嘧啶　　　　　　　　　C. 吲哚

　　D. 嘌呤　　　　　　　　　E. 噻吩

6. 下列关于生物碱表述错误的是（　　）

　　A. 易溶于水　　　　　　　　　　　　　　B. 一般显碱性

C. 分子中都含有氮原子　　　　　　　　　　　D. 分子中多含有氮杂环

E. 一般具有生理活性

二、思考题

1. 为什么吡啶可以与水混溶？

2. 组成核酸的碱基有哪些？它们具有什么结构？

（李靖柯）

书网融合……

本章小结　　　　　　　　微课　　　　　　　　题库

第十四章 糖 类

PPT

学习目标

1. 通过本章学习，重点掌握糖类化合物的概念、分类及单糖的主要化学性质。

2. 学会鉴别还原糖与非还原糖的方法；具有正确认识和使用多糖类化合物的能力。

糖类（saccharide）是自然界存在最多、分布最广的一类天然有机化合物，主要来自绿色植物的光合作用。糖类是一切生物体维持生命活动所需能量的主要来源，是生物体组织的重要组成成分，是人体内合成脂肪、蛋白质和核酸的重要原料。糖类又称为碳水化合物，这是因为最初发现的糖类化合物其分子组成满足 $C_n(H_2O)_m$ 这个通式。比如葡萄糖的分子是 $C_6H_{12}O_6$，可写成 $C_6(H_2O)_6$。后来研究发现，有的分子组成符合这个通式的化合物却并不是糖，比如甲醛 CH_2O、乙酸 $C_2H_4O_2$，而有的糖不符合这个通式，比如脱氧核糖 $C_5H_{12}O_4$。因此把糖类称为碳水化合物并不确切，但由于长期使用习惯，我们有时还是将糖叫作碳水化合物。

从分子结构上看，糖类是指多羟基醛、多羟基酮和它们的脱水缩合物。根据能否水解和水解后生成的产物不同，糖类化合物一般分为单糖、低聚糖和多糖。

单糖是指不能水解的多羟基醛、多羟基酮，是最简单的糖，如葡萄糖、果糖、核糖等。低聚糖又称为寡糖，是指水解后能产生 2~10 个单糖的糖，其中以双糖居多，如麦芽糖、蔗糖等。多糖是指水解后能生成 10 个以上单糖的糖，大多是天然高分子化合物，如淀粉、糖原、纤维素等。

情境导入

情境描述 小王最近身体不舒服，出现"三多一少"的症状，即多饮、多食、多尿和消瘦，去医院检查确诊是糖尿病。

讨论 1. 什么是糖，为什么会出现在尿中？

2. 诊断糖尿病是检查患者的尿吗？

第一节 单 糖

单糖根据是否含有醛基或酮基可分为醛糖和酮糖；根据分子中碳原子数目可分为丙糖、丁糖、戊糖和己糖。生物体中最重要的戊糖是核糖和脱氧核糖，最重要的己糖是葡萄糖和果糖。

一、单糖的结构

（一）葡萄糖的结构

1. 开链式结构 葡萄糖（glucose）的分子式为 $C_6H_{12}O_6$，属于己醛糖。其结构式为：

$$\underset{\underset{OH}{|}}{H_2C}-\underset{\underset{OH}{|}}{CH}-\underset{\underset{OH}{|}}{CH}-\underset{\underset{OH}{|}}{CH}-\underset{\underset{OH}{|}}{CH}-CHO$$

简写为：

$$
\begin{array}{c}
\text{CHO} \\
\text{H} \!-\!\!\!-\!\!\!- \text{OH} \\
\text{HO} \!-\!\!\!-\!\!\!- \text{H} \\
\text{H} \!-\!\!\!-\!\!\!- \text{OH} \\
\text{H} \!-\!\!\!-\!\!\!- \text{OH} \\
\text{CH}_2\text{OH}
\end{array}
$$

2. 氧环式结构 葡萄糖能发生银镜反应、能形成肟等，这些性质表明葡萄糖开链式结构中有醛基。但进一步深入研究时，发现有些实验现象无法用开链式结构加以解释，如葡萄糖不能与希夫试剂发生显色反应，也不能与亚硫酸氢钠加成。大量实验表明葡萄糖溶液中开链式结构与氧环式结构共存，开链式结构含量很少。这是因为葡萄糖中含有的 C_1 上醛基和 C_5 上的羟基发生加成反应生成环状半缩醛，这种六元含氧环与吡喃环相似称为吡喃糖。其中 C_1 上新生成的半缩醛羟基（—OH）也称为苷羟基。由于新生成的苷羟基与氢原子在空间上有两种不同排列方式，把苷羟基在右侧的称为 α – 葡萄糖，苷羟基在左侧的称为 β – 葡萄糖。

β–D–葡萄糖 约36%　　链状葡萄糖 微量　　α–D–葡萄糖 约64%

3. 哈沃斯式结构 在上述葡萄糖的氧环式结构中，过长又弯曲的碳氧键显然是不合理的，为了更真实并形象地表示葡萄糖的氧环式结构，化学上常采用哈沃斯式（Haworth）表示。一般写法如下：

α –D–吡喃葡萄糖　　　　β–D–吡喃葡萄糖

将吡喃环改写成垂直于纸平面的平面六边形，其中粗线表示键在纸平面的前方，细线表示键在纸平面的后方，C_1 和 C_4 在纸平面上，C_5 所连的羟甲基和氢原子在环平面的上方和下方，其他 C 原子所连的基团原来在氧环式左边的写在环平面的上方，原来在氧环式右边的写在环平面的下方。苷羟基在环平面下方的是 α – 型，苷羟基在环平面上方的是 β – 型。

（二）果糖的结构

果糖的分子式为 $C_6H_{12}O_6$，属于己酮糖，与葡萄糖是同分异构体。与葡萄糖相似，果糖既有链状结构也有环状结构。当果糖链状结构中的 C_5 或者 C_6 上的羟基与酮基发生加成反应，分别生成呋喃环或者吡喃环的两种半缩醛环状结构。自然界中以游离态存在的果糖主要是吡喃型，以结合态存在的果糖（如二糖中的果糖）主要是呋喃型。无论是吡喃型果糖还是呋喃型果糖都有各自的 α – 型和 β – 型结构，因此果糖具有四种哈沃斯式结构。

α-D-(-)-吡喃果糖　　　　　β-D-(-)-吡喃果糖

α-D-(-)-呋喃果糖　　　　　β-D-(-)-呋喃果糖

二、单糖的性质

单糖是无色或白色结晶，都有甜味，但甜度各不相同。具有吸湿性，易溶于水，难溶于有机溶剂。

单糖分子中含有醛基或者酮基、苷羟基等官能团，因此具有与醛、酮和醇相似的化学性质，如发生氧化反应、成苷反应、成酯反应等。

（一）氧化反应

1. 与弱氧化剂反应　单糖无论是醛糖还是酮糖都容易被碱性弱氧化剂氧化。常用的弱氧化剂有托伦（Tollens）试剂、斐林（Fehling）试剂、班氏（Benedict）试剂。

（1）与托伦试剂反应　单糖可以被托伦试剂氧化，反应生成银镜。

$$单糖 + Ag^+ （配离子） \xrightarrow[\triangle]{OH^-} 糖酸（混合物） + Ag\downarrow$$

（2）与班氏试剂或斐林试剂反应　单糖可以被氧化，反应生成砖红色的 Cu_2O 沉淀。

$$单糖 + Cu^{2+} （配离子） \xrightarrow[\triangle]{OH^-} 糖酸（混合物） + Cu_2O\downarrow$$

班氏试剂是由硫酸铜、碳酸钠和柠檬酸钠配制成的蓝色溶液，比斐林试剂稳定，不需要现配现用，临床检验中曾用于检验尿中是否含有葡萄糖。

2. 与溴水反应　溴水是一种酸性弱氧化剂，能把醛糖氧化成糖酸，不能氧化酮糖。醛糖溶液中加入溴水，稍微加热，溴水的红棕色即可退去，利用这个性质可以区别醛糖和酮糖。

D-葡萄糖　　　　　　　　　D-葡萄糖酸

3. 生物体内的氧化反应　人体内的葡萄糖可在酶的催化下发生氧化反应生成葡萄糖醛酸。在肝脏中葡萄糖醛酸可以与一些有毒物质如醇类化合物结合，产物随尿液排出体外，起解毒的作用。

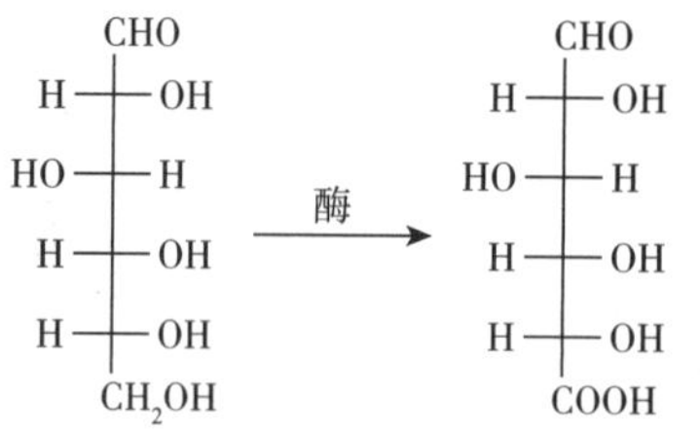

D–葡萄糖醛酸

（二）成苷反应

单糖的苷羟基能够在干燥 HCl 的催化下与含羟基的化合物发生分子间脱水生成糖苷。例如葡萄糖与甲醇反应生成葡萄糖甲苷。

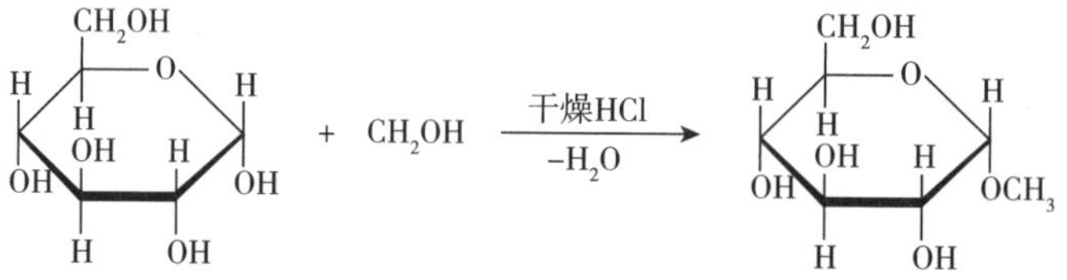

α–D–吡喃葡萄糖甲苷

糖苷的结构分为两部分，单糖脱去苷羟基后的部分称为糖苷基，非糖部分称为配糖基或苷元。如上述葡萄糖甲苷中葡萄糖部分称为糖苷基，甲氧基部分称为配糖基。连接糖苷基和配糖基的共价键称为糖苷键。由于糖苷分子中没有苷羟基，不能转变成开链式结构，所以糖苷没有还原性（不能与托伦试剂、斐林试剂、班氏试剂反应）。

糖苷大多为白色、无臭、味苦的结晶型粉末，能溶于水和乙醇，是许多中草药的有效成分，如人参中的人参皂苷，黄芪中的黄芪苷等。

（三）成酯反应

单糖环状结构中的所有羟基都可以与酸发生酯化反应，其中最重要的是磷酸酯。人体内的葡萄糖在酶的作用下与磷酸反应生成葡萄糖 – 1 – 磷酸酯、葡萄糖 – 6 – 磷酸酯和葡萄糖 – 1，6 – 二磷酸酯。它们是人体内糖代谢的中间产物，在生命活动中具有重要作用。

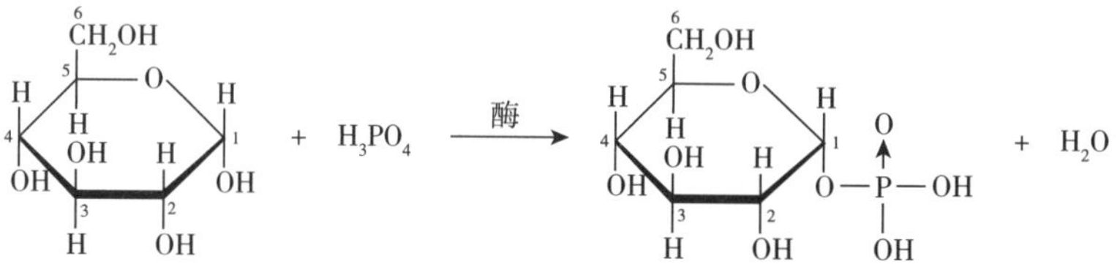

（四）显色反应

1. 莫立许（Molish）反应 α – 萘酚的乙醇溶液称为莫立许试剂。在糖的水溶液中加入莫立许试剂，然后沿试管壁缓慢加入浓硫酸，静置，这时密度较大的浓硫酸沉到管底，在糖溶液与浓硫酸的交界面会很快出现美丽的紫色环，此反应称为莫立许反应。所有的糖都发生该反应，且反应非常灵敏，常用于糖类物质的鉴别。

2. 塞利凡诺夫（Seliwanoff）反应 间苯二酚的盐酸溶液称为塞利凡诺夫试剂。向酮糖溶液中加入塞利凡诺夫试剂并加热，很快出现鲜红色产物，此反应称为塞利凡诺夫反应。同样条件下，醛糖比酮糖的显色反应慢 15 – 20 倍，现象不明显，因此可以用该反应鉴别醛糖和酮糖。

三、常见单糖在医学上的应用

（一）葡萄糖

葡萄糖因最初从葡萄汁中分离结晶而得名，是自然界分布最广的单糖，广泛存在于动植物体内。葡萄糖在人体内能不经过消化过程直接吸收，参与新陈代谢，在组织中氧化放出热量，是人体生命活动的主要能源。血液中的葡萄糖称为血糖，正常人空腹血糖浓度为 $3.9\sim6.1mmol/L$，保持血糖浓度的恒定具有重要生理意义。一般情况下人的尿液中无葡萄糖，但某些糖尿病患者血糖过高超过肾糖阈时，尿中就出现了葡萄糖。

葡萄糖在医药上可作为营养品，具有强心、利尿、解毒的作用，在人体失水、失血时补充体液，增加能量，临床上用于治疗低血糖、心肌炎等。

（二）果糖

果糖是天然糖里最甜的糖，常以游离态存在于水果和蜂蜜中，以结合态存在于蔗糖中。果糖也可以和磷酸形成磷酸酯，1,6-二磷酸果糖在临床用于急救和抗休克。人体内的果糖-6-磷酸酯和果糖-1,6-二磷酸酯是糖代谢的中间产物。

（三）核糖和脱氧核糖

核糖的分子式为 $C_5H_{10}O_5$，脱氧核糖的分子式为 $C_5H_{10}O_4$，均属于戊醛糖，主要以呋喃环形式存在。

α-D-呋喃核糖　　　D-核糖（链状结构）　　　β-D-呋喃核糖

α-D-2-脱氧呋喃核糖　　　D-2-脱氧核糖（链状结构）　　　β-D-2-脱氧呋喃核糖

核糖与脱氧核糖上的苷羟基与碱基脱水缩合形成核苷，核苷再与磷酸脱水成酯形成核苷酸，它们是形成核糖核酸（RNA）和脱氧核糖核酸（DNA）的基本组成单位。DNA是生物遗传信息的载体，RNA与蛋白质合成密切相关。

第二节　双糖和多糖

一、常见的双糖 🇪微课

双糖是最简单的低聚糖，是能水解成两分子单糖的糖，由两分子单糖通过糖苷键结合而成。自然界最重要的双糖有麦芽糖、蔗糖和乳糖，它们的分子式都是 $C_{12}H_{22}O_{11}$，互为同分异构体。

（一）麦芽糖

麦芽糖主要存在于发芽的谷粒，特别是麦芽中。麦芽糖为白色晶体，溶于水，甜度为蔗糖的70%，是饴糖的主要成分。具有丰富的营养价值，具有养颜、补脾、润肺的作用，也用于制作糖果和细菌培养基。

人体在消化食物的过程中，淀粉先经淀粉酶催化水解生成麦芽糖，再经过麦芽糖酶的催化水解生成葡萄糖，所以麦芽糖是淀粉水解过程的中间产物。

麦芽糖是由 1 分子 α – 葡萄糖 C_1 上的苷羟基与另 1 分子葡萄糖 C_4 上的羟基脱水缩合，通过 α – 1，4 – 苷键结合而成。其结构为：

α–D–吡喃葡萄糖　　　　　D–吡喃葡萄糖（α–型或 β–型）

麦芽糖分子还保留了 1 个苷羟基，在水溶液中可通过互变形成环状结构与开链结构的动态平衡，因此麦芽糖能与托伦试剂、斐林试剂、班氏试剂等弱氧化剂反应，具有还原性。

在酶的催化下，麦芽糖可水解生成 2 分子葡萄糖。

$$麦芽糖 + H_2O \xrightarrow{酶} 葡萄糖 + 葡萄糖$$

（二）乳糖

乳糖存在于哺乳动物的乳汁中，人乳中含量为 6% ~ 8%，牛乳中含量为 4% ~ 6%。乳糖是白色晶体，微甜，水溶性较小，没有吸湿性。乳糖是婴儿发育必需的营养物质，可用作婴儿食品、糖果等，在医药上可作为矫味剂和填充剂。

乳糖是由 1 分子 β – 半乳糖 C_1 上的苷羟基与另 1 分子葡萄糖 C_4 上的羟基脱水，通过 β – 1，4 – 苷键结合而成。其结构为：

β–D–吡喃半乳糖　　　　　D–吡喃葡萄糖（α–型或 β–型）

乳糖分子中也保留有苷羟基，具有环状结构与开链结构的动态平衡，因此乳糖也能与托伦试剂、斐林试剂、班氏试剂等弱氧化剂反应，具有还原性。

在酶的催化下，乳糖可水解生成半乳糖和葡萄糖。

$$乳糖 + H_2O \xrightarrow{酶} 半乳糖 + 葡萄糖$$

（三）蔗糖

蔗糖是普通的食用糖，广泛分布在各种植物中，在甘蔗和甜菜中含量较高，红糖、白糖、冰糖都属于蔗糖的范畴。蔗糖是白色晶体，甜度仅次于果糖，在医药上，蔗糖用作矫味剂和配制糖浆，高浓度糖浆能抑制细菌生长，可用作防腐剂。

蔗糖是由 1 分子 α – 葡萄糖 C_1 上的苷羟基与 1 分子 β – 果糖 C_2 上的苷羟基通过 α – 1，2 – 苷键结合而成。其结构为：

α-D-吡喃葡萄糖　　　　　β-D-呋喃果糖

蔗糖分子中无苷羟基，在水溶液中不能转变成开链式结构，不能与托伦试剂、斐林试剂、班氏试剂反应，因此无还原性，是非还原性双糖。

蔗糖在酶催化下，水解生成葡萄糖和果糖的混合物，被称为转化糖，蜂蜜的主要成分是转化糖。

$$蔗糖 + H_2O \xrightarrow{\text{酶}} 果糖 + 葡萄糖$$

二、常见的多糖

多糖是指水解产生 10 个以上单糖分子的糖。自然界常见的多糖有淀粉、糖原、纤维素，它们是天然高分子化合物，由成千上万个单糖分子之间脱水，通过糖苷键连接而成。它们的组成可用 $(C_6H_{10}O_5)_n$ 表示，但是 n 值不同，所以它们不是同分异构体。由于多糖分子中的苷羟基几乎都发生脱水形成苷键，因此多糖没有还原性，没有甜味，大多数不溶于水，少数能溶于水形成胶体溶液。在水解酶的作用下，多糖可以逐步水解，水解的最终产物为单糖。

多糖具有重要的生理功能，一类主要参与形成动植物的支撑组织，如植物中的纤维素，另一类是动植物的储存养分，如植物淀粉和动物糖原。现代研究发现，许多植物多糖具有重要生理活性。如黄芪多糖可促进人体免疫功能，香菇多糖具有抑制肿瘤生长的作用，鹿耳多糖可抗溃疡等。

（一）淀粉

淀粉是绿色植物进行光合作用的产物，是植物存储葡萄糖的一种形式，主要存在于植物的种子和块茎中，如大米约含淀粉 85%，小麦约含淀粉 70%，玉米约含淀粉 65%，马铃薯约含淀粉 20%，是人类的主要食物，也用于酿酒、制醋和制造葡萄糖等。

淀粉是无臭、无味的白色粉末。用热水处理可将淀粉分为两部分，可溶性部分为直链淀粉，不溶而膨胀形成糊状的部分为支链淀粉。

1. 直链淀粉　又称为可溶性淀粉，一般是由 200~300 个 α-葡萄糖单位通过 α-1，4-苷键连接而成的链状化合物。其结构如下：

直链淀粉溶液遇碘显深蓝色，加热后蓝色消失，冷却后又出现。这是因为直链淀粉的长链并不是直线型，而是由于羟基间形成氢键，使长链有规律地卷曲成螺旋状的空间结构，每一圈螺旋有 6 个 α-葡萄糖单元，这样的螺旋中空恰好能容纳碘分子进入，通过范德华力，使碘与淀粉溶液作用生成蓝色配合物（图 14-1）。这个反应非常灵敏，常用于淀粉的鉴别。

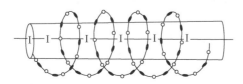

图 14-1　淀粉-碘配合物结构示意图

2. 支链淀粉 又称胶淀粉，不溶于冷水，与热水作用膨胀形成糊状。它是由 $20 \sim 30$ 个 α - 葡萄糖单元通过 α - 1，4 - 苷键连接成短链，约几百条短链间又以 α - 1，6 - 苷键连接形成高度分支化的多支链结构，结构比直链淀粉复杂得多，分子量也比直链淀粉大。支链淀粉的结构如下所示。

淀粉在酸或酶的催化下可逐步水解，最后得到 α - 葡萄糖。

$$(C_6H_{10}O_5)_n \longrightarrow (C_6H_{10}O_5)_m \longrightarrow C_{12}H_{22}O_{11} \longrightarrow C_6H_{12}O_6$$

　　　淀粉　　　　　　糊精　　　　麦芽糖　　　α - 葡萄糖

（二）糖原

糖原是在人和动物体内储存的一种多糖，又称为动物淀粉或肝糖，食物中的淀粉经消化吸收成为葡萄糖后，可以糖原的形式储存于肝脏和肌肉中，因此糖原有肝糖原与肌糖原之分。

糖原的结构与支链淀粉相似，也是由 α - 葡萄糖通过 α - 1，4 - 苷键和 α - 1，6 - 苷键结合而成，只是其分支更密更短，每隔 $8 \sim 10$ 葡萄糖单元就出现 α - 1，6 - 苷键，其分子量比支链淀粉更大。

糖原是白色无定形粉末，不溶于冷水，可溶于热水形成透明胶体溶液，遇碘显红色。糖原在酶的催化下可发生水解反应，最终产物是 α - 葡萄糖。

糖原在人体代谢中对维持血糖浓度的稳定起着重要调节作用。当体内血糖浓度升高时，在胰岛素的作用下，肝脏把多余的葡萄糖合成肝糖原储存起来；当体内血糖浓度降低时，在胰高血糖素的作用下，肝糖原分解出葡萄糖进入血液，以保持血糖浓度正常，为全身各组织提供能量。肌糖原是肌肉收缩的主要能源，不参与调节血糖。

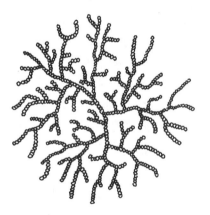

图 14 - 2　糖原结构示意图

（三）纤维素

纤维素是自然界分布最广，含量最多的多糖，是构成植物细胞壁的主要成分。木材中约含纤维素 50%，棉花是含纤维素最多的物质，含量高达 90% 以上，纯纤维素常用棉花制得，脱脂棉和滤纸几乎是纯纤维制品。

纤维素的基本组成单元是 β - 葡萄糖，一般是由一万个以上 β - 葡萄糖分子以 β - 1，4 - 苷键连接形成的长链高分子化合物，一般无支链。纤维素的结构如下所示。

纤维素的结构与直链淀粉相似，但纤维素分子链相互之间通过氢键形成绳索状，如图 14 - 3 所示。因此纤维素具有很好的机械强度和化学稳定性，在植物体内作为骨架起支撑作用。

图 14 - 3　绳索状纤维束示意图

纤维素是白色物质，不溶于水，韧性很强，在高温、高压下经酸水解的最终产物是 β - 葡萄糖。人体内的淀粉酶只能催化水解 α - 1，4 - 苷键，不存在催化水解 β - 1，4 - 苷键的酶，所以纤维素不能被人体消化吸收，不能作为人的直接营养物质。虽然纤维素不能被人体消化吸收，但能刺激胃肠蠕动、防止便秘、排除有害物质、减少胆酸和胆固醇的肝肠循环，具有降低血清胆固醇、抗肠癌的作用，因此纤维素也有膳食纤维之称，在饮食中摄入一定量的纤维素对人体健康是非常有益的。

牛、马、羊等食草动物的胃中能分泌纤维素水解酶，能将纤维素水解成葡萄糖，所以纤维素可以作为食草动物的饲料。纤维素用途很广，在医学上常用于制作药棉和纱布。

素质提升

制造中国——贵州的桥

贵州多山，山地、丘陵占 97%，交通极其不便。中华人民共和国成立后，为了改变贵州积贫积弱、交通不便的状况，新中国的建设者们在高山峡谷、大江大河间架起桥梁 2.1 万座，其中包括修建于六盘水市的世界第一高桥——北盘江大桥。

这座世界最大跨径的斜拉桥全长 1450 米，主跨 800 米，可承受 52 辆重卡通过，承重达到 1716 吨。这是因为斜拉桥的斜拉索把桥梁的竖向承重转变成向上的拉力，使大桥具有强大的跨越能力。斜拉索是钢铁绳索结构，它是由多根铁丝缠绕在一起，成为一根较粗的铁丝，之后多根这种粗铁丝再相互缠绕，最后形成能够承受巨大拉力的钢铁绳索。

高大的树木体内没有骨头，它是依靠细胞壁里的纤维素来支撑。纤维素的多条长链相互缠绕在一起，形成纤维束，多条纤维束进一步相互缠绕就形成具有良好机械强度的绳索结构，使大树的树干坚硬挺立。

单根纤维素非常脆弱，连在一起相互缠绕使树干坚硬挺立。勤劳智慧的中国建设者们运用生命科技智慧，进行创新发展，将钢丝缠绕形成能够承受巨大拉力的钢铁绳索。众人拾柴火焰高。作为医学生，我们应注意团结，凝心聚力，把学习、工作搞好。

目标检测

答案解析

一、选择题

（一）单项选择题

1. 血糖通常是指血液中的（　　）

　　A. 葡萄糖　　　　　　　　B. 糖原　　　　　　　　C. 果糖

　　D. 核糖　　　　　　　　　E. 脱氧核糖

2. 临床上检验糖尿病患者尿中的葡萄糖，常用试剂是（　　）

    A. 托伦试剂　　　　　　B. 斐林试剂　　　　　　C. 班氏试剂

    D. 希夫试剂　　　　　　E. 羰基试剂

3. 下列糖遇碘变蓝色的是（　　）

    A. 纤维素　　　　　　　B. 肝糖原　　　　　　　C. 肌糖原

    D. 直链淀粉　　　　　　E. 支链淀粉

4. 人体内的消化酶不能水解消化的糖是（　　）

    A. 麦芽糖　　　　　　　B. 蔗糖　　　　　　　　C. 淀粉

    D. 糖原　　　　　　　　E. 纤维素

（二）多项选择题

5. 下列糖属于单糖的是（　　）

    A. 葡萄糖　　　　　　　B. 果糖　　　　　　　　C. 核糖

    D. 脱氧核糖　　　　　　E. 乳糖

6. 下列糖中属于还原糖的是（　　）

    A. 葡萄糖　　　　　　　B. 麦芽糖　　　　　　　C. 蔗糖

    D. 乳糖　　　　　　　　E. 脱氧核糖

二、思考题

1. 糖的概念是什么？为什么单糖具有氧环式结构？

2. 如何区别还原糖和非还原糖？

（崔霖芸）

书网融合……

本章小结　　　　　　　　微课　　　　　　　　题库

第十五章　氨基酸、蛋白质和核酸

PPT

学习目标

　　1. 通过本章学习，熟悉氨基酸、蛋白质和核酸的化学组成、结构特点和分类；掌握其理化性质；对氨基酸、蛋白质和核酸这些生命相关物质有基本的认知。

　　2. 学会用化学方法鉴别氨基酸、蛋白质；具有正确使用氨基酸、蛋白质营养液的能力。

　　氨基酸、蛋白质和核酸都是构成生命体的基本物质，是生命中必不可少的成分。氨基酸是生物功能大分子蛋白的基本组成单位，蛋白质是人体的细胞、组织和器官的重要构成部分，核酸在蛋白质的复制、合成中起储存和传递遗传信息的作用。学习氨基酸、蛋白质和核酸的物质化学基础，有助于更好地维护我们的生命健康。

≫ 情境导入

　　情境描述　小王因重度贫血入院，入院前做了核酸检测，体检时检查了血红蛋白的含量，医生给他补充了氨基酸注射液。

　　讨论　1. 核酸、蛋白质与氨基酸这些与生命相关的物质的结构是什么样的？它们有哪些性质？

　　　　　2. 检测血红蛋白含量高低，补充人体所需的氨基酸在疾病的治疗中有何意义？

第一节　氨基酸

一、氨基酸的结构、分类和命名

（一）氨基酸的结构

　　氨基酸（amino acid）是指羧酸分子中烃基上的氢原子被氨基取代的化合物。例如：

$$R-\overset{\underset{\displaystyle NH_2}{|}}{CH}-COOH$$

　　组成人体蛋白质的氨基酸有 20 种，包括 19 种 α-氨基酸和 1 种亚氨基酸（即脯氨酸）。从自然界中获得的氨基酸都是 α-氨基酸，且它们都具有手性（甘氨酸除外）。生物体内具有旋光性的氨基酸均为 L 型。

表 15-1　常见的 α-氨基酸

分类	名称	结构式	等电点
酸性氨基酸	α-氨基丁二酸（天冬氨酸）	$HOOCCH_2\overset{\underset{\displaystyle NH_2}{|}}{CH}COOH$	2.77
	α-氨基戊二酸（谷氨酸）	$HOOCCH_2CH_2\overset{\underset{\displaystyle NH_2}{|}}{CH}COOH$	3.22

续表

分类	名称	结构式	等电点
碱性氨基酸	$\alpha-$氨基$-\delta-$胍基戊酸（精氨酸）	$H_2NCNH(CH_2)_3CH(NH_2)COOH$ $\parallel$ NH	10.76
	α，$\omega-$二氨基己酸（＊赖氨酸）	$H_2N(CH_2)_4CH(NH_2)COOH$	9.74
	$\alpha-$氨基$-\beta-$（5－咪唑）丙酸（组氨酸）	$CH_2CH(NH_2)COOH$	7.59
中性氨基酸	氨基乙酸（甘氨酸）	$CH_2(NH_2)COOH$	5.97
	$\alpha-$氨基丙酸（丙氨酸）	$CH_3CH(NH_2)COOH$	6.00
	$\alpha-$氨基$-\beta-$羟基丙酸（丝氨酸）	$CH_2(OH)CH(NH_2)COOH$	5.68
	$\alpha-$氨基$-\beta-$巯基丙酸（半胱氨酸）	$CH_2(SH)CH(NH_2)COOH$	5.05
	双$-\beta-$硫代$-\alpha-$氨基丙酸（胱氨酸）	$S-CH_2CH(NH_2)COOH$ $\vert$ $S-CH_2CH(NH_2)COOH$	4.80
	$\alpha-$氨基$-\beta-$羟基丁酸（＊苏氨酸）	$CH_3CH(OH)CH(NH_2)COOH$	5.70
	$\alpha-$氨基$-\gamma-$甲硫基丁酸（＊蛋氨酸）	$CH_3SCH_2CH_2CH(NH_2)COOH$	5.74
	$\alpha-$氨基$-\beta-$甲基丁酸（＊缬氨酸）	$(CH_3)_2CHCH(NH_2)COOH$	5.96
	$\alpha-$氨基$-\gamma-$甲基戊酸（＊亮氨酸）	$(CH_3)_2CHCH_2CH(NH_2)COOH$	6.02
	$\alpha-$氨基$-\beta-$甲基戊酸（＊异亮氨酸）	$CH_3CH_2CHCH(NH_2)COOH$ $\vert$ CH_3	5.98
	$\alpha-$氨基$-\beta-$苯基丙酸（＊苯丙氨酸）	$C_6H_5CH_2CH(NH_2)COOH$	5.48
	$\alpha-$氨基$-\beta-$对羟苯基丙酸（酪氨酸）	$p-HOC_6H_4CH_2CH(NH_2)COOH$	5.66
	$\alpha-$吡咯啶甲酸（脯氨酸）	$COOH$	6.30
	$\alpha-$氨基$-\beta-$（3－吲哚)丙酸（＊色氨酸）	$CH_2CH(NH_2)COOH$	5.80

注：标有"＊"的氨基酸为必需氨基酸。

（二）氨基酸的分类

1. 根据氨基酸分子中烃基的不同 可分为脂肪族氨基酸、芳香族氨基酸和杂环氨基酸。例如：

$CH_2(NH_2)COOH$

脂肪族氨基酸　　　　　芳香族氨基酸　　　　　杂环氨基酸

2. 根据氨基酸分子中氨基和羧基相对位置的不同　可分为 α - 氨基酸、β - 氨基酸、γ - 氨基酸等。例如：

$$NH_2CH_2COOH \qquad NH_2(CH_2)_2COOH \qquad NH_2(CH_2)_3COOH$$
$$\alpha - 氨基酸 \qquad\qquad \beta - 氨基酸 \qquad\qquad \gamma - 氨基酸$$

3. 根据氨基酸分子中氨基和羧基相对数目的不同　可分为酸性氨基酸、中性氨基酸和碱性氨基酸。

酸性氨基酸的分子中羧基数目比氨基多，等电点 pI < 5，如天门冬氨酸和谷氨酸。碱性氨基酸分子中氨基数目比羧基多，等电点 pI > 7，如组氨酸、赖氨酸、精氨酸。中性氨基酸分子中氨基与羧基数目相等，等电点 pI 为 5 ~ 7，如丝氨酸、蛋氨酸等。由于羧基的电离能力通常大于氨基，中性氨基酸的水溶液是偏酸性的。

4. 根据人体营养角度的不同　可将构成人体蛋白质的 20 种氨基酸分为必需氨基酸和非必需氨基酸。必需氨基酸是指人体需要但自己不能合成或合成速度不能满足机体需要的氨基酸。必需氨基酸共有 8 种，包括赖氨酸、色氨酸、苯丙氨酸、甲硫氨酸、苏氨酸、异亮氨酸、亮氨酸和缬氨酸。对于婴幼儿来说，组氨酸也是必需氨基酸；对于早产儿来说，精氨酸、胱氨酸、酪氨酸、牛磺酸是必需氨基酸。

（三）氨基酸的命名

氨基酸的系统命名原则与羟基酸类似，是以氨基为取代基，羧酸为母体，称为"氨基某酸"，氨基的位次用阿拉伯数字或希腊字母来标明。例如：

$$H_2NCH_2COOH \qquad\qquad H_2N(CH_2)_3COOH$$
$$\alpha - 氨基乙酸 \qquad\qquad \gamma - 氨基丁酸$$

氨基酸通常使用俗名。例如甘氨酸因具有微甜味而得名，天门冬氨酸因最初从天门冬植物中发现而得名，丝氨酸因从蚕丝中获得而得名。

二、氨基酸的性质

（一）氨基酸的物理性质

氨基酸是无色晶体，熔点在 200 ~ 300℃ 之间，熔化时易脱羧分解产生 CO_2。不同的氨基酸在水中的溶解度差异较大，易溶于强酸和强碱，难溶于乙醇、乙醚、苯等有机溶剂。各种 α - 氨基酸的钠盐、钙盐均溶于水。

（二）氨基酸的化学性质

1. 酸碱两性　氨基酸分子中既含有氨基又含有羧基，因此其具有两性。氨基酸分子可与酸或碱反应生成盐，分子内的氨基（碱性基团）和羧基（酸性基团）也可以相互作用，故称为内盐，也称两性离子。

由于氨基酸分子中氨基和羧基的电离程度不相同，所以通常氨基酸的水溶液不是中性的。随着溶液 pH 的不同，氨基酸可能以阳离子、阴离子或两性离子状态存在，三者之间相互转变，建立平衡，如下所示：

调整氨基酸溶液的 pH，使得氨基酸的酸式电离程度与碱式电离程度相等，即氨基酸分子中的正电荷数与负电荷数正好相等，此时氨基酸主要以两性离子状态存在，在电场中不向任何一级移动，该溶液的 pH 称为氨基酸的等电点，用符号 pI 表示。当氨基酸处于等电点状态时，其溶解度最低、最易从溶液中结晶析出。

2. 与茚三酮反应　α-氨基酸与茚三酮溶液共热产生蓝紫色的化合物，称为茚三酮反应。该反应可用于 α-氨基酸的鉴别与定量分析。

3. 与亚硝酸反应　氨基酸与亚硝酸作用，氨基可被羟基置换并定量放出氮气。

$$R-\underset{\underset{NH_2}{|}}{CH}-COOH + HNO_2 \longrightarrow R-\underset{\underset{OH}{|}}{CH}-COOH + N_2\uparrow + H_2O$$

4. 成肽反应　α-氨基酸中的羧基与另一氨基酸中的氨基在一定条件下脱水而生成的化合物叫作肽，两者的反应叫成肽反应，新产生的酰胺键称为肽键。例如：

$$H_2N-\underset{\underset{R_1}{|}}{CH}-\overset{\overset{O}{||}}{C}-OH + H-\underset{H}{N}-\underset{\underset{R_2}{|}}{CH}-\overset{\overset{O}{||}}{C}-OH \xrightarrow[\triangle]{-H_2O} H_2N-\underset{\underset{R_1}{|}}{CH}-\overset{\overset{O}{||}}{C}-\underset{H}{N}-\underset{\underset{R_2}{|}}{CH}-\overset{\overset{O}{||}}{C}-OH$$

由两个氨基酸分子脱水缩合而成的肽称为二肽，由三个氨基酸分子脱水缩合而成的叫三肽，由多个氨基酸分子脱水缩合的叫多肽。氨基酸在形成肽链后，氨基酸的部分基团由于参与肽键的形成，已经不是完整的氨基酸，称为氨基酸残基。

第二节　蛋白质

蛋白质（protein）是由 α-氨基酸通过肽键结合而成的生物大分子，分子量范围从 6000 到几百万甚至上千万。通常把分子量小于 10000 的称为肽，大于 10000 的称为蛋白质。

一、蛋白质的元素组成、分类和结构 🅴微课

（一）蛋白质的元素组成

蛋白质主要由氨基酸构成，其主要元素组成为碳（50%～55%）、氢（6%～7%）、氧（20%～23%）和氮（15%～17%），有些蛋白质还含有硫、磷、碘等元素及铁、锌、铜、镁、钙、锰等微量金属元素。蛋白质中氮的含量较为恒定，故常通过测量样品中氮的含量来测定蛋白质含量。

（二）蛋白质的分类

1. 按其化学组成的不同　可分为单纯蛋白质和结合蛋白质两类。单纯蛋白质仅由 α-氨基酸组成，如蛋清蛋白、乳清蛋白等，此类蛋白质水解的最终产物都是 α-氨基酸。结合蛋白质由单纯蛋白质和称为辅基的非蛋白质部分结合而成，如血红蛋白、糖蛋白等，这类蛋白质水解后，最终产物除 α-氨基酸外，还含有铁、糖等其他成分。

2. 按是否含有 8 种必需氨基酸　可分为完全蛋白质和不完全蛋白质。完全蛋白质是含有 8 种必需氨基酸的蛋白质，大多数动物蛋白质如牛奶、肉、鱼和蛋中的蛋白质为完全蛋白质。不完全蛋白质是缺乏某些必需氨基酸的蛋白质，如大豆蛋白和玉米蛋白。大豆蛋白中蛋氨酸的含量很低，玉米蛋白中缺乏赖氨酸和色氨酸，两者均属于不完全蛋白质。

3. 按蛋白质分子的形状　可将其分为球状蛋白质、纤维状蛋白质和膜蛋白质。球状蛋白质分子形状接近球形，水溶性较好，种类很多，可发挥多种多样的生物学功能。纤维状蛋白质分子外形呈棒状或

纤维状，大多数不溶于水，是生物体重要的结构组分，或对生物体起保护作用。膜蛋白质一般折叠成近球形，可插入生物膜，也有一些通过非共价键或共价键结合在生物膜的表面。生物膜的多数功能是通过膜蛋白实现的。

（三）蛋白质的结构

每种蛋白质分子都有自己独特的空间结构。蛋白质的成分和结构决定了它们的特异性和特定的生理生化功能。从不同的层面来看待蛋白质的结构，可将蛋白质的分子结构划分为四级。

一级结构是看多肽链中各种氨基酸的种类和排列顺序，即看肽键的构成方式。

二级结构是看蛋白质多肽链本身的盘绕和折叠的方式。多肽链不是直线形的，通常是以 α - 螺旋、β - 折叠等形态构成的，氢键是维持二级结构稳定的主要作用力，故二级结构看肽链上内部氢键的构成方式。

三级结构是将多肽链当作一个整体，看其盘曲折叠形成的空间结构。三级结构的稳定性主要是由疏水键、离子键、氢键和范德华力等维持。每一条多肽链都有完整的三级结构，多肽链也称为亚基。

四级结构是指蛋白质分子中各个亚基的空间排布及亚基接触部位的布局和相互作用。许多蛋白质含有 2 条或 2 条以上多肽链，即含有多个亚基。亚基与亚基之间呈特定的三维空间分布，并以非共价键相连接。即四级结构看多肽链之间的连接作用方式。仅由一个亚基组成的蛋白质称单体蛋白质，单体蛋白质没有四级结构。

二、蛋白质的性质

（一）具有酸碱两性

蛋白质由氨基酸构成，结构上同时存在氨基和羧基，具有酸碱两性。以 $H_2N - P - COOH$ 表示蛋白质分子，水溶液中蛋白质中氨基和羧基的电离反应如下：

$$
\begin{array}{ccc}
P\!\!<\!\!\begin{array}{c}NH_2\\COOH\end{array} \\
\Updownarrow \\
P\!\!<\!\!\begin{array}{c}NH_2\\COO^-\end{array} \rightleftharpoons P\!\!<\!\!\begin{array}{c}NH_3^+\\COO^-\end{array} \rightleftharpoons P\!\!<\!\!\begin{array}{c}NH_3^+\\COOH\end{array}
\end{array}
$$

阴离子	两性离子	阳离子
pH > pI	pH = pI	pH < pI

除了氨基和羧基外，蛋白质分子中还存在其他一些可电离的基团。当蛋白质分子中的正电荷数与负电荷数正好相等时，即蛋白质分子呈现电中性时，对应溶液的 pH 称为蛋白质的等电点，用 pI 表示。蛋白质的等电点是蛋白质的特征常数，每种蛋白质的等电点各不相同（表 15 - 1）。在等电点时，蛋白质的溶解度、黏度、渗透压和膨胀性均最小，通过调节溶液的 pH 可使蛋白质从溶液中析出，以达到分离纯化蛋白质的目的。

表 15 - 2　常见蛋白质的等电点

蛋白质	等电点 pI	蛋白质	等电点 pI
胃蛋白酶	1.0	血红蛋白	6.8
乳清蛋白	4.1	肌球蛋白	7.0
卵清蛋白	4.7	核糖核酸酶	9.5

蛋白质	等电点 pI	蛋白质	等电点 pI
血清白蛋白	4.8	细胞色素 C	10.7
尿酶	5.0	溶菌酶	11.0
胰岛素	5.3	鱼精蛋白	12.0

人的体液和血液的 pH 约为 7，高于人体多数蛋白质的等电点，这些蛋白质以阴离子形式存在，或与金属阳离子（如 Na^+、K^+、Ca^{2+}、Mg^{2+} 等）结合形成盐。血液中的蛋白质和蛋白质盐构成缓冲系统，对维持体内的酸碱平衡起着重要的作用。

（二）具有内源荧光

蛋白质中的色氨酸（Trp）、酪氨酸（Tyr）和苯丙氨酸（Phe）残基中含有芳环，在 280nm 或 295nm 的紫外光激发下会产生荧光，荧光峰位波长分别为 348nm、303nm、282nm，称为内源性荧光。其中 Trp 的荧光强度很强，Phe 的荧光强度很弱，Trp 最常被用作内源荧光探针来研究蛋白质的结构。

（三）具有胶体性质

蛋白质分子的直径在 1～100nm 之间，达到了胶体微粒的尺寸，所以蛋白质溶液具有胶体的性质。蛋白质可以发生电泳现象，用电泳法能分离蛋白质并测定其分子量。通过加热、加入电解质或加入具有相异性胶粒等方法可促使蛋白质的凝聚。向蛋白质溶液中加入某些无机盐（如硫酸铵、硫酸钠和氯化钠等）并达到一定浓度时，会使蛋白质的溶解度降低而从溶液中析出，这种作用称为盐析。盐析是一个可逆的过程，只改变蛋白质的溶解度，不改变它的化学性质，盐析出的蛋白质可再溶于水。

（四）具有可水解性

蛋白质在酸、碱或酶的作用下，可水解生成相对分子质量较小的肽类化合物，最终逐步水解得到各种氨基酸。

（五）可发生变性

蛋白质分子受到某些物理因素（如高温、高压、振荡、紫外线、超声波和 X 射线等）或化学因素（如强酸、强碱、重金属盐、表面活性剂等）的作用，分子空间结构发生改变或破坏，导致理化性质异常和生物活性的丧失，这种现象称为蛋白质的变性。临床上消毒和灭菌就是利用加消毒剂、煮沸、紫外线照射等方法，使蛋白质变性而实现的。蛋白质变性通常是不可逆的，故在保存生物制剂（如疫苗等）时，应低温保存，同时避免其他可引起蛋白质变性因素的产生。

（六）颜色反应与气味反应

蛋白质与一些试剂反应可生成有颜色的化合物，称为颜色反应。颜色反应可用于蛋白质的定性鉴别和定量测定。

1. 缩二脲反应 蛋白质分子结构中含有多个肽键，在碱性溶液中可与硫酸铜溶液作用呈紫红色，称为缩二脲反应。

2. 茚三酮反应 蛋白质分子结构中含有 α - 氨基酸残基，与茚三酮溶液共热时产生蓝紫色物质，称为茚三酮反应。

3. 黄蛋白反应 往含苯环结构的蛋白质溶液中加入浓硝酸，可生成黄色或橙红色的化合物，称为黄蛋白反应。

4. 米伦反应 蛋白质分子中含有酪氨酸残基时，遇硝酸汞的硝酸溶液（米伦试剂）可产生白色沉淀，再加热则变为暗红色，称为米伦反应。

蛋白质在灼烧分解时，可以产生一种烧焦羽毛的特殊气味，称为气味反应。利用气味反应可鉴别蛋白质，如区分真丝和人造丝。

第三节　核　酸

一、核酸的功能、分类和化学组成

（一）核酸的功能与分类

核酸（nucleic acid）是由许多核苷酸单体聚合而成的生物大分子化合物，其功能是控制生物体的遗传和支配蛋白质合成的模型。

核酸包括脱氧核糖核酸（DNA）和核糖核酸（RNA）两种。DNA 是储存、复制和传递遗传信息的主要物质基础，决定细胞和个体的遗传性。多存在于细胞核外的染色体中，有少量的 DNA 存在于核外的线粒体内。RNA 参与遗传信息的复制和表达。主要存在于细胞质中，微粒体中含量最多，线粒体中含量较少，核内少量 RNA 集中于核仁中。RNA 有不同的类型与功能，如转运核糖核酸，简称 tRNA，起着携带和转移活化氨基酸的作用；信使核糖核酸，简称 mRNA，是合成蛋白质的模板；核糖体的核糖核酸，简称 rRNA，是细胞合成蛋白质的主要场所。

（二）核酸的化学组成

核酸的基本单位是核苷酸单体，每个核苷酸单体由一分子五碳糖（也称戊糖）、一分子磷酸基和一分子的含氮碱基组成，五碳糖和磷酸通过磷酸酯键相连，核糖和碱基通过糖苷键相连。如下所示。

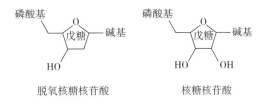

脱氧核糖核苷酸　　　核糖核苷酸

脱氧核糖核酸（DNA）与核糖核酸（RNA）在化学组成上的区别体现在五碳糖和含氮碱基上。

脱氧核糖核酸（DNA）上的五碳糖是 D－（－）－脱氧核糖，碱基包含腺嘌呤（A）、鸟嘌呤（G）、胞嘧啶（C）和胸腺嘧啶（T）四种。

核糖核酸（RNA）上的五碳糖是 D－（－）－核糖，碱基包含腺嘌呤（A）、鸟嘌呤（G）、胞嘧啶（C）和尿嘧啶（U）四种。

二、核酸的结构

（一）DNA 的结构

DNA 的结构从不同层面上可以分为三级。

1. DNA 的一级结构　　DNA 分子的一级结构是指核酸分子中脱氧核糖核酸的数量与排列顺序。由于 DNA 分子中核苷酸彼此之间的差别仅见于碱基部分，因此 DNA 的一级结构也指碱基的排列顺序，即 DNA 序列。

2. DNA 的二级结构　　DNA 的二级结构是指 DNA 的双螺旋结构。DNA 是由两条多聚脱氧核酸链组成，它们围绕着同一螺旋轴形成右手螺旋结构，由脱氧核糖和磷酸基团构成的亲水性骨架位于双螺旋结构的外侧，疏水的碱基位于内侧。双链之间的碱基相互作用形成互补碱基对，DNA 的两条链也称为互补链。碱基对的疏水作用力和氢键共同维持着 DNA 双螺旋二级结构的稳定性。

3. DNA 的三级结构　DNA 的三级结构为超螺旋结构，是指 DNA 双螺旋进一步盘曲成为更加复杂的结构。在真核细胞中，DNA 的三级结构与蛋白质的合成相关。

（二）RNA 的结构

1. RNA 的一级结构　与 DNA 的一级结构一致，RNA 分子的一级结构是指核酸分子中核糖核苷酸的数量与排列顺序。

2. RNA 的二级结构　RNA 的二级结构是指 RNA 的发卡形单链结构和 tRNA 三叶草形结构。

3. RNA 的三级结构　RNA 的三级结构为 tRNA 倒 "L" 形结构

三、核酸的理化性质

（一）物理性质

DNA 为白色纤维状固体，RNA 为白色粉末状固体。两者均微溶于水，但不溶于乙醇、乙醚和三氯甲烷等一般有机溶剂，可用乙醇沉淀 DNA。DNA 的水溶液具有高黏度，RNA 的水溶液黏度较小。核酸发生变性或降解之后黏度降低。核酸在细胞中常以核蛋白的形式存在。

（二）化学性质

1. 核酸的解离　核酸既含有酸性的磷酸基团，又含有弱碱性的碱基，为两性电解质。核酸的等电点 pI 较低（通常都小于 3.5），当 pH 大于 4 时，核酸以阴离子状态存在。导致核酸解离的因素有酸、碱、酶或高温等。

在强酸和高温条件下核酸可以完全水解，水解产物为碱基、核糖或脱氧核糖和磷酸。在浓度略稀的无机酸中，核酸发生不完全水解，化学键被选择性的断裂。一般而言，酸性条件下糖苷键比磷酸酯键更易水解；嘌呤糖苷键比嘧啶糖苷键更易水解。

在碱性条件下，DNA 和 RNA 对碱的耐受程度有很大差别。RNA 的磷酸二酯键对碱异常敏感，易水解成 $2'$ - 核苷酸和 $3'$ - 核苷酸的混合物；DNA 对碱的作用不敏感，碱性条件下 DNA 碱基的互变异构态发生变化，影响到特定碱基间的氢键作用，结果导致 DNA 双链的解离，即 DNA 的变性，但不易发生水解。DNA 抗碱水解的生理意义在于作为遗传物质的 DNA 应更稳定，不易水解；而 RNA（主要是 mRNA）是 DNA 的信使，完成任务后应该迅速降解。

酶的水解取决于酶的性质（专一性、特异性等），如限制性核酸内切酶。

2. 核酸的变性与复性

（1）变性　核酸变性就是核酸二级以上结构被破坏的过程。变性可引起核酸的紫外吸收、浮力、密度和黏度等理化性质的改变，生物活性部分或全部丧失。能够引起核酸变性的因素包括温度升高、离子强度降低、酸碱度改变（pH > 11.3 或 < 5.0 可引起变性）、特殊的化学试剂（如甲醛、尿素和甲酰胺等）的作用等。变性改变了核酸的二级结构，但一级结构保持不变。

（2）复性　复性是指在适当条件下，核酸的二级结构重新形成的过程。如 DNA 的变性使双螺旋结构解旋变成单链，二级结构发生改变，但一级结构未变；在适当的条件下，分开的两条单链可重新结合为双螺旋结构，理化性质及生物活性也随之恢复。热变性的 DNA 一般经缓慢冷却后即可复性，此过程被称为退火。

核酸的变性与复性是可逆的。核酸的变性与复性特性可应用基因探针、DAN 印迹、RNA 印迹等技术，即通过核酸的变性与复性操作，可使两条来源不同 DNA 单链分子结合，或 DNA 单链分子与 RNA 分子之间结合，形成分子杂交。

3. 核酸的紫外吸收特性　核酸分子中的嘌呤碱和嘧啶碱都含有共轭双键体系，在近紫外区 260nm 处有吸收峰。利用核酸的紫外吸收特性，可对核酸进行定性鉴别与含量测定；也可进行核酸的纯度判定。如 DNA 纯样品的 A_{260}/A_{280} 值应大于 1.8，纯 RNA 的 A_{260}/A_{280} 值应大于 2.0，如果测定值低于这些数值，则表明核酸的纯度不足；测定核酸的紫外吸光度值也可作为核酸变性和复性的指标，核酸变性后 DNA 的紫外吸收升高，复性后紫外吸收降低。

💡 **素质提升**

辩证看待基因治疗，保卫人民身体健康

基因是 DNA（脱氧核糖核酸）分子上具有遗传效应的特定核苷酸序列的总称，是具有遗传效应的 DNA 分子片段。随着人类基因组逐渐被破译，很多疾病的病因被揭开，利用基因药物治疗更多的疾病不再是一个奢望，人类的整体健康状况将会提高。基因治疗虽然可能治愈多种疾病，但同样存在许多不确定因素。作为医学生，我们要努力学习新的治疗技术，但是也一定要遵循基因治疗医学伦理，辩证看待基因治疗的疗效与副作用，更好地为人民服务。

目标检测

答案解析

一、选择题

（一）单项选择题

1. 下列关于氨基酸的叙述中，错误的是（　　）

　　A. α - 氨基酸中的羧基与另一氨基酸中的氨基脱水生成的化合物叫作肽

　　B. 氨基酸易溶于强酸和强碱

　　C. 氨基酸既有碱性（能发生碱式电离）又有酸性

　　D. 氨基酸均可溶于水

　　E. 各种 α - 氨基酸的钠盐、钙盐都溶于水

2. 下列关于氨基酸等电点（pI）的叙述，不正确的是（　　）

　　A. 分子中的正电荷数与负电荷数正好相等时，该溶液的 pH 就称为等电点

　　B. 当氨基酸处于等电点时，其溶解度最低

　　C. 当 pH > pI 时，氨基酸主要以阳离子的形式存在

　　D. 当 pH = pI 时，氨基酸在电场中不向任何一级移动

　　E. 当 pH = pI 时，主要以两性离子状态存在

3. 下列关于蛋白质性质的叙述中，错误的是（　　）

　　A. 具有胶体性质　　　　B. 具有内源荧光　　　　C. 可水解

　　D. 具有酸碱两性　　　　E. 变性后可复性

4. α - 氨基酸结合成蛋白质的主要化学键是（　　）

　　A. 氢键　　　　　　　　B. 肽键　　　　　　　　C. 糖苷键

　　D. 磷酸酯键　　　　　　E. 疏水键

5. 下列关于蛋白质的叙述中，错误的是（ ）

　　A. 蛋白质可分作球状蛋白质、纤维状蛋白质和膜蛋白质

　　B. 蛋白质的盐析是一个可逆的过程

　　C. 蛋白质的二级结构主要有 α - 螺旋、β - 折叠等

　　D. 氨基酸种类、数量相同的蛋白质是同一种蛋白质

　　E. 要使蛋白质从溶液中析出，可调节溶液 pH 与等电点的 pI 相等

6. 核糖核酸（RNA）上的碱基不包括（ ）

　　A. 腺嘌呤（A）　　　　　　B. 鸟嘌呤（G）　　　　　　C. 胞嘧啶（C）

　　D. 胸腺嘧啶（T）　　　　　E. 尿嘧啶（U）

（二）多项选择题

7. 核苷酸的骨架成分包括（ ）

　　A. 戊糖　　　　　　　　　　B. 磷酸　　　　　　　　　　C. 腺嘌呤（A）

　　D. 鸟嘌呤（G）　　　　　　E. 胞嘧啶（C）

8. 脱氧核糖核酸（DNA）上的碱基包括（ ）

　　A. 腺嘌呤（A）　　　　　　B. 鸟嘌呤（G）　　　　　　C. 胞嘧啶（C）

　　D. 胸腺嘧啶（T）　　　　　E. 尿嘧啶（U）

二、思考题

1. 氨基酸具有哪些化学性质？

2. 什么是蛋白质的等电点？当蛋白质溶液的 pH 等于 pI 时，溶液有何特性？

（叶桦珍）

书网融合……

本章小结　　　　　　　　微课　　　　　　　　题库

医用化学实验

化学实验室规则

化学实验是医用化学的重要组成部分。通过实验教学，可以帮助学生理解和巩固化学知识，培养观察记录、分析归纳、撰写报告等多方面能力；使学生掌握操作的基本原理、方法和技术；培养学生严谨认真、实事求是的科学态度和吃苦耐劳、精益求精的工作作风。为保证实验教学的顺利进行，保障师生的生命和国家财产安全，必须遵守以下规则。

一、学生实验守则

1. 进入实验室前，应认真预习有关实验的全部内容，明确实验目的、原理、步骤和注意事项，查阅相关资料，完成预习报告的书写。

2. 实验开始前，应检查实验仪器、药品是否齐全，如有破损或缺少，应立即上报并补领。

3. 实验过程中，要遵从教师的指导，规范操作，仔细观察实验现象，如实地记录实验结果，正确处理实验数据，分析实验中存在的问题。

4. 实验中的污物、残渣等不得随意乱丢，废酸、废碱严禁倒进水池，应转入废液缸内，以免堵塞水池或腐蚀下水管。

5. 公用仪器和药品一般应放在指定地点，取用后要立即放回原处。

6. 要爱护公物，节约水、电和试剂，不得擅自动用与本次实验无关的仪器设备及药品。

7. 应在规定时间内完成实验，中途不得擅自离开实验室。实验室内的一切物品均不得擅自带出。

8. 实验完毕后，将实验记录上交指导教师检查，洗净所用的仪器，整理好实验用品，保持实验台面、地面和水池等的整洁。

9. 值日生打扫实验室，清倒垃圾桶，整理公用仪器物品，关好水、电、门、窗，经检查合格后方可离开。

10. 根据实验原始记录，认真书写实验报告，按时交给教师审阅。

二、实验安全守则

化学实验经常使用易燃、易爆、有毒、有害的试剂，还会需要高温、高压、真空等特殊条件。若粗心大意或使用不当，就容易发生中毒、火灾、爆炸、触电等意外事故，造成生命健康和国家财产的巨大损失。因此，必须严格遵守实验安全守则。

1. 进入实验室要穿好实验服，不能穿拖鞋、凉鞋、短裤和裙子。若使用危险化学品时，需要佩戴口罩、手套和防护眼镜。

2. 实验所用的药品可能有毒、有腐蚀性等，故一律不能用手直接接触药品，不要用鼻子去闻药品的气味，不得品尝任何药品的味道，不允许在实验室内饮食。

3. 严禁在实验室吸烟、玩火；使用易燃、易爆药品时，应远离火源。

4. 使用有毒、有恶臭味、有挥发性、有腐蚀性的药品时，应在通风橱中进行操作。

5. 酒精、乙醚、丙酮、苯等有机溶剂，用后切不可排入下水道，以免引起火灾；钠、钾、铝粉、黄磷及金属氢化物等遇水发生爆炸的试剂，存放和使用时禁止与水接触。

6. 实验产生的废气、废液和废渣不得随意排放或丢弃，要按照有关规定合理处置。

7. 未经允许，不可将几种试剂或化学药品随意研磨或混合，以免发生爆炸、灼伤等意外事故。

8. 保障用电安全，不要用湿手、湿物等接触电器用品或电器设备，防止发生漏电或触电事故，实验结束后要及时切断电源。

9. 使用打孔器或刀、剪等利刃器械时，要谨慎操作，以免被器械割伤、划伤或扎伤。

10. 实验过程中造成的伤害要及时处理。普通伤口用生理盐水清洗后再进行包扎，严重者及时就医。烧烫伤用冷水冲洗 15～30 分钟，散热止痛后用生理盐水擦拭，严重者紧急就医。误食化学试剂可先饮用牛奶、蛋清等应急处理，并紧急就医；因吞食药品中毒而发生痉挛或昏迷时，非专业医务人员不可随便进行处理。

（李伟娜）

实验一 化学实验基本操作

一、实验目的

1. 掌握玻璃仪器的洗涤、干燥技术。
2. 熟悉试剂的取用、加热方法和托盘天平的使用。
3. 了解溶解、蒸发、过滤、结晶操作。

二、仪器和试剂

1. 仪器 试管、烧杯、量筒、酒精灯、电陶炉、电吹风、电热干燥箱、托盘天平、玻璃漏斗、布氏漏斗、吸滤瓶、蒸发皿、玻璃棒、胶头滴管、滴瓶、洗瓶、铁架台、十字夹、试管夹、铁圈、试管刷、镊子、剪刀、药匙、石棉网。

2. 药品 粗食盐、95% 乙醇。

3. 其他 蒸馏水、滤纸、称量纸、火柴、去污粉或洗衣粉。

三、实验内容

化学实验基本操作是完成医用化学实验必备的基本技能，主要包括：仪器的洗涤、干燥，药品的取用、加热、溶解、过滤、蒸发、结晶等。

（一）玻璃仪器的洗涤

玻璃仪器的洗涤方法很多，根据污物的性质及污染程度的不同，可以用清水、洗涤剂、铬酸洗液、特殊试剂和有机溶剂等洗涤。洗涤方式主要有以下几种。

1. 冲洗 仪器上有尘土、水溶性污物时，可以向容器中加入 1/2 的自来水，震荡后再将水倒掉，反复冲洗几次即可。

2. 刷洗 仪器内壁附有油污或有机物时，先将容器内壁润湿，再用毛刷蘸取少量去污粉、洗衣粉等洗涤剂进行刷洗。毛刷应轻轻转动并上下移动，不可用力过大，以免戳破仪器底部。带刻度的玻璃仪器，如滴定管、移液管、容量瓶、量筒、量杯等不能用毛刷刷洗。

3. 浸洗 一些口小、管细且精密度高的玻璃仪器，可以用铬酸洗液洗涤。加入少量铬酸洗液后，将仪器倾斜并慢慢转动，使内壁全部被洗液浸润，反复操作数次后将洗液倒回原瓶。如能用洗液浸泡仪器一段时间，效果会更好。

4. 超声波洗 一些人工无法清洗及粘有焦油污垢的玻璃仪器，可以使用超声波清洗器，使水在玻璃仪器中不断震荡，能快速震落仪器表面的污物。

5. 润洗 玻璃仪器清洗完毕后，用待盛装的溶液浸润容器内壁，再将液体倒掉。

6. 淋洗 用滴管、洗瓶等沿着玻璃仪器的内壁淋一遍水。

玻璃仪器洗净的标准是内壁附着的水能均匀分布，既不聚集成滴，也不成股流下。已洗净的玻璃仪器，不能再用布或软纸擦拭，以免纤维留在器壁上而污染仪器。对于洁净度要求不高的仪器，刷洗干净即可；而洁净度要求较高的仪器，要先用自来水、洗涤剂洗，再用蒸馏水淋洗及待盛液润洗。

（二）玻璃仪器的干燥

玻璃仪器的干燥方法主要有晾干、吹干、烤干、烘干、润干等。

1. 晾干 也称自然风干。对于不急用的玻璃仪器，洗净后使其开口朝下倒置在滴水架上，让仪器内壁的水分自然流出、挥发而干燥。

2. 吹干 用电吹风或专用的气流烘干机等进行干燥，通常先吹热风，后吹冷风。

3. 烤干 擦干仪器的外壁，口朝下放在石棉网上用小火烤干或在火焰上移动着加热使水分蒸发的干燥方法。此法适用于数量少、体积小、可耐热的玻璃仪器，如试管、烧杯等。

4. 烘干 干燥数量多、口径小的玻璃仪器时，可以使用电热干燥箱或烘箱。通常将洗净的仪器口朝下放在烘箱内的隔板上，将烘箱温度调至105℃，恒温约半小时即可。注意木塞、橡皮塞、玻璃塞均不能与仪器一同干燥。

5. 润干 将玻璃仪器洗净后沥干内壁的水分，加入少量易挥发的有机溶剂（如乙醇、丙酮等），使溶剂全部浸润仪器内壁后倒掉，再自然晾干或用电吹风吹干。此法适用于带刻度的计量仪器、需急用的玻璃仪器及不能放入烘箱内的较大仪器的干燥。

（三）物质的加热

化学实验的加热工具主要有酒精灯、酒精喷灯、电陶炉、电加热套、电热恒温水浴锅等。其中最常用的是酒精灯，现加以介绍。

1. 酒精灯的使用 酒精灯由灯帽、灯壶、灯绳、灯芯管组成，其加热温度可达400～500℃。酒精灯的火焰分为外焰、内焰和焰心三部分（实验图1－1），外焰的温度最高，焰心的温度最低。

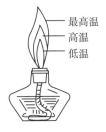

最高温
高温
低温

使用酒精灯前，先检查灯芯，若已烧焦或不齐，要用镊子向上拉，剪去焦处并修为平整；灯芯不能太短，一般浸入酒精后还要长4～5cm。灯壶中酒精的量应为其容积的1/3～3/4。燃着的酒精灯如需添加酒精时，要先熄灭火焰，用镊子取下灯芯嘴，但灯绳不可全部取出，并借助于玻璃漏斗，以免酒精洒出引起失火。

实验图1－1 酒精灯火焰的温度

点燃酒精灯时，要用火柴，禁止用燃着的酒精灯去引燃另一盏酒精灯。熄灭酒精灯时，不能用嘴吹，要用灯帽盖灭，以免引起灯中酒精燃烧而发生危险。酒精灯不用时，应盖上灯帽，以免酒精蒸发后不易点燃；若长期不用时，应将灯内酒精倒掉，以免引起挥发，并在灯帽与灯颈之间夹上小纸条，以防粘连。

2. 加热的方法 化学实验常用的加热方法有直接加热、间接加热等。

（1）直接加热 热稳定性较好的物质可以盛放在试管、烧瓶、蒸发皿等耐热容器中直接加热。

用试管加热液体时，液体的量不能超过其容积的1/3，用试管夹夹住距管口1/3～1/4处，使管口向上倾斜45°，放在火焰上直接加热（实验图1-2）。加热前，试管的外壁要擦干，以免试管受热不均引起炸裂。加热时，试管口不能对着自己或他人，先用小火使试管均匀受热，再从液体的中上部缓慢向下移动，并不时地左右移动，以防液体局部过热而暴沸，使液体冲出管外。

用试管加热少量固体时，固体的量不能超过其容积的1/3，用试管夹夹持或固定在铁架台上直接加热（实验图1-3）。加热前，块状或粒状固体要先进行研磨，并平铺试管底部。加热时，试管口要略向下倾斜，以免凝结在试管口的水汽聚集后回流炸裂试管。

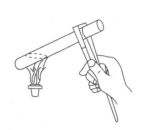 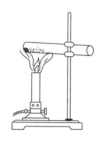

实验图1-2　液体在试管中加热　　　　　实验图1-3　固体在试管中加热

（2）间接加热　对热不稳定且容易氧化、分解的物质，可以采用间接加热法使其受热均匀。常用的热浴方式有水浴、油浴、沙浴等。

水浴是以水为传热介质的加热方法，适用于温度低于100℃的加热需求。水浴的特点是加热方便、安全，受热均匀。

油浴用于温度在100~250℃之间的加热需求，常用液体石蜡、硅油、植物油等为传热介质。油浴的特点是受热均匀、温度易于控制，但价格较高并对环境有一定的污染。

砂浴用于温度在250~350℃之间的加热需求，其特点是使用安全，升温和散热速度均较慢，温度分布不够均匀。

（四）试剂的取用

每个试剂瓶上都贴有标示试剂名称、浓度和配置日期的标签。固体试剂装在广口瓶内，液体试剂装在细口瓶或滴瓶内，见光易分解的试剂用棕色瓶盛放。

1. 固体试剂　取用固体药品时要用药匙或镊子，每次用完后必须将其擦洗干净，绝不能用沾有某药品的药匙或镊子再另取它药。多取的药品不要倒回原瓶，应放在指定的容器内供他人使用。

向试管中加入粉末状药品时，为防止其沾在试管口和管壁上，可将试管倾斜或平放，小心地将装有药品的药匙（实验图1-4）或洁净的"V"字形纸槽（实验图1-5）送入试管底部，再将试管直立。

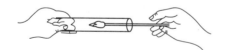 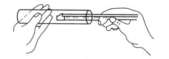

实验图1-4　用药匙送固体试剂　　　　实验图1-5　用纸片送固体试剂

向试管中加入块状药品或金属颗粒时，先将试管倾斜，用洁净的镊子夹持药品或颗粒放在试管口，使其沿管壁缓慢滑下（实验图1-6），再将试管直立，以免击破试管底部。

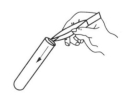

2. 液体试剂　从试剂瓶中取用液体时，可用倾注法。先取下瓶塞，将小头朝上平放在实验台面上，用右手握住试剂瓶（标签朝向手心），左手拿着试管，逐渐倾斜瓶身，使试剂沿着试管内壁流入试管或沿着玻璃棒注入烧杯（实验图

实验图1-6　块状固体
慢慢滑下

1 –7）。移取液体后，将试剂瓶口在容器上靠一下，以免残留瓶口的液滴流下来腐蚀标签。倾倒完毕，立即盖好瓶塞，将试剂瓶放回原处，使瓶上的标签朝向自己。

定量取用液体药品时，可用量筒。读取液体体积时，要将量筒平放在实验台面上，量筒的刻度面朝向操作者，视线与筒内凹液面的最低处保持水平相切（实验图 1 –8）。需要注意：仰视读数结果会偏小，俯视读数结果会偏大，二者均会产生一定的误差。

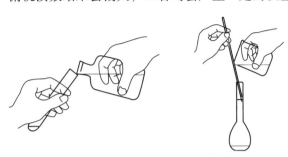
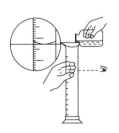

实验图 1 –7　液体药品的倾注　　　　　　实验图 1 –8　观察量筒内液体的体积

用滴管移取少量液体药品时，先用中指和无名指夹住滴管，拇指和食指捏住胶头，挤出内部的空气，将滴管伸入试剂瓶中，松开拇指和食指，即可吸入试剂。再提起胶头滴管，垂直放于容器口上方，滴管的尖嘴不能接触容器壁，轻轻挤压胶头，使液体缓缓滴出（实验图 1 –9）。胶头滴管中如已吸入液体，则不能将其尖嘴朝上，以免液体流入后腐蚀胶头。

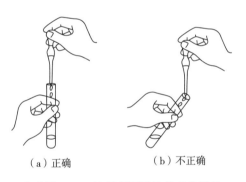

（a）正确　　　　　　（b）不正确

实验图 1 –9　滴管移取液体药品的操作

（五）托盘天平的使用

托盘天平是实验室常用的称重工具，用于粗略称量物品的质量，精确度一般为 0.1g 或 0.2g。托盘天平的构造如实验图 1 –10 所示。用法如下。

1. 调节零点　称量前，将托盘天平放在水平台面上，用镊子拨动游码至标尺左端的"0"刻线上，调节天平两侧的平衡螺母，使指针对准分度盘的中线处，或者指针左右摆动相同的角度，此时横梁已处于平衡状态。

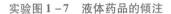

1.分度盘　2.指针　3.托盘　4.横梁
5.平衡螺丝　6.游码标尺　7.游码

实验图 1 –10　托盘天平

2. 物品称量　称量时，左托盘放物品，右托盘放砝码。在两个托盘上各放一张称量纸，物品不能直接放在托盘上，而应放在称量纸或玻璃器皿上。取放砝码时要用镊子，按照由大到小的顺序添加，不足 5g 的可用镊子拨动游码调适，直至天平再次平衡为止，记下右侧砝码的质量和游码的读数，即为被称物品的质量。

3. 用后整理　称量完毕，将砝码放回砝码盒，游码移回"0"点，取下物品，两个托盘叠放在一侧。托盘天平和砝码用后要保持干燥、清洁，并放回原处。

4. 注意事项　待称量物品的总质量不能超过天平的荷载。称量过程中，不可再碰平衡螺母。腐蚀性或易潮解的固体应放在表面皿、烧杯或称量瓶上称重。

（六）溶解、结晶和过滤

1. 溶解 将物质溶于某溶剂中形成溶液的操作过程称为溶解，常用加热和搅拌等方法来加速溶解。块状或颗粒较大的固体物质溶解时，要用研钵将其研细，再转入烧杯中。为避免烧杯内溶液因溅出而损失，应使溶剂沿着玻璃棒或顺着烧杯内壁缓缓流入，再用玻璃棒不断搅拌，使药品完全溶解。搅拌时不能太快，使玻璃棒在液体中均匀地转圈，勿使玻璃棒碰到容器内壁而发出响声。

2. 结晶 加热蒸发或冷却降温是从溶液中析出溶质结晶的两种途径。

（1）**蒸发结晶** 用加热的方法使溶液中的部分溶剂气化，以提高溶液浓度或使溶质析出的操作过程称为蒸发（实验图1-11）。蒸发水溶液时可以用蒸发皿或烧杯。蒸发常用水浴加热，若药品溶液太稀且对热较稳定，可以先对其直接加热，再水浴蒸发。随着水分的蒸发，溶液不断浓缩，蒸发到一定程度后冷却，即可析出晶体。

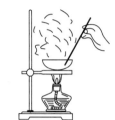

实验图1-11　蒸发操作

（2）**降温结晶** 将溶液加热蒸发至饱和状态，放在冷水浴或冰浴中迅速降温，可以得到颗粒细小的溶质晶体。若要得到较大颗粒的晶体，需要缓慢地冷却。溶液发生过饱和现象，不易结晶析出时，可以用搅拌、摩擦容器内壁或放入少许晶种等方法促进晶体的生成。

3. 过滤 是固、液分离常用的操作方法之一，包括常压过滤、减压过滤和趁热过滤等。

（1）**常压过滤** 是借助于贴有滤纸的玻璃漏斗进行过滤的操作方法，如实验图1-12所示。将圆形滤纸对折两次，展开成圆锥形（一边单层，一边三层）。将折好的滤纸尖端朝下放入漏斗内，若滤纸与漏斗不密合，则撕去三层滤纸外面两层的一角，用少量蒸馏水润湿滤纸，使其紧贴漏斗内壁上，用玻璃棒轻压滤纸，赶走滤纸与漏斗壁间的气泡。

将过滤漏斗放在铁架台的铁圈上，调整好高度，使漏斗的长端一侧紧贴烧杯内壁。倾倒液体时，玻璃棒放于三层滤纸一侧，使液体从烧杯嘴沿着玻璃棒缓慢流入漏斗。先转移溶液，再转移沉淀，每次转移量不能超过滤纸容量的2/3。如果过滤后的滤液仍浑浊，需再过滤一次，直至滤液澄清。

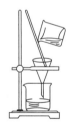

实验图1-12　常压过滤装置图

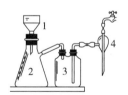

1.布氏漏斗　2.吸滤瓶　3.安全瓶　4.水泵

实验图1-13　减压过滤装置图

（2）**减压过滤** 又称抽滤或吸滤（实验图1-13），是利用水泵或油泵将吸滤瓶中的空气抽出，使布氏漏斗内的液面与吸滤瓶间产生压力差，从而提高过滤速度，将沉淀抽吸的比较干燥的操作方法。但此法不适合于过滤胶状沉淀和颗粒太小的沉淀。过滤前，先将滤纸剪成直径略小于布氏漏斗内径的圆形，平铺在漏斗的瓷板上，用少量蒸馏水润湿滤纸，慢慢抽吸，使滤纸与漏斗瓷板紧密贴合，不能漏气。减压过滤后，应先拔掉吸滤瓶上的橡皮管，再关闭水泵或油泵。

四、思考题

1. 玻璃仪器洗净的标准是什么？

2. 如何用滴管移取少量液体药品？

3. 使用托盘天平时需要注意什么？

4. 常压过滤与减压过滤有哪些不同之处？

（李伟娜）

实验二　溶液的配制和稀释

一、实验目的

1. 掌握溶液浓度的计算方法。

2. 掌握溶液的配制和稀释方法。

3. 学会玻璃仪器的洗涤、试剂的取用、台秤和量筒的使用。

二、实验原理

配制溶液如浓度要求不高，不必使用准确度高的仪器，可使用台秤、量筒等仪器；若配制标准溶液，应使用分析天平、移液管、容量瓶等准确度高的仪器。

稀释浓溶液时，计算应掌握的原则是：稀释前后溶质的量不变。

配制溶液的一般操作步骤如下。

1. **计算**　根据所配制溶液的浓度和体积，计算所需固体试剂的质量或液体试剂的体积。

2. **称量或量取**　用台秤或分析天平称取所需固体试剂，用量筒或移液管量取所需液体试剂。

3. **溶解或稀释**　将固体试剂放在烧杯中，用适量蒸馏水溶解，液体试剂若稀释时放热或吸热，也需在烧杯中稀释。

4. **转移**　待溶液放置至室温后，转移至量筒或容量瓶中。转移时要用少量蒸馏水洗涤烧杯和玻璃棒 2～3 次，并将清洗液一并倒入量筒或容量瓶中。

5. **定容**　向量筒或容量瓶中加蒸馏水至指定刻度线。接近刻度线时应改用胶头滴管滴加蒸馏水。

6. **混匀**　量筒中的溶液用玻璃棒搅拌混匀；容量瓶需倒转数次，摇匀。

7. **回收**　所配制溶液应放入指定试剂瓶中存放。易发生氧化还原反应或见光受热易分解的物质应存放在棕色瓶中。

三、仪器和试剂

1. **仪器**　量筒（50、100ml）、烧杯（50、100ml）、玻璃棒、滴管、台秤等。

2. **试剂**　NaCl、$Na_2CO_3 \cdot 10H_2O$、酒精溶液（95%）。

四、实验内容

（一）操作一

操作内容：配制质量浓度为 9g/L 的生理盐水 100ml。

1. 计算配制 100ml 生理盐水需要 NaCl 多少克。

2. 在台秤上用称量纸称取所需质量的 NaCl。

3. 将称取的 NaCl 置于 100ml 洁净烧杯中，加适量纯化水，搅拌至完全溶解。

4. 将烧杯中的溶液转移至 100ml 量筒中，用少量蒸馏水洗涤烧杯和玻璃棒 2～3 次，清洗液一并倒入量筒中。

5. 定容，向量筒中加入纯化水至100ml刻度线。

6. 用玻璃棒搅拌，混合均匀。

7. 将所配NaCl溶液倒入指定回收瓶中。

（二）操作二

操作内容：用95%的酒精溶液配制75%的酒精溶液100ml。

1. 计算配制75%的酒精溶液100ml需要95%的酒精溶液的体积。

2. 用100ml量筒量取所计算95%的酒精溶液的体积。

3. 定容，边加蒸馏水边用玻璃棒搅拌，直至溶液体积达到100ml刻度为止。

4. 将配制好的75%的酒精溶液倒入指定的回收瓶中。

（三）操作三

操作内容：用$Na_2CO_3 \cdot 10H_2O$配制0.1mol/L Na_2CO_3溶液50ml。

1. 计算配制0.1mol/L Na_2CO_3溶液50ml需要$Na_2CO_3 \cdot 10H_2O$的克数。

2. 先在台秤上称出$Na_2CO_3 \cdot 10H_2O$的克数，置于小烧杯中。加入约20ml蒸馏水，用玻璃棒搅拌，使$Na_2CO_3 \cdot 10H_2O$全部溶解。

3. 溶解后倒入50ml量筒中，用少量蒸馏水洗涤烧杯和玻璃棒2~3次，清洗液一并倒入量筒中。

4. 定容，向量筒内加入纯化水至50ml刻度线。

5. 将所配制的溶液倒入指定的回收瓶中。

五、注意事项

1. 转移所溶解溶液至量筒或容量瓶时，一定要用少量蒸馏水洗涤烧杯和玻璃棒2~3次，清洗液一并倒入量筒或容量瓶中，否则溶质未被完全转移。

2. 烧杯中已溶解的溶液，应放置至室温再进行转移。

六、思考题

1. 为什么不直接在量筒或容量瓶中溶解固体试剂？

2. 配制溶液时，台秤、分析天平、量筒、移液管、容量瓶这些仪器该如何选择？

（陈　凯）

实验三　缓冲溶液的配制及性质

一、实验目的

1. 学会缓冲溶液的配制方法。

2. 加深对缓冲溶液性质的理解。

3. 进一步练习吸量管的使用方法。

4. 培养规范记录数据，培养学生严谨求实的职业素养。

二、实验原理

能抵抗外加少量强酸、强碱和水的稀释而保持其 pH 基本不变的作用称为缓冲作用，具有缓冲作用的溶液称为缓冲溶液。缓冲溶液之所以具有缓冲作用，是因为缓冲溶液一般是由具有足够浓度、适当比例的共轭酸碱对组成。

缓冲溶液的 pH 可由下式计算而得。

$$pH = pK_a + \lg \frac{[A^-]}{[HA]} = pK_a + \lg \frac{[共轭碱]}{[共轭酸]}$$

配制缓冲溶液时，一般采用相同浓度的弱酸及共轭碱，即 $c_{HA} = c_A^-$，所以缓冲溶液的 pH 值也可利用下式进行计算。

$$pH = pK_a + \lg \frac{c_A \cdot V_{A^-}}{c_{HA} V_{HA}} = pK_a + \lg \frac{V_{A^-}}{V_{HA}}$$

计算出所需弱酸和弱碱的体积，混合后即得所需 pH 的缓冲溶液。

缓冲溶液的缓冲能力是有一定限度的，缓冲容量是衡量缓冲溶液缓冲能力大小的尺度。它的大小与缓冲溶液的总浓度和缓冲比有关。缓冲比一定，总浓度越大，缓冲容量越大；缓冲溶液总浓度一定，缓冲比为 1 时，缓冲容量最大。

三、仪器和试剂

1. 仪器 试管、量筒、烧杯、10ml 吸量管。

2. 试剂 0.1mol/L CH_3COOH、1mol/L CH_3COOH、0.1mol/L CH_3COONa、1mol/L CH_3COONa、0.1mol/L NaH_2PO_4、0.1mol/L Na_2HPO_4、0.1mol/L NH_3 · H_2O、0.1mol/L NH_4Cl、0.1mol/L HCl、pH = 4 的 HCl 溶液、0.1mol/L NaOH、2mol/L NaOH、pH = 10 的 NaOH 溶液、甲基红指示剂、广泛 pH 试纸、精密 pH 试纸。

四、实验内容

（一）缓冲溶液配制

甲、乙、丙三种缓冲溶液的组成见实验表 3 - 1，配制三种缓冲溶液各 20ml，计算所需各组分体积，填入表中。

按照表中要求，用吸量管吸取溶液，配制甲、乙、丙三种缓冲溶液放于已标号的 3 支大试管中。用广泛试纸测定所配制的缓冲溶液的 pH，填入实验表 3 - 1 中。试比较实验值与理论值是否相符？（保留溶液，留作后面实验再用）。

实验表 3 - 1　三种缓冲液

缓冲溶液	pH（理论值）	各组分体积	pH（实测值）
甲	4	0.1mol/L CH_3COOH _____ ml 0.1mol/L CH_3COONa _____ ml	
乙	7	0.1mol/L NH_3 · H_2O _____ ml 0.1mol/L NH_4Cl _____ ml	
丙	10	0.1mol/L NaH_2PO_4 _____ ml 0.1mol/L Na_2HPO_4 _____ ml	

（二）缓冲溶液的性质

1. 缓冲溶液对强酸、强碱的缓冲能力　取 8 支洁净试管，进行如下实验。滴加酸或碱后充分摇匀试管，用精密 pH 试纸测定其 pH，填入实验表 3 - 2 中，并解释实验结果。

实验表 3 - 2

试管号	溶液	加酸或碱的量	pH	△pH
1	蒸馏水 2ml	4 滴 0.1mol/L HCl		
2	蒸馏水 2ml	4 滴 0.1mol/L NaOH		
3	缓冲溶液甲 2ml	4 滴 0.1mol/L HCl		
4	缓冲溶液甲 2ml	4 滴 0.1mol/L NaOH		
5	缓冲溶液乙 2ml	4 滴 0.1mol/L HCl		
6	缓冲溶液乙 2ml	4 滴 0.1mol/L NaOH		
7	缓冲溶液丙 2ml	4 滴 0.1mol/L HCl		
8	缓冲溶液丙 2ml	4 滴 0.1mol/L NaOH		

2. 缓冲溶液对稀释的缓冲能力　取 4 支洁净试管，进行如下实验。用精密 pH 试纸测定混合后溶液 pH，填入实验表 3 - 3 中，并解释实验结果。

实验表 3 - 3

试管号	溶液	pH	△pH
1	1ml pH = 4 的缓冲溶液甲 + 蒸馏水 5ml，混匀		
2	1ml pH = 4 的 HCl 溶液 + 蒸馏水 5ml，混匀		
3	1ml pH = 10 的缓冲溶液丙 + 蒸馏水 5ml，混匀		
4	1ml pH = 10 的 NaOH 溶液 + 蒸馏水 5ml，混匀		

（三）缓冲容量

1. 缓冲容量与缓冲溶液总浓度的关系　取 2 支洁净试管，在 1 支试管中加入 0.1mol/L CH_3COOH 和 0.1mol/L CH_3COONa 各 5ml，另一支试管中加入 1mol/L CH_3COOH 和 1mol/L CH_3COONa 各 5ml。两试管内溶液的 pH 是否相同？分别在 2 支试管中滴入 2 滴甲基红指示剂，溶液呈何种颜色？（甲基红指示剂在 pH < 4.4 时呈红色，pH > 6.2 时呈黄色，介于 4.4 ~ 6.2 之间呈橙色），逐滴加入 2mol/L NaOH 溶液（每加一滴均需摇匀），直至溶液颜色变成黄色。记录各管所加滴数于实验表 3 - 4 中，解释实验结果。

实验表 3 - 4

试管号	溶液	pH	试剂	溶液颜色	试剂	滴数
1	0.1mol/L CH_3COOH 5ml + 0.1mol/L CH_3COONa 5ml		2 滴甲基红指示剂		逐滴加入 2mol/L NaOH 至溶液颜色变成黄色	
2	1mol/L CH_3COOH 5ml + 1mol/L CH_3COONa 5ml		2 滴甲基红指示剂		逐滴加入 2mol/L NaOH 溶液至颜色变成黄色	

2. 缓冲容量与缓冲溶液总浓度的关系　取 2 支洁净试管，在 1 支试管中加入 0.1mol/L NaH_2PO_4 和 0.1mol/L Na_2HPO_4 各 10ml，另一支试管中加入 2ml 0.1mol/L NaH_2PO_4 和 18ml 0.1mol/L Na_2HPO_4。用精密 pH 试纸测定两种溶液的 pH，再在每支试管中加入 1.8ml 0.1mol/L 的 NaOH 溶液，再用精密 pH 试纸测定两种溶液的 pH，认真记录 pH 于实验表 3 - 5 中，并解释实验结果。

实验表 3-5

试管号	溶液	缓冲比	pH	加 NaOH 后 pH
1	0.1mol/L NaH₂PO₄ 10ml + 0.1mol/L Na₂HPO₄ 10ml	1:1		
2	1mol/L Na₂HPO₄ 18ml + 1mol/L NaH₂PO₄ 2ml	9:1		

五、注意事项

1. 溶液配制前，有关玻璃仪器要清洗干净。

2. 用 pH 试纸估测 pH 时，不能将试纸浸入溶液中，应用镊子夹取小块试纸放在洁净、干燥的点滴板上，再用玻璃棒蘸取待测溶液点在试纸上，将试纸呈现的颜色与标准色板对比，确定溶液 pH。

六、思考题

1. 影响缓冲溶液 pH 的因素有哪些？

2. 什么缓冲溶液具有缓冲能力，它与哪些因素有关？缓冲溶液在什么情况下缓冲能力最强？

（侍　芳）

实验四　醇和酚的性质

一、实验目的

1. 验证醇和酚的主要化学性质。

2. 能用化学方法鉴别伯、仲、叔醇，一元醇与多元醇以及苯酚。

二、实验原理

醇的官能团是羟基，其化学反应主要发生在羟基及其与羟基相连的碳上，主要包括 O—H 键和 C—O 键的断裂，此外，由于 α-H 原子有一定的活泼性，因此还能发生氧化反应。具有邻二醇结构的多元醇能与氢氧化铜作用生成深蓝色的物质。

酚的羟基和苯环直接相连，因此酚具有弱酸性。苯酚极易发生取代反应，能使溴水褪色并生成白色沉淀，此反应很灵敏，可用作苯酚的定性和定量分析。酚很容易被氧化，大多数酚与 $FeCl_3$ 有特殊的颜色反应。

三、仪器和试剂

1. 仪器　试管、试管架、玻璃棒、镊子、小刀、滤纸、量筒、烧杯、洗瓶、酒精灯、乳头滴管、水浴锅、石棉网、试管夹、药匙。

2. 试剂　无水乙醇、金属钠、酚酞试液、正丁醇、仲丁醇、叔丁醇、蒸馏水、3mol/L 硫酸、0.17mol/L 重铬酸钾溶液、卢卡斯试剂、2.5mol/L 氢氧化钠溶液、乙醇、0.3mol/L 硫酸铜溶液、甘油、0.2mol/L 苯酚溶液、饱和碳酸氢钠溶液、苯酚、饱和溴水、0.2mol/L 邻苯二酚溶液、0.2mol/L 苯甲醇溶液、0.06mol/L 三氯化铁溶液、0.03mol/L 高锰酸钾溶液、pH 试纸。

四、实验内容

1. 醇与金属钠的反应 取干燥试管 1 支，加入无水乙醇 0.5ml，再加入一粒新切的金属钠，观察和解释变化。冷却后，加入蒸馏水少许，再加入酚酞试液 1 滴，观察和解释变化。

2. 醇的氧化反应 取试管 4 支，编号，分别加入正丁醇、仲丁醇、叔丁醇各 10 滴，4 号试管中加入 10 滴蒸馏水作为对照。在上述 4 支试管中加入 3mol/L 硫酸和 0.17mol/L 重铬酸钾溶液各 2～3 滴，振荡，记录并解释发生的现象。

3. 与卢卡斯试剂的反应 取 3 支干燥试管，分别加入正丁醇、仲丁醇、叔丁醇各 3 滴，在 50～60℃水浴中预热片刻。再向 3 支试管中加入卢卡斯试剂 1ml，振摇，观察和解释变化。

4. 甘油与氢氧化铜反应 取试管 2 支，各加入 2.5mol/L 氢氧化钠溶液 1ml 和 0.3mol/L 硫酸铜溶液 10 滴，摇匀，观察现象。再往其中一支试管中加入 2～3 滴乙醇，振荡；另一支试管中加入 2～3 滴甘油，振荡，记录并解释发生的现象。

5. 酚的弱酸性试验 在试管中加入约 0.3g 苯酚和 3ml 蒸馏水，振摇，观察现象，并用玻璃棒蘸 1 滴溶液于 pH 试纸上，试验其酸碱性。

将上述溶液分装在 2 支试管中，编号，往第一支试管中加入 2.5mol/L 氢氧化钠溶液数滴，振摇，观察现象；往第二支试管中加入饱和碳酸氢钠溶液 1ml，振摇，观察和解释变化。

6. 苯酚与溴的反应 在 1 支试管中加入 0.2mol/L 苯酚 2ml，在另一支试管中加入 2ml 蒸馏水，再向两支试管中逐滴加入饱和溴水，振摇，观察和解释变化。

7. 酚与三氯化铁的反应 取试管 3 支，分别加入 0.2mol/L 苯酚溶液、0.2mol/L 邻苯二酚溶液、0.2mol/L 苯甲醇溶液各数滴，再各加入 0.06mol/L 三氯化铁溶液 1～2 滴，振摇，观察和解释变化。

8. 酚的氧化 在试管中加入 2.5mol/L 氢氧化钠溶液 5 滴、0.03mol/L 高锰酸钾溶液 1～2 滴，再加入 0.2mol/L 苯酚溶液 2～3 滴，观察和解释变化。

五、注意事项

1. 叔醇分子中没有 $\alpha-H$，不能被重铬酸钾氧化，但在强酸性条件下，叔醇有可能发生脱水反应，生成烯烃，烯烃氧化为羧酸和酮，所以会观察到橙红色变绿色，出现"假氧化"现象。因此，本实验中只要观察到伯醇、仲醇被氧化后，可停止实验，以免出现假氧化现象。

2. 苯酚的腐蚀性很大，使用时要小心，若不慎沾到皮肤上，应立即用酒精洗去。

3. 鉴别具有邻二醇结构的多元醇时，应先制备氢氧化铜，再加入醇，才能观察到非常明显的变化，且制备氢氧化铜时，氢氧化钠应略过量。

六、思考题

1. 为什么乙醇与金属钠反应时必须使用干燥试管和无水乙醇？
2. 用什么方法来区别一元醇和具有邻二醇结构的多元醇？

（李小梅）

实验五　醛和酮的性质

一、实验目的

1. 验证醛和酮的主要化学性质。

2. 学会用化学方法鉴别醛和酮。

二、实验原理

醛和酮分子中都含有羰基，因此它们有很多相似的化学性质，如与 2, 4 - 二硝基苯肼反应生成黄色或橙红色的苯腙沉淀。常用来鉴别醛、酮；如果醛、酮的 α - C 上连有三个氢原子（如甲基酮、乙醛）时，能与卤素的碱性溶液发生卤仿反应，如与碘的碱性溶液反应生成具有特殊气味的黄色晶体。醛基上的氢原子受羰基影响变得比较活泼，能被弱氧化剂氧化，如可被托伦试剂、斐林试剂氧化，而酮分子中无此活泼氢，不易被弱氧化剂氧化，利用弱氧化剂能氧化醛而不能氧化酮的特性来鉴别醛与酮。醛与希夫试剂（品红亚硫酸试剂）反应生成紫红色物质，而酮不反应，也可用来鉴别醛与酮。

三、仪器和试剂

1. 仪器 试管、酒精灯、烧杯、滴管、石棉网、试管夹、火柴等。

2. 试剂 甲醛、乙醛、苯甲醛、丙酮、2, 4 - 二硝基苯肼试剂、0.1mol/L 硝酸银溶液、0.5mol/L 氨水溶液、50g/L 氢氧化钠溶液、斐林试剂 A 液、斐林试剂 B 液、希夫试剂等。

四、实验内容

（一）醛和酮的共有化学性质

1. 与 2, 4 - 二硝基苯肼反应 取 4 支试管，分别加入 5 滴甲醛、乙醛、丙酮、苯甲醛，再各加 10 滴 2, 4 - 二硝基苯肼试剂，充分振荡后静置。观察、记录并解释发生的现象。如有反应，写出化学反应式。

2. 碘仿反应 取一支试管，加入碘溶液 2ml，逐滴加入氢氧化钠溶液（50g/L）至碘溶液褪色，得到碘仿试剂，备用。取 4 支试管，分别加入甲醛、乙醛、丙酮、苯甲醛各 3 滴，再各加入 10 滴碘仿试剂，振摇，观察、记录并解释发生的现象。如有反应，写出化学反应式。

（二）醛的特殊化学性质

1. 银镜反应 取一支洁净的大试管，加入 0.1mol/L 硝酸银溶液 2ml，再加入 1 滴 50g/L 氢氧化钠溶液，然后边振荡边滴加 0.5mol/L 氨水溶液，直至生成的沉淀恰好溶解为止，即得托伦试剂。把配好的托伦试剂分别装到 3 支洁净的试管中，分别加入 5 滴乙醛、丙酮和苯甲醛，摇匀后放在 60℃ 左右的水浴中加热（勿振摇）。观察有无银镜产生并解释发生的现象。

2. 斐林反应 取一支大试管，加入斐林试剂 A 液和斐林试剂 B 液各 2ml，混合均匀，即得斐林试剂。取 3 支洁净的试管，分别加入 5 滴乙醛、丙酮和苯甲醛，再各加 10 滴斐林试剂，振荡，放在 80℃ 水浴中加热 2~3 分钟。观察、记录并解释发生的现象。

3. 希夫反应 取 3 支试管，分别加入 5 滴乙醛、丙酮和苯甲醛，然后各加 10 滴希夫试剂，振摇。观察、记录并解释发生的现象。

五、注意事项

1. 银镜反应所用试管必须十分洁净，所用银氨溶液须现用现配，且反应不宜温热过久，因试剂受热会生成有爆炸性物质（雷酸银）。实验结束后，立即用少量硝酸洗去银镜。

2. 斐林试剂须临用新制。

六、思考题

1. 如何用简单的化学方法鉴别乙醛、苯甲醛和丙酮？

2. 进行银镜反应时要注意哪些事项？

（邢宪荣）

实验六 糖的性质

一、实验目的

1. 验证糖的化学性质。
2. 用化学方法鉴别糖类物质。

二、实验原理

糖是多羟基醛、多羟基酮及其脱水缩合物。糖都能发生莫立许反应显紫色。酮糖发生塞利凡诺夫反应呈现鲜红色，醛糖不发生此反应，以此鉴别醛糖和酮糖。

根据能否水解将糖类分为单糖、低聚糖及多糖。根据能否被托伦试剂、斐林试剂、班氏试剂氧化分为还原糖和非还原糖，其中单糖和含有苷羟基的二糖都有还原性，蔗糖不含有苷羟基无还原性。蔗糖在酸或者酶的存在下水解生成葡萄糖和果糖，所以其水解液具有还原性。

多糖是由多个单糖分子脱水缩合而成的高分子化合物，无还原性。多糖在酸或者酶的存在下水解生成单糖，所以其在水解液中具有还原性。淀粉遇碘显蓝色。淀粉水解时，分子由大逐渐变小，生成糊精、麦芽糖、葡萄糖，加碘呈现的颜色由蓝色向紫色、红色、无色变化，因此可以用碘液检验淀粉的水解程度。

三、仪器和试剂

1. 仪器 试管、烧杯、试管夹、滴管、玻璃棒、点滴板、水浴锅。

2. 试剂 5% 葡萄糖、5% 果糖、5% 蔗糖、5% 麦芽糖、5% Na_2CO_3、2% 淀粉溶液、托伦试剂、班氏试剂、斐林溶液 A 和斐林溶液 B、莫立许试剂、塞利凡诺夫试剂、碘溶液、浓硫酸、浓盐酸。

四、实验内容

1. 糖的还原性

（1）糖与托伦试剂的反应 取 5 支洁净试管，编号，各加入托伦试剂 2ml，再分别加入 5% 葡萄糖、5% 果糖、5% 蔗糖、5% 麦芽糖、2% 淀粉溶液各 5 滴，摇匀，将试管放入 60℃ 水浴中加热数分钟后，观察并解释现象。

（2）糖与斐林试剂的反应 取斐林溶液 A 和斐林溶液 B 各 5ml 混合均匀后，平均分装于 5 支试管中，编号，再分别加入 5% 葡萄糖、5% 果糖、5% 蔗糖、5% 麦芽糖、2% 淀粉溶液各 5 滴，摇匀，将试管放入沸水浴中加热数分钟后，观察并解释现象。

（3）糖与班氏试剂的反应 取 5 支试管，编号，各加入班氏试剂 1ml，再分别加入 5% 葡萄糖、5% 果糖、5% 蔗糖、5% 麦芽糖、2% 淀粉溶液各 1ml，摇匀，将试管放入沸水浴中加热数分钟后，观察并解释现象。

2. 糖的颜色反应

（1）莫立许反应 取 5 支试管，编号，分别加入 5% 葡萄糖、5% 果糖、5% 蔗糖、5% 麦芽糖、2%

淀粉溶液各 1ml，再各加入新配制的莫立许试剂 2 滴，摇匀后将试管倾斜成 45°角，沿管壁慢慢加入浓硫酸 1ml（切勿摇动），慢慢将试管竖直，可见糖溶液与浓硫酸清楚地分为两层，观察两层界面的颜色变化，观察并解释现象。

（2）塞利凡诺夫反应　取 5 支试管，编号，各加入塞利凡诺夫试剂 1ml，再分别加入 5% 葡萄糖、5% 果糖、5% 蔗糖、5% 麦芽糖、2% 淀粉溶液各 5 滴，摇匀，在沸水浴中加热 2 分钟，观察并解释现象。

（3）淀粉与碘的反应　取 1 支试管，加入 2% 淀粉溶液 1 滴、4ml 水、1 滴碘溶液，摇匀，观察呈现的颜色。将此溶液稀释至浅蓝色，加热，再冷却，观察颜色的变化，记录并解释现象。

3. 糖的水解

（1）蔗糖的水解　取 2 支试管，各加入 5% 蔗糖 1ml，然后在第一支试管中加入 3 滴浓盐酸，在第二支试管中加入 3 滴蒸馏水，摇匀后，将 2 支同时放入沸水浴中加热 10 分钟，取出冷却后，在第一支试管中加入 5% Na_2CO_3 溶液，中和至弱碱性（加到无气泡产生为止）。然后在 2 支试管中各加入班氏试剂 10 滴，摇匀，再放入沸水浴中加热 3 分钟，观察并解释现象。

（2）淀粉的水解　取 1 支试管，加入 2% 淀粉溶液 2ml，再各加入浓盐酸 3 滴，摇匀，在沸水浴中加热 10~15 分钟，加热时每隔 2~3 分钟用滴管吸出 1 滴反应液，放置于点滴板的凹穴内，加碘试液 1 滴，观察颜色变化。待反应液与碘试液不再显色时，继续加热 2 分钟，取出试管冷却后，加入 5% Na_2CO_3 溶液，中和至弱碱性（加到无气泡产生为止）。然后在两支试管中各加入班氏试剂 10 滴，摇匀，再放入沸水浴中加热 3 分钟，观察并解释现象。

五、注意事项

1. 莫立许反应很灵敏，糖类物质都发生此反应，但是甲酸、乳酸、丙酮等也可以与莫立许试剂反应产生颜色，因此阳性反应不一定是糖类，但阴性反应一定不是糖类。

2. 葡萄糖也能与塞利凡诺夫试剂反应，只是反应速度明显比酮糖慢，所以该反应加热时间不能过长，否则醛糖也会出现颜色。

3. 小心使用浓盐酸、浓硫酸，尽量戴上护目镜和丁腈手套。

六、思考题

1. 如何区分还原糖和非还原糖？有几种区分方法？
2. 怎样利用碘试剂了解淀粉的水解程度？

（崔霖芸）

实验七　蛋白质的性质

一、实验目的

1. 验证蛋白质的主要化学性质。
2. 掌握蛋白质的常用鉴别方法。
3. 培养学生的安全意识、责任意识和良好的实验实训习惯。

二、实验原理

蛋白质是生命的主要物质基础之一，是由 α-氨基酸按一定顺序通过酰胺键（肽键）形成的高分子化合物。

1. 茚三酮反应 蛋白质与 α - 氨基酸一样，和水合茚三酮反应，生成一种紫色的化合物。

2. 缩二脲反应 蛋白质分子中含有肽键，在碱性水溶液中与少量硫酸铜相遇时，即显紫色或紫红色。肽键越多，颜色越深。

3. 黄蛋白反应 蛋白质分子中存在含有苯环的氨基酸残基（苯丙氨酸、络氨酸和色氨酸等）。当浓硝酸作用于这些氨基酸残基的苯环时，苯环被硝化成黄色的硝基化合物。此黄色物质遇碱形成盐，显橙色。

4. 蛋白质的盐析作用 向蛋白质溶液中加入大量中性盐时，蛋白质会从溶液中沉淀出来的现象称为盐析。常用的中性盐有硫酸铵、氯化钠、硫酸钠等。由盐析法得到的蛋白质分子内部结构未发生显著变化，蛋白质化学性质没有发生改变，当盐的浓度降低时，沉淀仍然可以溶解。

5. 蛋白质的变性 蛋白质在某些物理因素（如加热、高压、振荡、紫外光的照射等）或化学因素（如强酸、强碱、重金属盐等）的作用下，其内部分子结构发生改变，引起蛋白质理化性质和生物活性发生改变，这种现象称为蛋白质的变性。

三、仪器和试剂

1. 仪器 试管、水浴锅、试管夹、试管架、滴管、量筒。

2. 试剂 鸡蛋白溶液、茚三酮试液、10%氢氧化钠溶液、20%氢氧化钠溶液、硝酸、0.5%硫酸铜溶液、硫酸铵、1%醋酸铅、0.5%硫酸铜。

四、实验内容

1. 茚三酮反应 取鸡蛋白溶液 1ml 于试管中，滴加茚三酮试液 2～3 滴，振摇，在沸水中加热 10～15 分钟，观察溶液颜色的变化。

2. 缩二脲反应 取鸡蛋白溶液 1ml 于试管中，加入 2ml 10%氢氧化钠溶液，再滴加 0.5%硫酸铜溶液 3～5 滴，边滴加边振摇试管，观察现象。

3. 黄蛋白反应 取鸡蛋白溶液 1ml 于试管中，加入 3～5 滴浓硝酸，加热煮沸 1～2 分钟，观察现象。冷却反应物，滴加 20%氢氧化钠溶液 1～2ml，观察现象。

4. 蛋白质的盐析作用（可逆沉淀反应） 取鸡蛋白溶液 2ml 于试管中，加入硫酸铵粉末使之成为硫酸铵饱和溶液，观察现象。再加入 2ml 蒸馏水，振荡，观察现象。

5. 蛋白质的不可逆沉淀反应

（1）加热沉淀 取鸡蛋白溶液 2ml 于试管中，水浴加热，观察现象。

（2）重金属盐与蛋白质的沉淀作用 取两支试管各加入 1ml 鸡蛋白溶液，一支管内滴加 1%醋酸铅溶液，另一支管内滴加 0.5%硫酸铜溶液，直至生成沉淀为止，观察沉淀的颜色。

五、注意事项

1. 茚三酮试液的配制 取茚三酮 2g，加乙醇使溶解成 100ml，即得。

2. 鸡蛋白溶液的配制 将鸡蛋清用 20 倍的水稀释，用纱布过滤即可。

六、思考题

1. 蛋白质与茚三酮的反应原理是什么？

2. 为什么鸡蛋清可用于铅中毒或汞中毒的解毒剂？

（潘立新）

参考文献

［1］陈任宏，王秀芳，卫月琴．药用有机化学·下册［M］．北京：化学工业出版社，2019．

［2］段卫东，陈霞．医用化学［M］．北京：人民卫生出版社，2021．

［3］何丽珍，宗大庆．医用化学［M］．北京：人民卫生出版社，2019．

［4］刘洪波，商传宝．无机化学［M］．北京：中国医药科技出版社，2019．

［5］刘俊宁，石宝钰．有机化学［M］．北京：中国医药科技出版社，2021．

［6］蒋文，刘晓瀛，燕来敏．有机化学［M］．北京：高等教育出版社，2019．

［7］张雪昀，王广珠．有机化学［M］．4版．北京：中国医药科技出版社，2021．

元素周期表

注：相对原子质量录自1999年国际原子量表，并全部取4位有效数字。

图例说明：
- 原子序数
- 元素符号，红色指放射性元素
- 外围电子层排布，括号指可能的电子层排布
- 元素名称　注*的是人造元素
- 相对原子质量（加括号的数据为该放射性元素半衰期最长同位素的质量数）

示例：92 U 铀　$5f^36d^17s^2$　238.0

图标：稀有气体　过渡元素　金属　非金属

周期 \ 族	I A (1)	II A (2)	III B (3)	IV B (4)	V B (5)	VI B (6)	VII B (7)	VIII (8)	VIII (9)	VIII (10)	I B (11)	II B (12)	III A (13)	IV A (14)	V A (15)	VI A (16)	VII A (17)	0 (18)
1	1 H 氢 $1s^1$ 1.008																	2 He 氦 $1s^2$ 4.003
2	3 Li 锂 $2s^1$ 6.941	4 Be 铍 $2s^2$ 9.012											5 B 硼 $2s^22p^1$ 10.81	6 C 碳 $2s^22p^2$ 12.01	7 N 氮 $2s^22p^3$ 14.01	8 O 氧 $2s^22p^4$ 16.00	9 F 氟 $2s^22p^5$ 19.00	10 Ne 氖 $2s^22p^6$ 20.18
3	11 Na 钠 $3s^1$ 22.99	12 Mg 镁 $3s^2$ 24.31											13 Al 铝 $3s^23p^1$ 26.98	14 Si 硅 $3s^23p^2$ 28.09	15 P 磷 $3s^23p^3$ 30.96	16 S 硫 $3s^23p^4$ 32.06	17 Cl 氯 $3s^23p^5$ 35.45	18 Ar 氩 $3s^23p^6$ 39.95
4	19 K 钾 $4s^1$ 39.10	20 Ca 钙 $4s^2$ 40.08	21 Sc 钪 $3d^14s^2$ 44.96	22 Ti 钛 $3d^24s^2$ 47.87	23 V 钒 $3d^34s^2$ 50.94	24 Cr 铬 $3d^54s^1$ 52.00	25 Mn 锰 $3d^54s^2$ 54.94	26 Fe 铁 $3d^64s^2$ 55.85	27 Co 钴 $3d^74s^2$ 58.93	28 Ni 镍 $3d^84s^2$ 58.69	29 Cu 铜 $3d^{10}4s^1$ 63.55	30 Zn 锌 $3d^{10}4s^2$ 65.39	31 Ga 镓 $4s^24p^1$ 69.72	32 Ge 锗 $4s^24p^2$ 72.64	33 As 砷 $4s^24p^3$ 74.92	34 Se 硒 $4s^24p^4$ 78.96	35 Br 溴 $4s^24p^5$ 79.90	36 Kr 氪 $4s^24p^6$ 83.80
5	37 Rb 铷 $5s^1$ 85.47	38 Sr 锶 $5s^2$ 87.62	39 Y 钇 $4d^15s^2$ 88.91	40 Zr 锆 $4d^25s^2$ 91.22	41 Nb 铌 $4d^45s^1$ 92.91	42 Mo 钼 $4d^55s^1$ 95.94	43 Tc 锝 $4d^55s^2$ [98]	44 Ru 钌 $4d^75s^1$ 101.1	45 Rh 铑 $4d^85s^1$ 102.9	46 Pd 钯 $4d^{10}$ 106.4	47 Ag 银 $4d^{10}5s^1$ 107.9	48 Cd 镉 $4d^{10}5s^2$ 112.4	49 In 铟 $5s^25p^1$ 114.8	50 Sn 锡 $5s^25p^2$ 118.7	51 Sb 锑 $5s^25p^3$ 121.8	52 Te 碲 $5s^25p^4$ 127.6	53 I 碘 $5s^25p^5$ 126.9	54 Xe 氙 $5s^25p^6$ 131.3
6	55 Cs 铯 $6s^1$ 132.9	56 Ba 钡 $6s^2$ 137.3	57~71 La~Lu 镧系	72 Hf 铪 $5d^26s^2$ 178.5	73 Ta 钽 $5d^36s^2$ 180.9	74 W 钨 $5d^46s^2$ 183.8	75 Re 铼 $5d^56s^2$ 186.2	76 Os 锇 $5d^66s^2$ 190.2	77 Ir 铱 $5d^76s^2$ 192.2	78 Pt 铂 $5d^96s^1$ 195.1	79 Au 金 $5d^{10}6s^1$ 197.0	80 Hg 汞 $5d^{10}6s^2$ 200.6	81 Tl 铊 $6s^26p^1$ 204.4	82 Pb 铅 $6s^26p^2$ 207.2	83 Bi 铋 $6s^26p^3$ 209.0	84 Po 钋 $6s^26p^4$ [209]	85 At 砹 $6s^26p^5$ [210]	86 Rn 氡 $6s^26p^6$ [222]
7	87 Fr 钫 $7s^1$ [223]	88 Ra 镭 $7s^2$ [226]	89~103 Ac~Lr 锕系	104 Rf 𬬻* $(6d^27s^2)$ [261]	105 Db 𬭊* $(6d^37s^2)$ [262]	106 Sg 𬭳* $(6d^47s^2)$ [263]	107 Bh 𬭛* $(6d^57s^2)$ [264]	108 Hs 𬭶* $(6d^67s^2)$ [265]	109 Mt 鿏* $(6d^77s^2)$ [268]	110 Ds 𫟼* [269]	111 Rg 𬬭* [272]	112 Cn 鿔* [277]	113 Nh 鿭* [284]	114 Fl 𫓧* [289]	115 Mc 镆* [288]	116 Lv 𫟷* [293]	117 Ts 鿬* [294]	118 Og 𬭌* [294]

镧系

57 La 镧 $5d^16s^2$ 138.9	58 Ce 铈 $4f^15d^16s^2$ 140.1	59 Pr 镨 $4f^36s^2$ 140.9	60 Nd 钕 $4f^46s^2$ 144.2	61 Pm 钷 $4f^56s^2$ [145]	62 Sm 钐 $4f^66s^2$ 150.4	63 Eu 铕 $4f^76s^2$ 152.0	64 Gd 钆 $4f^75d^16s^2$ 157.3	65 Tb 铽 $4f^96s^2$ 158.9	66 Dy 镝 $4f^{10}6s^2$ 162.5	67 Ho 钬 $4f^{11}6s^2$ 164.9	68 Er 铒 $4f^{12}6s^2$ 167.3	69 Tm 铥 $4f^{13}6s^2$ 168.9	70 Yb 镱 $4f^{14}6s^2$ 173.0	71 Lu 镥 $4f^{14}5d^16s^2$ 175.0

锕系

89 Ac 锕 $6d^17s^2$ [227]	90 Th 钍 $6d^27s^2$ 232.0	91 Pa 镤 $5f^26d^17s^2$ 231.0	92 U 铀 $5f^36d^17s^2$ 238.0	93 Np 镎 $5f^46d^17s^2$ [237]	94 Pu 钚 $5f^67s^2$ [244]	95 Am 镅 $5f^77s^2$ [243]	96 Cm 锔 $5f^76d^17s^2$ [247]	97 Bk 锫* $5f^97s^2$ [247]	98 Cf 锎* $5f^{10}7s^2$ [251]	99 Es 锿* $5f^{11}7s^2$ [252]	100 Fm 镄* $5f^{12}7s^2$ [257]	101 Md 钔* $5f^{13}7s^2$ [258]	102 No 锘* $5f^{14}7s^2$ [259]	103 Lr 铹* $5f^{14}6d^17s^2$ [262]

电子层与0族电子数

周期	电子层	0族电子数
1	K	2
2	L, K	8, 2
3	M, L, K	8, 8, 2
4	N, M, L, K	8, 18, 8, 2
5	O, N, M, L, K	8, 18, 18, 8, 2
6	P, O, N, M, L, K	8, 18, 32, 18, 8, 2